Fernsehkolleg

Schulschwierigkeiten und Gesundheitserziehung

Band 4: Kranke Kinder in der Schule?

Fernsehkolleg Schulschwierigkeiten und Gesundheitserziehung

Ein Modellversuch des Landes Rheinland-Pfalz in Zusammenarbeit mit dem Bundesministerium für Bildung und Wissenschaft, der Deutschen Krebshilfe e.V., der Friedrich-Thieding-Stiftung des Hartmannbundes und dem SWF Baden-Baden,
entwickelt beim Institut für Mediendidaktik der Erziehungswissenschaftlichen Hochschule Rheinland-Pfalz, Koblenz, und dem Südwestfunk Baden-Baden (Hauptabteilung Ausbildungs- und Familienprogramm).

Wissenschaftliches Team:

Prof. Dr. Michael Atzesberger (Psychologie, EWH Rheinland-Pfalz, Koblenz)

Dr. Hans G. Eisert (Psychologie, Kinder- und Jugendpsychiatrische Klinik am Zentralinstitut für Seelische Gesundheit, Mannheim)

Prof. Wolfgang Fraunholz (Projektleiter, Institut für Mediendidaktik der EWH Rheinland-Pfalz, Koblenz)

Prof. Dr. Hubert Harbauer (†) (Medizin, Klinik für Kinder- und Jugendpsychiatrie der Universität Frankfurt)

Prof. Dr. Wildor Hollmann (Medizin, Institut für Kreislaufforschung und Sportmedizin der Sporthochschule Köln)

Prof. Dr. Eduard W. Kleber (Pädagogik, Universität-Gesamthochschule Wuppertal)

Prof. Dr. Dr. Johannes Meinhardt (Medizin, Deutsches schulärztliches Institut Petersberg, Fulda)

Prof. Dr. Hans Meister (Psychologie, Universität Saarbrücken)

Prof. Dr. Alfred Sander (Pädagogik, Universität Saarbrücken)

Prof. Dr. Heinrich Seiler (Pädagogik, Universität Trier)

Prof. Dr. Dr. Martin Schmidt (Medizin, Kinder- und Jugendpsychiatrische Klinik am Zentralinstitut für Seelische Gesundheit, Mannheim)

Prof. Dr. Alfons O. Schorb (Pädagogik, Institut für Unterrichtsmitschau und didaktische Forschung, München)

Beratende Institutionen:

Schulpsychologischer Dienst der Bezirksregierung Koblenz

Deutsches Institut für Fernstudien an der Universität Tübingen

Landeszentrale für Gesundheitserziehung in Rheinland-Pfalz, Mainz

Ministerium für Soziales, Gesundheit und Umwelt, Rheinland-Pfalz, Mainz

Staatliches Institut für Lehrerfort- und -weiterbildung, Speyer

Verband der Volkshochschulen von Rheinland-Pfalz e.V., Mainz

Projektgruppe am Institut für Mediendidaktik, Rheinau 3–4, 5400 Koblenz, Tel.: 02 61/1 42 03

Dipl.-Päd. Dieter Boßmann

Prof. Wolfgang Fraunholz

Dipl.-Päd. Joachim Hemme (bis 31. 3. 81)

Dipl.-Päd. Michael Schomers

Dipl.-Päd. Lydia Seus

Dipl.-Päd. Walter Thomann (bis 31. 3. 82)

Dipl.-Päd. Michael Zutavern

Büro:
Doris Kessler
Wiltrud Marschner
Gabriele Thiesen

Redaktion der Fernsehsendungen:
Südwestfunk (Hauptabt. Ausbildungs- und Familienprogramm),
Postfach 820, 7570 Baden-Baden

Elke Dorsch

Prof. Dr. Wolfram Ellwanger

Ludwig Graf

Helmut Rapp

Redaktion der Studienbücher:
Verlagsgesellschaft Schulfernsehen,
Breite Straße 118/120, 5000 Köln 1

FERNSEHKOLLEG

SCHULSCHWIERIGKEITEN UND GESUNDHEITSERZIEHUNG

Für Eltern, Lehrer, Ärzte, Schulpsychologen und Angehörige anderer sozialpädagogischer und medizinischer Berufe

Band 4: Kranke Kinder in der Schule?

vgs Verlagsgesellschaft Schulfernsehen, Köln

CIP-Kurztitelaufnahme der Deutschen Bibliothek

Fernsehkolleg Schulschwierigkeiten und Gesundheitserziehung: für Eltern, Lehrer, Ärzte, Schulpsychologen u. Angehörige anderer sozialpädag. u. med. Berufe / [e. Modellversuch d. Landes Rheinland-Pfalz in Zusammenarbeit mit d. Bundesministerium für Bildung u. Wiss. . . . Entwickelt beim Inst. für Mediendidaktik d. Erziehungswissenschaftl. Hochsch. Rheinland-Pfalz, Koblenz, u. d. Südwestfunk Baden-Baden (Hauptabt. Ausbildungs- u. Familienprogramm). Wissenschaftl. Team: Michael Atzesberger . . . Projektgruppe Wolfgang Fraunholz . . .] – Köln: Verlagsgesellschaft Schulfernsehen
NE: Atzesberger, Michael [Mitverf.]; Rheinland-Pfalz

Bd. 4. Kranke Kinder in der Schule?
1982. ISBN 3-8025-5016-1

1. Auflage 1982

Verlag: Verlagsgesellschaft Schulfernsehen, Köln
Satz: palmer satz, Bergisch Gladbach
Druck und Verarbeitung: Beltz Offsetdruck, Hemsbach
Vignetten: Theo Kerp, Köln
Umschlagentwurf: Roland Junker, Baden-Baden

ISBN 3-8025-5016-1

Inhalt

Verzeichnis der wissenschaftlichen Autoren dieses Bandes
(außerhalb der Projektgruppe)

Dr. Hans G. Eisert (Psychologie, Kinder- und Jugendpsychiatrische Klinik am Zentralinstitut für Seelische Gesundheit, Mannheim)

Prof. Dr. Gerd W. Jansen (Erziehungswissenschaftlich-Heilpädagogische Fakultät, Universität Köln)

Prof. Dr. Dr. Martin Schmidt (Medizin, Kinder- und Jugendpsychiatrische Klinik am Zentralinstitut für Seelische Gesundheit, Mannheim)

Dr. Ulrich Stößel (Medizinische Fakultät, Abteilung für medizinische Soziologie, Universität Freiburg)

Prof. Dr. Jürgen von Troschke (Medizinische Fakultät, Abteilung für medizinische Soziologie, Universität Freiburg)

Einführung

Zur Information für Leser, die die vorangegangenen Bände nicht kennen:

Einige Hinweise zum Fernsehkolleg Schulschwierigkeiten und Gesundheitserziehung

Schule ist oft Gesprächsthema Nr. 1, nicht nur bei Schülern und Lehrern, die ja beruflich damit zu tun haben, nicht nur bei Eltern, denen ihre Kinder Sorgen in der Schule machen, nicht nur bei Ärzten, an die sich Eltern hilfesuchend wenden, sondern auch in den Zeitungen, in Rundfunk und Fernsehen, in der Kommunalpolitik und im Landtag, bei den Industrie- und Handelskammern und in den Ausbildungsbetrieben, ja in der gesamten Öffentlichkeit. Da geht es einmal um Schulstreß als ständige Überforderung unserer Kinder, und dann geht es wieder um Kenntnisse und Fertigkeiten, die die Schule den Kindern angeblich nicht mehr beibringt.

Nun werden Sie vielleicht – mit Recht – einwenden, daß Ihnen Diskussionen dieser Art nicht weiterhelfen, im Alltag Ihre Schulschwierigkeiten zu bewältigen. Unser Kolleg möchte Ihnen helfen, diese Schwierigkeiten zu vermindern, auch wenn man oft nur einen kleinen Schritt weiterkommt.

Hat man nicht schon oft gedacht, daß manches in und mit der Schule hätte besser laufen können? Vielleicht, wenn man über das eine oder andere mehr gewußt hätte, wenn man sich schon früher zu einem gemeinsamen Gespräch zusammengesetzt hätte?

Dieses Kolleg stellt einen Versuch dar, vom „Hätten wir doch!“ zum „Wir haben“ zu kommen. Ob dieser Versuch gelingt, hängt natürlich von allen Beteiligten ab: von denen, die das Kolleg geplant haben, von den Autoren der Fernsehsendungen und der Bücher, von den Leitern der Gesprächskreise und nicht zuletzt von Ihnen, die Sie mitmachen wollen.

Vielleicht hat Sie der Begriff „Fernsehkolleg" an Funkkolleg oder Telekolleg erinnert. Vielleicht haben Sie an einem solchen Kolleg schon selbst teilgenommen.

Unser Kolleg ist anders. Das sehen Sie rein äußerlich schon daran, daß es keine Abschlußprüfungen und keine Zertifikate gibt. **(1)**

Unser Ziel ist es in erster Linie, Gelegenheit dazu zu geben, daß alle an Schule Interessierten einen ersten oder erneuten Anlauf machen, sich mit Schulschwierigkeiten auseinanderzusetzen und sie zu verringern.

Wir glauben, daß das am besten gelingen kann, wenn sich alle Betroffenen, wie Schüler, Eltern, Lehrer, Ärzte, Schulpsychologen, zusammentun und miteinander ins Gespräch kommen.

In einem solchen Gespräch bringt jeder seine Sichtweise und seinen Sachverstand ein. Schulschwierigkeiten kann man – so meinen wir – nur angemessen behandeln, wenn man alle Aspekte gleichermaßen mit einbezieht. Deshalb geht dieser Kurs von pädagogischen, psychologischen und medizinischen Ansätzen aus und schließt gesundheitserzieherische Zielsetzungen mit ein. **(2)**

Unser Kolleg hat daher auch offiziell den Titel: „Trainingskurs im Medienverbund für Eltern, Lehrer aller Schularten, Ärzte, Schulpsychologen und andere interessierte Gruppen zu dem Themenbereich ‚Entwicklungs-, Lern- und Verhaltensschwierigkeiten in der Schule' unter Berücksichtigung gesundheitspädagogischer Aspekte." **(3)**

Eben.
Deshalb haben wir als „handlicheren" Titel
Schulschwierigkeiten und Gesundheitserziehung
gewählt.

(1)
Selbstverständlich stellt Ihnen der Leiter Ihres Gesprächskreises eine Teilnahmebescheinigung aus, wenn Sie dies möchten.

(2)
An der Planung, Entwicklung und Durchführung des Kurses sind Pädagogen, Psychologen und Mediziner gemeinsam beteiligt. Wer das im einzelnen ist, sehen Sie auf Seite 2 (vor dem Haupttitel). Über diesen Kreis hinaus sind weitere Wissenschaftler als Autoren und Berater tätig (vgl. Seite 6).

(3)

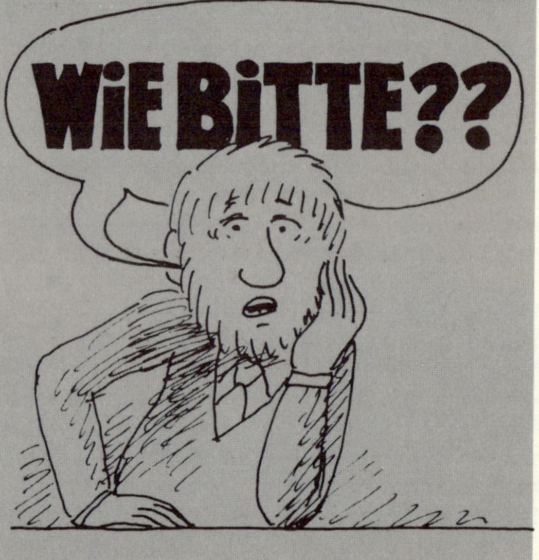

Wie wird der Kurs durchgeführt?

Unser Kolleg ist als *Medienverbund* aufgebaut, das heißt, die Inhalte des Kurses werden in Fernsehsendungen, Studientexten (wie Sie hier einen vorliegen haben) und in Studienzirkeln oder Gesprächskreisen angeboten. **(1)**

39 Fernsehsendungen von je 30 Minuten Dauer, produziert vom Südwestfunk Baden-Baden und ausgestrahlt im Fernsehprogramm S 3 (Saarländischer Rundfunk, Süddeutscher Rundfunk und Südwestfunk), veranschaulichen die einzelnen Schulschwierigkeiten. Sie weisen auf Ursachen hin und bieten Ansätze zur Lösung. **(2)**

Sechs Begleitbücher mit Studientexten zu den Fernsehsendungen knüpfen an die aufgezeigten Probleme an und vermitteln – auch Nicht-Fachleuten – wissenschaftlich begründete Informationen, die für die Praxis hilfreich sein können. **(3)**

Studienzirkel bzw. *Gesprächskreise* in vielen Einrichtungen der Erwachsenenbildung dienen dazu, das Gesehene und Gelesene für die Praxis der einzelnen Teilnehmer aufzuarbeiten. Hier sollen aus eigenen praktischen Erfahrungen Anregungen zum Vorbeugen und Überwinden von Schulschwierigkeiten entwickelt werden. **(4)**

Vielleicht gründen Sie auch in eigener Initiative einen Gesprächskreis in Ihrer Nachbarschaft, an Ihrer Schule, in Ihrer Gemeinde?

Auch aus Ihrem Elternstammtisch könnten Sie einen regelmäßigen Studienzirkel machen. Laden Sie auch Ärzte und andere Interessierte dazu ein.

(1)
Medienverbund heißt auch, daß die einzelnen Teile, die Fernsehsendungen, die Texte und die Gesprächskreise aufeinander bezogen sind. Es wäre schön, wenn Sie an allem teilnehmen könnten. Aber wenn Sie zum Beispiel einmal eine Fernsehsendung versäumt haben, verlieren Sie trotzdem nicht den Zusammenhang. Sie können die Bücher auch dann sinnvoll nutzen.

(2)
Die 39 Fernsehsendungen werden in drei Trimestern ausgestrahlt:

1. Trimester Januar bis April 1982
   (Wiederholung des 1. Trimesters ab 18. 9. 1982)
2. Trimester September bis Dezember 1982
3. Trimester April bis Juli 1983

Die genauen Ausstrahlungstermine der Erstsendungen finden Sie jeweils auf der Rückseite des Buches.

(3)
Die sechs Begleitbücher erhalten Sie ohne weitere Kosten zugesandt, wenn Sie als Teilnehmer eingeschrieben sind und pro Trimester die Verwaltungsgebühr von 20,– DM bezahlt haben. Die Rechnung geht Ihnen rechtzeitig vor Beginn des Trimesters zu. In jedem Trimester erscheinen zwei Bücher.
Anmeldungen sind (auch noch nachträglich) möglich bei der Verlagsgesellschaft Schulfernsehen – vgs –, Postfach 18 02 69, 5000 Köln 1.
Bei einer Anmeldung im laufenden Trimester erhalten Sie ebenfalls die beiden Bücher des Trimesters.

(4)
Möchten Sie während der Kollegdauer an einem Gesprächskreis teilnehmen, haben aber noch keinen gefunden? Fragen Sie bei den örtlichen Einrichtungen der Erwachsenenbildung nach oder schreiben Sie an die Projektgruppe „Fernsehkolleg Schulschwierigkeiten und Gesundheitserziehung“ beim Institut für Mediendidaktik, Rheinau 3–4, 5400 Koblenz, Telefon (02 61) 1 42 03.

Ein „Wegweiser" durch dieses Buch

Der Aufbau

Jedes der sechs Studienbücher enthält die Texte einer Themengruppe, in der Regel fünf Einzeltexte. **(1)**

Sie haben wenig Zeit? Dann müssen Sie natürlich nicht jede Woche einen ganzen Text lesen. Auch die Gesprächskreise werden sich vielleicht auf einzelne Themen besonders konzentrieren. Es ist auch nicht unbedingt notwendig, die Texte in der vorliegenden Reihenfolge zu lesen. Jeder Text ist für sich verständlich.

Die Textanordnung

Die Art der Anordnung in unseren Studientexten wird Ihnen zunächst etwas ungewohnt sein. In dieser Einführung haben Sie schon gesehen, daß wir die linke und die rechte Spalte unterschiedlich benutzen.

Die *linke* Spalte ist die *Textspalte.* Hier können Sie fortlaufend lesen – wenn Sie wollen, ohne die rechte Spalte zu beachten.

Die *rechte* Spalte nennen wir *Materialspalte.* Sie dient zur Ergänzung der Textspalte. In ihr finden Sie zusätzliche Fallbeispiele, erläuternde Grafiken, Hinweise auf wissenschaftliche Untersuchungen und ihre Ergebnisse, Hinweise auf andere Einheiten dieses Kollegs, auf weiterführende Literatur, aber hin und wieder auch Texte oder Zeichnungen zur Entspannung. **(2)**

An welchen Stellen wir Sie einladen möchten, zur rechten Spalte hinüberzuwechseln, haben wir durch fettgedruckte Hinweisziffern kenntlich gemacht.

Der Schwierigkeitsgrad

Die Texte sollen für jeden Teilnehmer etwas bieten. Das ist aber gar nicht so einfach, denn

(1)
Die Themengruppen finden Sie auf der Rückseite des Buches.

(2)
Die Beispiele der Materialspalte können Sie auch als Anlaß für Ihre Diskussionen im Gesprächskreis verwenden. Noch besser aber wäre sicher, wenn Sie überlegten, ob Sie einen ähnlichen Fall selbst erfahren haben. Mit einem Bericht über Ihre selbst erlebten Fälle sind Sie sicher gleich mitten im Gespräch.

es ist für die Autoren nicht immer leicht, auch für Nicht-Fachleute verständlich zu schreiben, ohne den Fachmann zu langweilen.

Deshalb unsere Bitte an die Leser: Lassen Sie sich nicht entmutigen, wenn Sie nicht sofort alles verstehen – obwohl wir uns alle Mühe geben –, und werden Sie als Fachmann nicht ungeduldig, wenn es Ihnen zu langsam vorangeht. Es soll bei unserem Kolleg ja jeder möglichst viel vom anderen lernen. **(1)**

Das Glossar

Wenn man es mit Pädagogik, Psychologie und Medizin zu tun hat, kommt man natürlich nicht ganz ohne Fachausdrücke aus. In unseren Studientexten sind viele Fachwörter, die man zum Verständnis der Texte braucht, am Schluß des Buches in alphabetischer Reihenfolge aufgelistet und erläutert.

Wenn Sie im Text auf *kursiv* gesetzte Begriffe stoßen, die Ihnen unbekannt oder nicht verständlich sind, schlagen Sie erst einmal im Glossar nach. **(2)**

Das Literaturverzeichnis

Nach jedem Studientext finden Sie Literaturangaben, mit deren Hilfe Sie sich in das jeweilige Thema intensiver einlesen können. Die dort genannte einführende Literatur ist jeweils erläutert, damit Sie sich eine Vorstellung von den Büchern machen können. Die weiterführende Literatur dient der Vertiefung von Einzelproblemen.

(1)
„Jeder soll möglichst viel vom anderen lernen". In diesem Sinne ist das Kolleg ein Fortbildungsprogramm für die angesprochenen Teilnehmer.
Zum Beispiel: Insbesondere die Kinderärzte werden in ihrer Sprechstunde zunehmend mit Problemen konfrontiert, die auf Schulschwierigkeiten zurückgehen, haben aber während ihrer Ausbildung darüber oft kaum etwas gehört.
Eltern und Lehrer wissen oft noch wenig über gesundheitserzieherische Maßnahmen und über Krankheiten, die Ursache oder Auslöser von Schulschwierigkeiten sein können.
Alle von Schule Betroffenen kennen den Arbeits- und Lebensbereich der anderen Betroffenen oft zu wenig, wodurch Mißverständnisse, ja sogar Mißtrauen entstehen können.

(2)
Sie wissen nicht, was ein Glossar ist? Nun, auch das ist ein Fachausdruck. Also steht im Glossar auch, was ein Glossar ist. Schauen Sie doch gleich einmal auf Seite 166 nach.

Kranke Kinder in der Schule?

In diesem 4. Band unseres Fernsehkollegs konfrontieren wir Sie mit Themen, denen man oft am liebsten aus dem Weg geht. In unserer Gesellschaft sind Behinderung, Krankheit und vor allem das Sterben immer noch weitgehend aus dem täglichen Leben verdrängt. **(1)**

Wenn Sie zu den unmittelbar Betroffenen gehören, die selbst ein krankes oder behindertes Kind in der Familie oder in Ihrer Klasse haben, dann haben Sie sich bestimmt schon mit dem einen oder anderen unserer Themen auseinandergesetzt. Vielleicht haben Sie dabei gelernt, mit der Angst und Unsicherheit vor Krankheit und Behinderung umzugehen.

Aber jeder von uns ist im Grunde genommen betroffen; betroffen von Angst und Unsicherheit, wie man sich kranken oder behinderten Kindern und Erwachsenen nähern, wie man mit ihnen umgehen soll.

Wir glauben, daß diese Probleme vor allem dadurch entstehen, daß wir zu wenig Kontakt zu Kranken und Behinderten im Alltag haben, daß die Begegnung zufällig ist oder eine Ausnahmesituation darstellt. Im Gegensatz dazu kommen kranke und gesunde, behinderte und nichtbehinderte Kinder gut miteinander zurecht, wenn sie zusammen aufwachsen.

Es gibt mittlerweile auch bei uns schon einige Kindergärten, die von kranken und behinderten Kindern besucht werden. Sinnvoll ist diese Maßnahme aber nur dann, wenn die Kinder anschließend auch gemeinsam die Schule besuchen können. Wo dies praktiziert wird, profitieren alle Kinder davon:

„Die Gesunden, weil sie frühzeitig lernen, daß andere weniger können, ohne daß dies negativ bewertet werden muß, und ihr Umgang mit den Behinderten selbstverständlich wird . . .

(1)
„Ideale und Vorbilder in den entwickelten Industriegesellschaften orientieren sich am gesunden, leistungsfähigen, jungen Menschen – Kranke, Behinderte und Alte werden als ‚störend' erlebt. Jeder versucht, sich als möglichst gesund und leistungsfähig darzustellen und den entsprechenden Leitbildern der Werbung nachzueifern. Krankheit, Sterben und Tod werden als lästige Mahnung an die Vergänglichkeit des Lebens eingeschätzt und soweit wie möglich verdrängt".

TROSCHKE, J., v.:
Pädagogische Maßnahmen in Gefährdungsfällen
In: DOLLASE, R. (Hrsg.):
Handbuch der Früh- und Vorschulpädagogik
Düsseldorf 1978, S. 449 ff.

Die Behinderten lernen rechtzeitig, ihre Fähigkeit richtig einzuschätzen und für das, was sie nicht können, vielfältige Hilfs- oder Ausdrucksmöglichkeiten zu suchen."
(*Der Spiegel*, Nr. 32, 1982, S. 33 ff.)

Ein zweiter Aspekt ist der, daß diese auf den ersten Blick eher medizinisch anmutenden Themen nicht nur unter diesem Gesichtswinkel betrachtet werden dürfen. Sie werden z. B. im Studientext „Krankheitsnahe Zustände" Kinder kennenlernen, die unter Bauchschmerzen, Appetitlosigkeit oder sonstigen Beschwerden leiden. Der erste Schritt der Eltern führt meist zum Kinderarzt, was auch angebracht ist. Aber dann ist die Ratlosigkeit oft groß, wenn keine organischen Schädigungen vorliegen und der Arzt psychische Ursachen vermutet.

Krankheiten im weitesten Sinn werden oft durch seelische oder soziale Probleme verursacht und haben für den Betroffenen und seine Umgebung wieder psychische und soziale Folgeprobleme. **(1)**

Darüber und über andere Phänomene wollen wir Sie informieren und versuchen, Ihnen beim Umgang damit ein wenig zu helfen.

(1)
Michael erzählt seinem Lehrer, Herrn F., mit dem er gut auskommt, von seinen Bauchschmerzen und den anderen Schwierigkeiten, die er hat. Er berichtet, daß er oft nachts nicht richtig schlafen könne. Morgens sei ihm fast immer schlecht. In den letzten beiden Tagen hätte er eigentlich gar nicht in die Schule gehen wollen. Aber die Mutter hat gesagt: „Du mußt hin, sonst versäumst du zuviel!" Als Herr F. ihn das letzte Mal nach Hause geschickt habe, hat das auch Ärger gegeben: „Mutter kann nicht so oft von der Arbeit wegbleiben, nur weil ich nicht in die Schule gehe!"

Michael erzählt auch, daß er beim Arzt gewesen sei, der aber nichts gefunden habe.

Herr F. telefoniert an diesem Tag mit den Eltern und erreicht auch den Kinderarzt. Sie kommen überein, daß Michaels Mutter mit dem Jungen in die Schulpsychologische Beratungsstelle gehen soll.

Frau N., die Psychologin, versucht sich nach dem ersten Gespräch mit dem Jungen und seiner Mutter erst einmal ein genaues Bild von Michaels Situation zu machen. In ausführlichen Gesprächen mit den Eltern und dem Lehrer lernt sie deren Sichtweisen zu Michaels Schwierigkeiten kennen. Mit Erlaubnis der Eltern erhält sie auch den Befund des Kinderarztes. Sie besucht den Unterricht von Herrn F. und verabredet mit Michael, daß er einen Vormittag in die Beratungsstelle kommt. An diesem Morgen unterhält sie sich lange mit dem Jungen und macht einige Spiele und Tests mit ihm.

Nach Abschluß ihrer Untersuchung hat Frau N. einige Vermutungen über die Gründe für Michaels krankheitsnahe Zustände. Es sind Gründe, die man in Zusammenhang mit „Schulbauchweh" und anderen Funktionsstörungen immer wieder genannt findet: Angst des Kindes, die Eltern zu enttäuschen.

Michaels Eltern haben recht hohe Ansprüche an die schulischen Leistungen ihres Sohnes. Er bekommt zwar bei Ausrutschern nicht geschimpft oder wird gar bestraft, aber er spürt die Enttäuschung seiner Eltern. Seine Angst, ihren Ansprüchen nicht gerecht werden zu können, wird immer stärker.

Vermeiden der Situation, die zu Enttäuschung führen kann. Die Angst davor, die Eltern zu enttäuschen, kann nun dazu führen, daß Michael versucht, diese Situation zu vermeiden. Ein allgemein akzeptierter Weg dazu ist es, „krank" zu werden. So kommt er aus der unangenehmen Situation heraus, ohne dafür selbst verantwortlich gemacht zu werden. Vielmehr wird man die Krankheit, seine Schmerzen, als Entschuldigung anerkennen und ihm helfen.

Martin Schmidt, Michael Schomers

Chronische Krankheiten

Zu 1.
Durch die Fortschritte der Medizin sind immer mehr chronisch Kranke in den normalen Alltag integriert. Jeder muß damit rechnen, mit den Folgen von Krankheiten oder mit Kranken konfrontiert zu werden.

Zu 2.
Hier wird dargestellt, welche Probleme chronisch kranke Kinder in der Schule haben können und mit welchen Auffälligkeiten der Lehrer rechnen muß.

Zu 3.
Acht Kinder – acht verschiedene chronische Krankheiten. Und jede bringt ihre spezifischen Schwierigkeiten mit sich. Besonders für Kinder ist es oft schwer, zu lernen, mit der Krankheit zu leben.

Zu 4.
Mit einem chronisch kranken Kind sind Folgewirkungen für die Familie verbunden. Der ganze Lebensrhythmus, das gesamte Zusammenleben ändert sich. Das kann Reibungspunkte für die Partnerschaft der Eltern, für Geschwister, Freunde, Verwandte bringen. Es werden verschiedene Reaktionsformen – besonders der Eltern – dargestellt.

Zu 5.
Wie verhalten sich Nachbarn oder Mitschüler – wie können Eltern mithelfen, daß die Umwelt normal auf das kranke Kind reagiert? Was kann und was muß man dem Lehrer sagen? Wer redet mit den Mitschülern?

1. „*Mein* Kind ist doch nicht krank" – oder: „Das ist doch nicht mein Problem" (1)

Betrachten wir ein Beispiel:
„Billa war wach, lag in einem fremden Bett, in einem Zimmer, das sie nicht kannte. Alles war weiß, und sie hatte sofort wieder entsetzliche Angst. Ihr rechter Arm lag auf einer Schiene, sie wollte ihn hochheben – aber er war angebunden. Im Arm steckte eine Nadel, über Billas Kopf hing eine Flasche, aus der in regelmäßigen Abständen eine Flüssigkeit durch Schlauch und Nadel tropfte. Neben dem Bett saß eine Schwester.
Billa schaute sich irritiert im Zimmer um. ‚Wo bin ich?', hörte sie sich mit zittriger Stimme fragen.
Die Schwester sah kurz auf und dann zu Billa hinüber, und vor diesem unwilligen Blick fürchtete sich das Mädchen. Gleichzeitig fiel ihr alles wieder ein, die gelungene Geburtstagsparty – der folgende Tag – die Fahrt ins Krankenhaus.
Doch danach hörte die Erinnerung auf. Was dann gewesen war, konnte Billa sich beim besten Willen nicht ins Gedächtnis zurückrufen." (RÜCK 1982, S. 18) **(2)**

Ja, so wie Billa geht es vielen, die z. B. nach einem Unfall in der Intensivstation wieder aufwachen. Umgeben von diversen technischen Apparaten, in einer fremden Umgebung. Sicherlich sind medizinische Maßnahmen zur Heilung notwendig. Überlegen Sie jedoch bitte einmal, was all diese Dinge für das Kind bedeuten, wenn es plötzlich aufwacht: allein und voller Angst.
Aber ähnliche Probleme treten ja auch dann auf, wenn es sich nicht um direkte Versorgung nach einem Unfall handelt. Die Entwicklung der modernen Medizin mit ständig fortschreitender Nutzung apparativer Möglichkeiten rückt verschärft die Diskussion darüber in den Vordergrund, wie Patienten Diagnose- und Therapietechniken erleben und ihnen „ausgeliefert" sind.

(1)
Grundlage für den vorliegenden Studientext waren intensive Gespräche mit chronisch kranken Kindern, mit Eltern, Krankenschwestern, Ärzten und Lehrern.

Wir danken den Kindern, Eltern und dem Personal an der:
- Kinderklinik St. Augustin,
- Universitätskinderklinik Köln,
- Heimdialyse Köln.

Besonders auch den Mitgliedern der Selbsthilfegruppen:
- CF-Selbsthilfe e.V. (Cystische Fibrose), Aachen und Köln,
- Interessenvereinigung für Anfallskranke e.V., Siegen,
- Arbeitsgemeinschaft Allergiekrankes Kind e.V., Herborn.

Außerdem fanden verschiedene Unterredungen mit Kinderärzten und Eltern kranker Kinder statt, die uns ebenfalls geholfen haben.

(2)
Die Geschichte von Billa, einem zuckerkranken jungen Mädchen, ist zwei Jugendbüchern von S. Rück entnommen: *„Weglaufen gilt nicht"* und *„Billa auf Stelzen"* (siehe auch Lit.-Verz.). In diesen Publikationen wird der Werdegang des chronisch kranken Mädchens Billa sehr anschaulich geschildert. Beide Bücher sollte man jedem zuckerkranken Kind im entsprechenden Alter (ab 12 Jahre) in die Hand drücken. Wir werden daraus des öfteren zitieren, nachfolgend nur noch mit der jeweiligen Seitenangabe.

Ergebnisse der modernen Medizin führen dazu, daß in zunehmendem Maße kranke Menschen ambulant behandelt werden können bzw. nach relativ kurzer Zeit in den alltäglichen Tagesablauf integriert sind. Ein chronisch krankes Kind kann heute in vielen Fällen bald aus dem Krankenhaus entlassen werden und somit wieder die Schule besuchen. Da die Überlebensquote von Menschen bei vielen Krankheiten ebenfalls erheblich gestiegen ist, muß jeder Lehrer, jede Erzieherin usw. damit rechnen, ein chronisch krankes Kind im Unterricht oder im Kindergarten zu haben.

Unsere Lebensverhältnisse bringen es mit sich, daß die Wahrscheinlichkeit, daß Ihr Kind einen Unfall (mit Dauerfolgen) erleidet, leider ebenfalls gewachsen ist.

Wir wollen uns im vorliegenden Text „Chronische Krankheiten" nicht vornehmen, Ihnen detaillierte medizinische Auskünfte über bestimmte Krankheiten zu geben. Wenn Sie damit direkt konfrontiert sind, würden solche knappen Aussagen – wie wir sie hier nur machen können – bei weitem nicht ausreichen. Sie müssen sich beim Arzt, bzw. bei den entsprechenden Fachverbänden, genauer informieren.

Wir wollen (und können) also keine Laienmediziner heranbilden. Uns beschäftigt vielmehr die menschliche Seite von chronischen Krankheiten.

Sie wissen sicherlich, daß chronisch Nierenkranke durch den Einsatz einer „künstlichen Niere" behandelt werden. Wer aber weiß, mit welchen subjektiven Problemen, Mühen, Anstrengungen und Einschränkungen dies verbunden ist? Was es heißt, jede Woche zwei-, dreimal für jeweils fünf Stunden zur Dialyse zu müssen; nur 300 ml Flüssigkeit trinken zu dürfen (eingerechnet solcher, die wir in anderen Nahrungsmitteln zu uns nehmen, bedeutet das: täglich nur 1 Tasse!)?

Eine ähnliche Schwierigkeit: Ein chronisch krankes Kind kommt aus dem Krankenhaus. Die Eltern wissen Bescheid, haben sich über die Krankheit eingehend informiert, kennen Therapiemöglichkeiten, wissen genau, was sie jetzt machen müssen. Aber die eigentliche Bewältigung der Krankheit durch den Betroffenen selbst sowie seine Umgebung fängt erst in dem Augenblick an, wenn der Kranke (das kranke Kind) sich in das normale Leben eingliedern muß.

Wir meinen, daß niemand dieses Thema mit der Bemerkung *„Das ist doch nicht mein Problem – ich habe schließlich keine kranken Kinder“* vom Tisch wischen sollte. Wir alle können sehr schnell persönlich davon betroffen sein. – Jeder Mensch trägt aber auch eine Verantwortung für den Umgang mit Kranken in seiner Umgebung, und dies ganz besonders, wenn es sich um kranke Kinder handelt. Gleichgültig, ob man damit als Eltern, Familienangehöriger, Lehrer, Erzieher oder „nur“ als Nachbar konfrontiert wird.

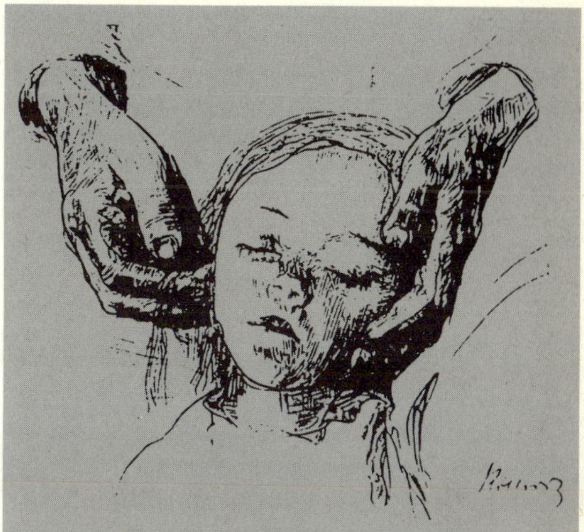

Käthe Kollwitz: *Krankes Kind.* Bleistiftstudie (1900) (aus: HERTL, 1979)

2. Philipp fällt auf – ein chronisch krankes Kind in der Schule

Der „Fall“ Philipp:

Nach einer längeren Fehlzeit ist Philipp wieder in der Schule. Ein paar Tage später bemerkt der Lehrer, daß Philipp nicht mehr der „alte“ ist. Neben den zu erwartenden Leistungsrückständen zeigen sich Verhaltensauffälligkeiten, die sich der Lehrer nicht erklären kann. Philipp, der früher zu den lustigsten und fröhlichsten Kindern der Klasse gehörte, reagiert auf Kontaktaufnahmen seiner Mitschüler aggressiv, beteiligt sich nicht mehr an Pausenspielen, sondern zieht sich in eine Ecke des Schulhofs zurück. Auch im Unterricht ist er mit seinen Gedanken offensichtlich ganz woanders. Im letzten Diktat z. B. hat er völlig versagt. Die erste halbe Seite war noch einigermaßen, der letzte Teil aber nicht zu gebrauchen. Als der Lehrer Philipp fragt, was denn los sei, und warum er so lange gefehlt habe, erfährt er nur: „Ich habe einen kleinen Unfall gehabt". Mehr ist nicht aus ihm herauszubekommen. Der Lehrer beschließt, erst einmal abzuwarten, denn vielleicht, so überlegt er, sind das ja nur Eingliederungsschwierigkeiten, die sich nach kurzer Zeit von allein „geben".

Aber es ändert sich nichts. Nach drei Wochen zeigen sich noch dieselben Symptome. In manchen Bereichen ist es sogar schlimmer geworden. Philipp wird immer mehr von der Klasse isoliert und ist schulischen Anforderungen gegenüber total desinteressiert.

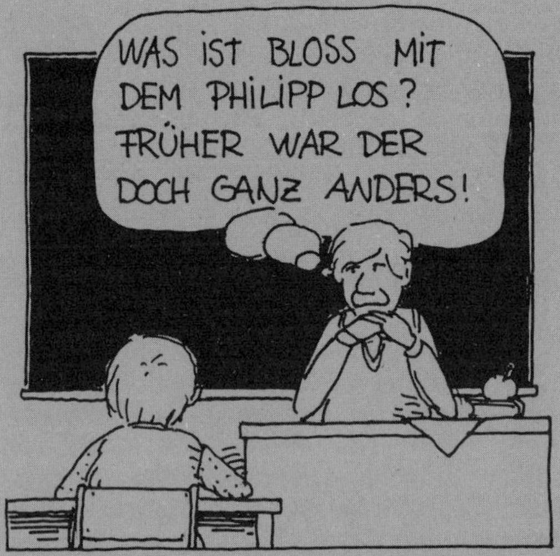

So weit unsere Geschichte von Philipp. Wir werden weiter unten noch näheres über seinen Unfall und die Folgen erfahren.

Wir gehen hier von Erscheinungsformen aus, die z. B. dem Lehrer in der Schule auffallen müssen. In den meisten Fällen wird zur Erklärung auf die Fehlzeiten und die dadurch bedingten Leistungsrückstände hingewiesen. Ein Kind, das drei, vier oder mehr Wochen in der Schule versäumt, hat in der Regel einige Schwierigkeiten, den inzwischen durchgenommenen Stoff nachzuholen. Inwieweit dies zum akuten Problem wird, hängt wesentlich davon ab, wie der Lehrer diesem Kind Hilfestellungen zum „Wiedereinstieg" geben kann. Daneben kann es aber auch offensichtliche Leistungseinschränkungen geben: Konzentrationsmängel, schnelle Ermüdung, Aggressivität, Müdigkeit, Vergeßlichkeit, sind nur einige Beispiele. Diese Leistungsverminderungen können als Folge der notwendigen Einnahme von Medikamenten auftreten.

Bei bestimmten Krankheiten muß die gesamte Lebensorganisation umgestellt werden. Medikamente müssen zu festgelegten Zeiten eingenommen werden, häufiger und regelmäßiger Verzehr kleiner Mahlzeiten auch während des Unterrichts kann erforderlich sein. Solche Besonderheiten beeinträchtigen den normalen Unterrichtsablauf.

Eine Krankheit bzw. Therapie kann auch körperliche Veränderungen mit sich bringen (Operationsnarben; Haarausfall; die Kinder nehmen durch die Einnahme von Medikamenten an Gewicht zu, wirken aufgedunsen).

Nicht alle chronischen Krankheiten können wir im einzelnen darstellen. Wir greifen Beispiele heraus und machen Sie im folgenden mit acht chronisch kranken Kindern bekannt.

3. „Ich bin krank“

– *Günter*

Günter ist 16. Vor sechs Jahren wurde er nach einem akuten Nierenversagen ins Krankenhaus eingewiesen. Seit dieser Zeit muß er jede Woche an drei Tagen jeweils fünf Stunden zur *Dialyse.* Sein Blutkreislauf wird an eine Maschine, die „künstliche Niere“, angeschlossen. Dort bleibt er fünf Stunden liegen. „Das einzig gute ist dabei, daß ich hier – wenigstens am Anfang – einmal mehr trinken kann. Denn sonst darf ich eben nur 300 ml am Tag trinken – wenn man das abrechnet, was an Flüssigkeit in der normalen Nahrung schon enthalten ist, so ist das nicht mehr als eine Tasse Wasser am Tag. Das ist ganz schön schwer. Besonders jetzt im Sommer. Und beim Essen ist es genauso. In fast jedem Essen ist irgendetwas drin, was ich nicht essen darf, oder wo ich aufpassen muß.“ **(1)**

(1)
Dies Zitat stammt – wie auch die folgenden – aus Gesprächen mit chronisch kranken Kindern oder ihren Eltern.

Hierzu kommen soziale Probleme. Günter kann zwar die normale Schule besuchen, aber der Leistungsrückstand wird ständig größer. Die nächste Kinderdialysemöglichkeit ist ca. 80 km von seinem Wohnort entfernt. Um dreimal in der Woche um 13 Uhr in der Klinik zu sein, muß er bereits um halb zwölf den Unterricht verlassen. Durch die ständige Behandlung mit Medikamenten ist er außerdem erheblich geschwächt. „Die innere Harnvergiftung, die zu Appetitlosigkeit führt, die Blutarmut (Anämie), die körperliche Unruhe, häufige Schulversäumnisse, die sozialen Schwierigkeiten, die diese Kinder durch urinösen Mund- und Körpergeruch haben, alles wirkt unglücklich zusammen" (HERTL/HERTL, 1979, S. 85). Wie soll man Kontakt zu Mitschülern, zu Freunden halten, wenn man drei Tage in der Woche nicht da ist, bei vielen gemeinsamen Unternehmungen nicht mitmachen kann?

Eine Hoffnung besteht in der Möglichkeit, eine „neue Niere" zu bekommen. Aber die Aussichten sind leider minimal. So können z. B. im Transplantationszentrum Köln „von den etwa 120 Patienten, die für eine Nierentransplantation angemeldet sind, pro Jahr nur rund 50 mit einer geeigneten Spenderniere versorgt werden" (aus einem Brief der gemeinnützigen Körperschaft der Dialyse und Nierentransplantation Köln). **(1)**

Jedoch selbst bei einer Transplantation ist der Erfolg nicht sicher, da die Gefahr besteht, daß der Körper das fremde Organ nicht annimmt, sondern wieder abstößt.

„So oder so muß man mit der Krankheit leben. Denn auch mit einer neuen Niere bleibt ja die Medikamentenbehandlung. Aber so, hier in der Heimdialyse, ist das natürlich viel schlimmer."

(1)

„Leider stagniert das Angebot an Spendernieren, während die Zahl derer, die auf eine Nierentransplantation warten, ständig wächst. Im Jahre 1978 waren ca. 1100 Patienten aus Deutschland bei *Eurotransplant* auf der Transplantationswarteliste registriert. Bei einem jährlichen Zuwachs von ca. 2000 Dialysepatienten im Bereich der Bundesrepublik ist somit mit einem weiteren raschen Anwachsen der auf eine Nierentransplantation wartenden Patienten zu rechnen. Bei gleichbleibendem Spenderangebot bedeutet dies eine immense Verlängerung der Wartezeit".
(MEIDER, *„Fragen in einem Transplantationszentrum"*, 1980).

In einem Studientext über chronische Krankheiten ziemlich unvermittelt „Werbung" zu machen, mag Ihnen vielleicht ungewöhnlich erscheinen. Dennoch glauben wir – vor allem nach unseren zahllosen Gesprächen mit Betroffenen – wegen der „Sache" selbst einmal eine Ausnahme machen zu dürfen, um unser aller Bewußtsein zu schärfen.
Deshalb der dringende Aufruf:
Erklären Sie sich zur Organspende bereit. Sie erhalten dann einen Ausweis, der im Falle Ihres Todes dazu beiträgt, daß vielleicht einem anderen Menschen durch eine Organspende geholfen werden kann.

Im Falle meines Todes bitte umgehend Nachricht geben an die

Organisationszentrale
Nierentransplantation
beim Kuratorium
für Heimdialyse e.V.
6078 Neu-Isenburg

Telefon (Tag u. Nacht)
(0 61 02) 3 99 99

oder informieren Sie das nächste Transplantationszentrum.

Wenn Sie Fragen haben, Spenderausweise wünschen, usw., wenden Sie sich an das
Kuratorium für Heimdialyse e.V.
Med. Klinik 1 Köln-Merheim
Ostmerheimer Straße 200
5000 Köln 91
Telefon (02 21) 89 91 01 34

– *Petra und Michael*

Jedes Jahr Anfang April geht es wieder los: An den ersten wärmeren Tagen merkt Petra (15 Jahre) es besonders. Ihre Augen jucken und tränen, die Nase läuft ununterbrochen: Petra hat *Heuschnupfen.* Und der wird sich in den nächsten Tagen und Wochen nicht bessern: „Ich kann dann den ganzen Tag eigentlich gar nichts mehr machen. Der Kopf tut weh, und das ständige Augentränen und -jukken ist fürchterlich. Wenn ich die Augen reibe, wird es noch schlimmer. Und dann laufe ich eben den ganzen Tag mit einem ziemlich dösigen Kopf herum, ich kann gar nicht klar denken. Dazu kommt, daß das auch abends und nachts ist, so daß ich oft gar nicht richtig schlafen kann und morgens immer noch ziemlich unausgeschlafen bin. Dann kann ich mich natürlich erst recht nicht in der Schule konzentrieren. Jetzt war ich einmal beim Arzt, der hat mir auch ein paar Tabletten verschrieben, aber so richtig helfen tun die auch nicht. Die Nase läuft zwar nicht mehr so, aber richtig gut fühle ich mich eben doch nicht."

Michael hat *Asthma.* Er muß ständig husten, vornehmlich nachts, und ist von Atemnot gepeinigt. Durch die Schlafstörungen ist er in seiner Konzentrationsfähigkeit in der Schule sehr eingeschränkt. Außerdem leidet er unter einem ausgeprägten Anstrengungsasthma, d. h. jegliche körperliche Mühe – und manchmal schon das Treppensteigen – führt bei ihm zu einer schweren Atemnot.

– *Billa*

Billa haben Sie bereits am Anfang dieses Studientextes kennengelernt. Sie ist 14 Jahre, als sich ihre *Zuckerkrankheit (Diabetes)* herausstellt und ihr ganzes Leben verändert. Nach akuter stationärer Behandlung muß sie nun „mit ihrem Zucker leben". Das bedeutet:

- Diät leben (nur spezielle Süßigkeiten),
- genaue Kontrolle der Nahrungsaufnahme,
- tägliche, regelmäßige Stoffwechselkontrolle (Urinuntersuchung),
- Nahrungsaufnahme nach der Uhr.

Diese erheblichen Einschränkungen und die damit verbundene enorm disziplinierte Lebensweise sind für ein vierzehnjähriges Mädchen wahrlich nicht einfach. In der Schule ist Billa auf das Verständnis der Lehrer unbedingt angewiesen. Sie muß eben fünfmal am Tag – zu bestimmten Zeiten – essen, auch wenn dies gerade während des Unterrichts ist. Wir werden Billa und ihre Probleme noch näher kennenlernen.

– *Anja*

Schon lange war den Eltern aufgefallen, daß Anja (8 Jahre) überaus blaß war, ständig müde schien und häufig mit Infektionskrankheiten zu tun hatte. Nach einiger Zeit hatte der Hausarzt zur Überprüfung ein Blutbild anfertigen lassen. Danach ging alles ungeheuer schnell. Anja wurde „zur Überprüfung" in die Klinik eingeliefert. Drei Tage lang wurde sie nun untersucht und kam von einer Station zur anderen: Blutentnahme, Röntgenaufnahmen, wieder Blutentnahme, usw. Durch Umfang und Schwere der anstrengenden Diagnosemaßnahmen wurde den Eltern schon klar, daß es sich nicht um eine leichte Krankheit handelt. Es kam die „Stunde der Wahrheit". In einem längeren und intensiven Gespräch erfuhren sie vom Oberarzt: „Anja hat *Leukämie*". **(1)**

Diese erschütternde Nachricht mußten die Eltern erst einmal verkraften. Die nächsten sechs Wochen blieb Anja in der Klinik. Die intensive Strahlenbehandlung, ergänzt durch Medikamente, brachte zunächst eine dramatische Verschlechterung ihres Allgemeinzustandes mit sich; sie war manchmal kaum noch ansprechbar.

Ein besonderes Problem der Diabetes-Kinder:

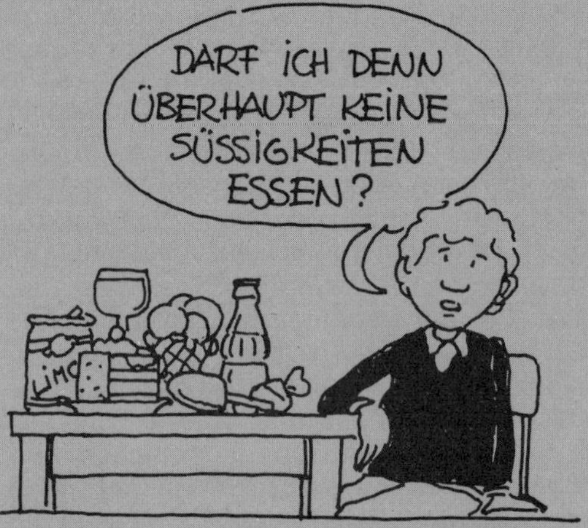

Nein!
(aus: TRAVIS, L. B./HÜRTER, P. 1980)

(1)
Neben der Leukämie gibt es eine Reihe tumoröser (krebsartiger) Erkrankungen, die wir hier nicht weiter ausführen.

Nach zwei Monaten konnte Anja nach Hause entlassen werden. Die ambulante Behandlung geht natürlich weiter, d. h. sie muß fast jeden Tag für ein bis zwei Stunden in die Klinik. Auf jeden Fall kommt sie wieder in ihre alte Schule. Aber das ist gar nicht so einfach, denn sie kann nicht mehr so mitmachen wie früher. Außerdem die äußerlichen Veränderungen: Sie ist ziemlich dick geworden, das Gesicht wirkt aufgedunsen, sie trägt wegen ihres Haarausfalls eine Perücke. **(1)**

Anjas Leistungsfähigkeit ist äußerst eingeschränkt; sie kann sich nicht konzentrieren, hat das Gefühl, nicht mehr klar denken zu können. Dazu kommt die Ungewißheit über den weiteren Verlauf der Krankheit. Erst nach ca. einem halben Jahr werden die Ärzte genauer sagen können, ob und welche Heilungsaussichten bestehen.

– *Jan*

„Rauchst du so viel?“, fragen die Jugendlichen Jan, als er kräftig hustet, ohne erkältet zu wirken. Jan qualmt keineswegs, und sein Husten hat weder etwas mit Zigaretten noch mit Erkältung zu tun, wohl aber mit einer Krankheit: er hat *„Cystische Fibrose (CF)“*, auch *„Mucoviscidose“* genannt. **(2)**

CF wurde bei Jan im Alter von 3 Jahren festgestellt. Bis dahin wurde er unter „Bronchitis“ und „Ernährungsstörungen“ behandelt. CF ist eine Fehlfunktion der Speichel- und Schleimdrüsen, so daß ein dicker, zäher Schleim die Lungenwege blockiert. Die Folge: Jan muß ständig husten, und dieser Husten verursacht Schleimauswurf. Schon im

(1)
G. Haas hat in ihrem Buch: *„Ich bin ja so allein – Kranke Kinder zeichnen und sprechen über ihre Ängste“* Beispiele angeführt, wie Kinder diese Probleme verarbeiten:

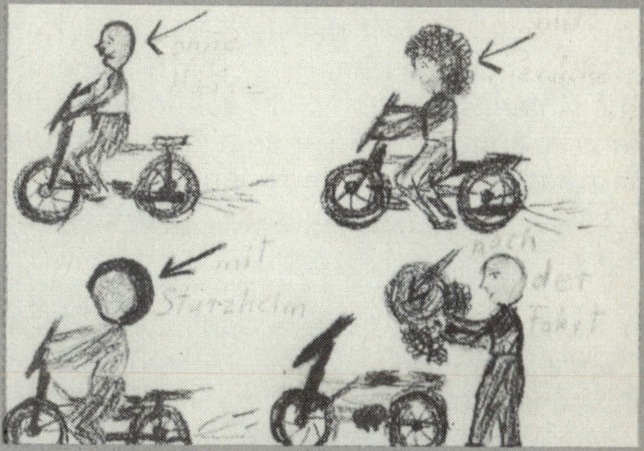

(2)
Vgl.: RIECK: *„Lebensschicksal Cystische Fibrose (CF)“*; in: *„Das behinderte Kind“*, 1/1982.

Kindergartenalter führte das dazu, daß auf dem Spielplatz andere Mütter ihre Kinder nicht mit Jan spielen lassen wollten. Erklärungen, daß der Husten nicht ansteckend sei, halfen da wenig. Und mit dem Kindergarten gab es ebenfalls Auseinandersetzungen: Der in der Nachbarschaft gelegene Kindergarten wollte Jan nicht aufnehmen. Die Erzieherinnen meinten, sie hätten nicht genug Zeit, sich um ihn zu kümmern. Außerdem fürchtete man die Reaktion anderer Eltern. Jan fand schließlich einen Kindergartenplatz in einem entfernteren Stadtteil.

Der permanent produzierte Schleim muß abgehustet werden – zur Unterstützung dieses Abhustens wird Jan täglich zweimal von seiner Mutter „abgeklopft“. Das ist eine höchst lästige Sache und bedeutet, daß Jan jeden Morgen vor der Schule schon eine Stunde mit dieser Therapie beschäftigt ist. Der andauernde Husten führt zu Schlafstörungen, so daß er im Unterricht beträchtliche Konzentrationsmängel und relativ schnelle Ermüdungserscheinungen zeigt. **(1)**

Die cystische Fibrose ist leider heute noch unheilbar. Sie schreitet unaufhaltsam fort, und es gibt nur wenige, die mit dieser Krankheit älter als 20 oder 30 Jahre werden. Dies Wissen hierüber belastet die Kinder verständlicherweise. Dazu kommt, daß sie miterleben müssen, daß andere CF-Kinder aus ihrer Umgebung, die sie kannten, sterben.

– *Thomas*

Thomas ist anfallskrank. **(2)**

„Also angefangen hat das vor ungefähr zwei Jahren, da war Thomas zehn Jahre alt. Er ist nachmittags beim Spielen mit seinen Spielkameraden plötzlich hingestürzt. Wir haben einen fürchterlichen Schrecken bekommen

(1)
In dem Kinderbuch „*Anna macht mit*“ (ab Vorschulalter) sind in beeindruckender Weise die Probleme der „CF-Kinder“ dargestellt:
„Anna sitzt nicht im Rollstuhl, liegt nicht im Bett und hat auch kein entstelltes Gesicht. Sie ist ein niedliches vierjähriges Mädchen, das mit anderen Kindern tobt und spielt – und doch ist sie schwerkrank und behindert. Sie hat ‚Cystische Fibrose‘.
Was es für ein Kind und seine Familie bedeutet, mit dieser Krankheit zu leben, wird in diesem Bilderbuch ernsthaft, aber auch lustig und vor allem kindgerecht dargestellt: Das morgendliche und abendliche Abklopfen des Schleims aus den Lungen; die Folgen, wenn Anna ein dickes Wurstbrot ‚futtert‘, ohne ihre Tabletten zu nehmen; Spiel und Streit mit der besten Freundin und der gelegentlich hervorbrechende Kummer der kleinen Anna, daß gerade sie krank ist. In Zusammenarbeit mit betroffenen Eltern und Fachleuten ist es der Autorin Katrin Arnold gelungen, für kleine Kinder dieses liebevolle, verständliche Bilderbuch zum Vorlesen zu schaffen. Auch für Erwachsene ist es interessant. Die kurzen Texte sind untermalt mit lebendigen Bildern von Renate Seelig. Den Familien, in denen ein an Cystischer Fibrose erkranktes Kind lebt, kann es eine Hilfe für den Umgang mit dem Kind sein. In der Öffentlichkeit wird es das Verständnis für die Krankheit und die davon betroffenen Kinder und Jugendlichen wecken“
(„*Klopfzeichen*“, Zeitung der CF-Selbsthilfe, 1/1981).

(2)

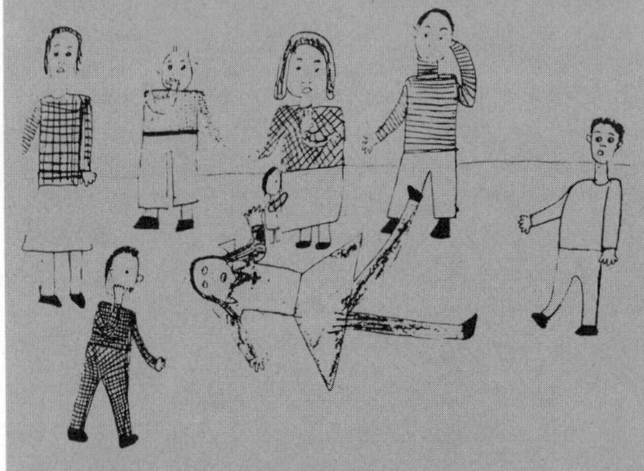

Selbstdarstellung im epileptischen Anfall. Betretenheit, Schreck und Hilflosigkeit bei den Zuschauern. Hilfloses Hingeworfensein des Kranken (MATTHES, A.: *Epilepsie*, Stuttgart 1977).

und sind gleich mit ihm zum Kinderarzt gegangen. Und der stellte fest, daß es sich um *epileptische Anfälle* handelt. Das war natürlich ein ungeheurer Schreck. Unser Kind: ein Epileptiker! Wir haben damals gedacht, daß er jetzt geisteskrank sei. Na ja, nach und nach haben wir uns damit abgefunden. Das schlimmste aber war eigentlich die Reaktion der Umwelt. Die Spielkameraden sind – wohl durch die Vorurteile und den Druck der Eltern – nicht mehr zum Spielen gekommen, haben Thomas gemieden. Und auch die Reaktion der Verwandten war sehr komisch.

Seitdem bekommt Thomas starke und recht viele Medikamente. Das führt dazu, daß er jetzt in der Schule erhebliche Schwierigkeiten hat. Durch die ruhigstellenden Medikamente kommt es, daß er in der Schule sehr leicht ermüdet und Konzentrationsmängel zeigt. Bei einem Diktat kann man das genau sehen: Am Anfang klappt noch alles ganz gut. Aber nach einer halben Stunde ist total Schluß. Fehler auf Fehler! Wir haben einige Zeit gebraucht, bis wir den Lehrer darüber informiert haben. Denn wenn man weiß, was für Vorurteile da existieren, scheut man sich doch zunächst, alle darüber zu informieren. Eigentlich sind wir erst jetzt, durch die Arbeit in der Selbsthilfegruppe soweit. Von anderen hört man da auch schlimme Sachen. Ein Nachbarkind hatte z. B. Schwierigkeiten, in den Kindergarten aufgenommen zu werden." **(1)**

Stellen Sie sich das einmal vor: Ein Kind erkrankt plötzlich. Die auftauchenden Symptome sind eigentlich zunächst gar nicht so beunruhigend: zum Beispiel Bauchschmerzen, Blässe, allgemeines Unwohlsein, Fieber. Der Hausarzt kommt. Das Kind ist natürlich aufgeregt, gleichzeitig aber in einer Situation, die es kennt. Schlagartig verändert sich alles. Der Hausarzt wird nervös. Er ist auf etwas Beunruhigendes gestoßen, will seine Diagnose absichern und überweist das Kind ins Krankenhaus.

(1)
Ein aktueller Fall:

„Aufnahme trotz Epilepsie

Karlsruhe, 10. März (dpa). Ein Kindergarten muß nach einem Urteil des Landgerichts Mannheim auch ein unter epileptischen Anfällen leidendes Kind tagsüber betreuen. Nach der am Mittwoch vom Anwalt der Eltern eines Mädchens zur Verfügung gestellten Entscheidung hat ein Kindergarten nicht nur die Aufgabe, sich behinderter Kinder anzunehmen, sondern auch die Pflicht, ‚die anderen Kinder zu einem unbefangenen und natürlichen Umgang mit Behinderten zu befähigen'. Die 4. Zivilkammer des Landgerichts verurteilte ferner eine katholische Kirchengemeinde in Neckarau, das Kind wieder in ihren Kindergarten ‚aufzunehmen, zu pflegen und zu betreuen' und die Mitte vergangenen Jahres ausgesprochene Kündigung des Betreuungsvertrages rückgängig zu machen. Aktenzeichen: 4-0-31/81 vom 3. März 1982."

Eine völlig neue Lage: Krankenhaus, furchteinflößende Räumlichkeiten, unbekannte Menschen, man wird an alle möglichen Apparate angeschlossen, Blut wird abgenommen usw. Insgesamt eine Situation, die Angst macht, Unsicherheit schafft und sicherlich nicht leicht zu verkraften ist. **(1)**

Manche Krankenhausaufenthalte dauern zum Glück nicht lange. Die akute Blinddarmentzündung, die Mandeloperation (vielfach schon ambulant gemacht), die Gehirnerschütterung, all diese Krankheiten sind nach kurzer Zeit geheilt – das Kind darf nach Hause.

Chronisch krank zu sein bedeutet dagegen viel mehr. Es heißt: Das Kind muß lernen, sein gesamtes Leben in großen Teilen umzuorganisieren und sich auf die Krankheit einzustellen.

Erinnern wir uns an Philipp:

> Als der Lehrer nach ein paar Wochen merkt, daß sich die Auffälligkeiten verstärken und sich auch nicht mehr als Wiedereingliederungsschwierigkeiten kennzeichnen lassen, sucht er die Eltern auf. Er erfährt, daß Philipp vor acht Monaten einen Unfall mit dem Mofa hatte, bei dem er sich eine Hirnverletzung zugezogen hat. Im Verlauf des Gesprächs rücken die Eltern dann mit dem für sie vor allem Bedrückenden heraus: Philipp leidet seitdem an epileptischen Anfällen. In unregelmäßigen Abständen kommt es zu motorischen Anfällen, Muskel-, Gesichts- und Armzuckungen. Die Behandlung führt dazu, daß er unter starken Medikamenteneinflüssen steht. Diese bewirken Konzentrationsstörungen, rasche Ermüdung und allgemeine Abgespanntheit.

Für chronisch kranke Kinder ergeben sich mit der Entlassung aus der stationären Behandlung vielfältige Probleme:

(1)
Die Probleme von Kindern im Krankenhaus sind durch die Arbeit der Vereinigung *„Kind im Krankenhaus e.V."* in den letzten Jahren in die Öffentlichkeit getragen worden. Besonders ging es dabei auch um die Frage der Besuchszeitenregelung für Eltern. In Broschüren sind vielfältige Tips und Hinweise für die Vorbereitung und Betreuung des Krankenhausaufenthaltes eines Kindes gegeben.

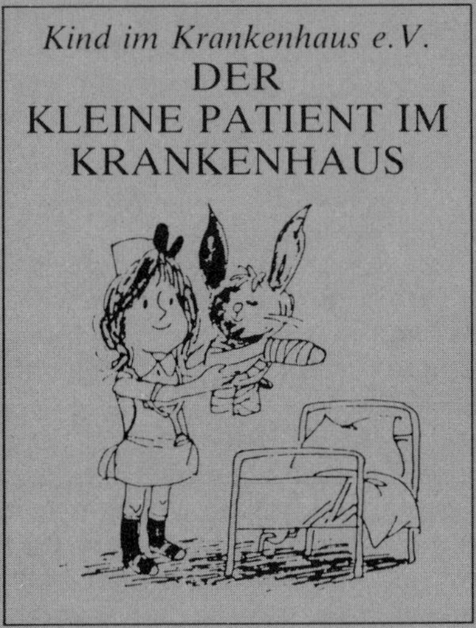

So der Titel einer Broschüre, die vom Arbeitskreis *„Kind im Krankenhaus e.V."*, Vogelsbergstr. 4, 6370 Oberursel, angefordert werden kann.

Da ist zunächst zwar die Entlastung durch die gewohnte Umgebung, die Familie, Geschwister und Freunde. Hier kennen sie sich aus, und vieles, was sie in der Klinik entbehren mußten, ist nun wieder zugänglich. Gleichzeitig sind sie aber zu Hause ein „Kranker unter Gesunden", ein Mensch in einer besonderen Situation. **(1)**

Vielfach gibt es die Ungewißheit: „Was ist mit mir los? Was habe ich für eine Krankheit, was bedeutet das für mich?" Natürlich haben die Kinder Informationen über ihre Krankheit. Die ganze Schwere der Probleme, das Gefühl der Abhängigkeit von den Eltern, von den Medikamenten, der Prothese, usw. entwickelt sich aber erst mit der Zeit. Dazu kommen unausgesprochene Ängste, höchst persönliche Dinge, z. B. Fragen nach der Lebensperspektive: „Kann ich einen Beruf erlernen?" – „Werde ich einen Freund, eine Freundin haben können?" – „Wer will denn mit einem Kranken schon etwas zu tun haben?" **(2)**

Individuelle Unterschiede in der Bewältigung der Krankheit ergeben sich aufgrund des jeweiligen Alters der Kinder. Zusätzlich spielen finanzielle Verhältnisse der Eltern eine wesentliche Rolle (Urlaub, adäquate Umgebung, Entspannungs- und Kompensationsmöglichkeiten).

Und vieles ist auch davon abhängig, welche äußerlichen Merkmale die Krankheit hinterlassen hat; also wie die Umwelt, die Freunde und Mitschüler reagieren.

Wie gehen Kinder selbst mit diesem Problem um?

Häufig kommt es in der Klinik, besonders bei schlimmen Erkrankungen, zu aggressiven Reaktionen gegen Ärzte bzw. das gesamte Personal. Und so bitter das im Einzelfall auch ist, es ist verständlich. Die Kinder wissen, daß sie sehr krank sind. Denn sie haben nicht nur unter den Folgen der Krankheit, sondern unter kaum noch zu ertragenden diagnosti-

(1)
So wie es z. B. Billa erlebt hat, die zuckerkrank ist und aus der Klinik nach Hause entlassen ist: „In der Klinik war ihr Diabetes nichts aufsehenerregendes gewesen – eine Krankheit unter vielen, zum Teil noch schlimmeren. Da gab es Kinder, die seit Jahren bettlägerig waren, monatelang im Gips lagen, sogar Kinder mit unheilbaren Erkankungen. Im Gegensatz zu ihnen ging es Billa mit ihrem Diabetes glänzend. Sie konnte herumlaufen, spazierengehen, fühlte sich obendrein kerngesund. Und das war sie ja eigentlich auch, wenn man davon absah, daß sie sich spritzen und Diät leben mußte. Seit sie aber aus dem Krankenhaus entlassen worden war, in der einen kurzen Woche bis zum Schulbeginn und auch noch später, hatte sie sehr verschiedene Reaktionen auf ihr Kranksein erfahren müssen . . . Die Zahl derer, die Billa gegenüber ihr Verhalten änderten, wenn sie von ihrer Krankheit erfuhren, war groß. War es da nicht verständlich, daß Billa sich danach sehnte, wie ein gesunder Mensch behandelt zu werden? Und daß sie sich mühte, ihre Krankheit soweit wie möglich zu verschweigen, um damit den früheren Zustand herbeizuführen, zumindest, was das Verhalten ihrer Umwelt anbelangte?"

(RÜCK, S., 1979, S. 76 f)

(2)
Noch einmal Billa:
„Ich weiß, daß Ihr alle gegen mich seid! Ist ja eigentlich auch richtig so. Denkt Ihr, ich weiß nicht, was los ist? Daß ich nur noch ein halber Mensch bin? Ihr seid nur alle zu feige, es mir zu sagen. Ich habe Zucker, gut! Das Tischtennisspielen habe ich deswegen aufgeben müssen, auch gut! Ins Landschulheim konnte ich deswegen nicht mitfahren, auch gut! Angela nimmt die Gelegenheit wahr, sich einen Ersatz für mich zu suchen. Weißt Du, was das für mich bedeutet? Ich muß Diät leben und mir jeden Tag eine Spritze ins Bein geben! Ein Krüppel bin ich, jawohl! . . . Ein Krüppel bin ich, ein minderwertiger Mensch! Niemals werde ich mehr eine Freundin haben! Niemals werde ich einen Freund haben! Welcher Junge geht denn mit einem Mädchen wie mir tanzen? Kannst Du mir das sagen?
(a.a.O., S. 111)

schen Maßnahmen zu leiden. Wochen zunehmender Schwäche und Ungewißheit gehen bei den meisten Kindern dem Krankenhausaufenthalt voraus. Fieber, Schmerzen und Blutungsneigung haben die Schwere bereits ahnen lassen. In der Klinik werden nun langwierige diagnostische Eingriffe, die z. B. bei einem krebskranken Kind bis zu drei Tagen dauern (Gewebsentnahmen, Bluttransfusionen und schier endlose Untersuchungen), vorgenommen. All dies verstärkt Schmerzen, Angst, Verunsicherung und bewirkt ein Gefühl des totalen Ausgeliefertseins. **(1)**

Gleichzeitig bemerkt das Kind vergleichbare Ängste bei seinen Eltern. Die einzige Möglichkeit, sich aktiv zur Wehr zu setzen, ist oft Auflehnung gegenüber ärztlichen Verrichtungen oder Aggressionen gegen handelnde Personen. **(2)**

Hinzu kommt, daß die therapeutischen Maßnahmen zunächst den Allgemeinzustand der erkrankten Kinder weiter verschlechtern können. **(3)**

So wird z. B. das Befinden des leukämiekranken Kindes durch die Strahlen- und Medikamentenbehandlung zunächst erheblich verschlimmert.
Die Rückkehr nach Hause schafft neue, andere Probleme, vielfach auch Aggressionen gegen Eltern, Familie und Umwelt.

4. Kranke Kinder — beeinträchtigte Familie?!

Man muß sehen, daß die Krankheit des Kindes auf die gesamte Umgebung – besonders auf die engere Familie – Auswirkungen zeigt. Im wesentlichen lassen sich zwei Formen der Bewältigung feststellen, die von Krankheitsart und -verlauf abhängig sind:

1. Der Krankheitsverlauf ist nicht kontinuierlich, sondern verläuft in „Höhen und Tiefen". So gibt es z. B. bei der Leukämie Phasen

(1)
Einige Hinweise zu dieser Diagnose-Phase für Ärzte:
„Viele Belastungen können den Kindern zweifellos erspart werden in folgender Weise:
- z. B. sinnvolle Zusammenfassung mehrerer Blutentnahmen zu einer einzigen,
- intravenöse Injektionen über Dauertropfinfusionen an Stelle von intramuskulären Injektionen,
- reichlicher Gebrauch von schmerzdämpfenden Medikamenten,
- Narkose bei Punktionen,
- ein ruhiges und ausgeglichenes Klima zwischen Ärzten und Schwestern einer Station,
- Vermeiden allzu offener oder verschlüsselter Diskussionen am Krankenbett,
- Gespräche unter Einbezug des Kindes statt eines Sprechens über das Kind hin,
- Vermeiden von ängstigenden verbalen oder mimisch-expressiven Äußerungen bei überraschenden Untersuchungsbefunden,
- ausreichende Aufklärung vor allen Maßnahmen."

(HERTL, M., 1981, S. 343 f.)
Im Krankenhaus und bei Untersuchungen sollte stets eine Bezugsperson anwesend sein, die vor allem während schmerzhafter Eingriffe keine andere Aufgabe hat, als mit dem Kind zu sprechen, es zu streicheln und ggf. Erläuterungen zu geben.

(2)
G. Haas zitiert ein Nikolausgedicht:
„nikolaus gedicht
lieber nikolaus komm in unser haus und pack deine säcke aus und schmeiß die schwestern und die doktors raus und verprügel sie ordentlich haa, haa."
(HAAS, G., 1981, S. 40)

(3)
Aus dem Bericht der Mutter eines 5jährigen Mädchens, das an Leukämie erkrankt ist:
„Als ich sie abgeholt habe, habe ich gedacht, das ist nicht mehr mein Kind. Schon äußerlich, sie war so dick (medikamentös bedingter Cushing) und bewegte sich so langsam. Auch sonst war sie vollkommen verändert. Sie war überhaupt nicht mehr lebhaft und furchtbar ängstlich. Man durfte sie auch nicht die kürzeste Zeit allein lassen. Sie machte wieder jede Nacht ins Bett, schlief unruhig, redete viel, aber unverständlich im Traum, und schrie dann oft auf. Sie war überhaupt so still geworden und man wußte nie, was eigentlich in ihr vorgeht."
(WUNNERLICH, A., 1972, S. 21 f.).

der Besserung, in denen die massive Strahlenbehandlung offensichtlich zu Heilungserfolgen führt. Die Eltern glauben, daß es doch nicht „so schlimm wird". Die Auseinandersetzung mit dem Problem wird aufgeschoben, man ist voller Hoffnung. Und dann kommt mitunter leider der Rückschlag.

2. Die Krankheit wird „scheinbar bewältigt". Von den Ärzten und durch intensive Lektüre sind die Eltern umfassend über die Krankheit ihres Kindes informiert. Sie wissen genau über Ursachen, Folgen und mögliche Therapiemaßnahmen Bescheid und meinen, sie hätten alles „im Griff". Doch dann kommt das Kind nach Hause, und nun treten massive, unerwartete Komplikationen auf. Bei bestimmten Krankheiten, z. B. dem Schädel-Hirn-Trauma, kann es passieren, daß sich erst nach einiger Zeit die Folgen eines Unfalls (z. B. epileptische Anfälle) zeigen. Und plötzlich ist Philipp „nicht mehr der alte". Er ist aggressiv und apathisch – auf jeden Fall anders. Für die Eltern beginnt eine neue Phase der Auseinandersetzung mit der Krankheit. **(1)**

Wir wollen nachfolgend ein paar typische Elternreaktionen darstellen, die häufig anzutreffen sind:

1. Sachliche Verarbeitung: Gefühle, eigene Ängste und Fragen werden weitgehend ausgeklammert. Man liest intensiv über die Krankheit und macht sich selbst zum Fachmann. Problematisch ist dabei, daß die eigene Betroffenheit, das eigene Umgehen mit der Krankheit des Kindes, nicht in den Blick kommt und vielfach somit auch nicht bewältigt wird.

2. Verleugnung: Das Verdrängen stellt in vielen Fällen eine „natürliche Schutzfunktion" dar. Dabei gibt es verschiedene Reaktionsweisen, z. B.: „Das ist doch eigentlich gar

(1)
Fast immer bedeutet diese neue Situation eine ungeheure Belastung.

Ein Beispiel:

„Wir lernten eine Familie kennen, in der alle unter der schweren Erkankung der jüngsten Tochter litten. Die Mutter konnte nur sehr schlecht mit der Doppelbelastung, tagsüber Klinik – abends Haushalt, fertig werden. Das Kind Andrea lag 3 Monate im Krankenhaus, ihr Leben hing lange am seidenen Faden. Die Mutter kam in aller Frühe morgens, wenn sie die Familie versorgt hatte, nach anderthalbstündiger Autofahrt in die Klinik und pflegte ihr Kind. Dabei war sie von einer großen Unruhe und Angst erfüllt, war ständig in Bewegung, versuchte, etwas für Andrea zu tun. Abends fuhr sie todmüde zurück, stürzte sich zu Hause in die Arbeit. Am anderen Morgen erzählte sie den Schwestern, wie sehr sie sich über den unordentlichen Haushalt geärgert hätte, jeden Abend gab es Streit.

Das ganze Klinikteam sah, wie Frau B. immer nervöser wurde, nicht mehr essen und schlafen konnte. Man fürchtete, daß sie zusammenbrechen würde. Sie ließ sich überreden, in der Klinik zu schlafen und kam etwas mehr zur Ruhe, als sie auf die Heimfahrt verzichtete."
(HAAS, G., 1981, S. 79)

nicht so schlimm!" Oder es wird zwar z. B. die Hirnverletzung und ihre Folge gesehen, man tut das aber mit einem leichten: „Der Junge, der macht das schon, das stört ihn überhaupt nicht!", ab. Besonders bei geringeren Beeinträchtigungen führt dies unter Umständen zu einer Überforderung des Kindes auf der Leistungsebene. Um der Umwelt (und sich selbst) zu beweisen, daß da doch nichts sei, werden dem Kind eben entsprechende Leistungen abverlangt.

Die Verleugnung drückt sich oft in Vorwürfen an die Ärzte aus: „Der hat eine völlig falsche Diagnose gestellt!" – „Die machen aus jeder Mücke einen Elefanten. Man darf das alles nicht so wichtig nehmen!"

Manche Krankheiten werden gesellschaftlich ziemlich negativ eingestuft. Ein Diabetes ist heutzutage gewissermaßen „hoffähig". Es besteht kein Grund, diese Krankheit und ihre notwendige Therapie vor der Umwelt zu verschweigen. Mit anderen ist das erheblich schwieriger! So sind Anfallskrankheiten aufgrund der verbreiteten Unkenntnis und Gleichsetzung von Epilepsie mit Geisteskrankheit noch immer relativ geächtet. **(1)**

3. Überbehüten: Dem kranken Kind werden dabei sämtliche Hindernisse abgenommen, es wird umsorgt und umhegt. Ihm werden jegliche Wünsche von den Augen abgelesen, Stolpersteine sofort aus dem Wege geräumt. Grundlage für solches Verhalten sind starke Mitleidsgefühle und das Bedürfnis, das Kind für seine schwere Erkrankung quasi zu entschädigen. Dieses Verwöhnen und vollständige Umsorgen verstärkt die Abhängigkeit von den Eltern, so daß sich die Kinder kaum selbständig entwickeln können. Vielfach ist eine Änderung nur durch massive Auflehnung gegen die Eltern möglich. Manchmal führt die

(1)
Die Mutter des 12jährigen Thomas berichtet:

„Ich hab mich lange nicht getraut, meiner Umwelt gegenüber zuzugeben, daß unser Kind Epileptiker ist. Und es hat sich ja auch bewahrheitet. Als eines Tages seine Klassenkameraden, die zu Besuch waren, einen Anfall miterlebt haben, da hat sich das schnell rumgesprochen. Und die Schüler, die haben eigentlich sehr normal reagiert. Erst als sie dann nach Hause gegangen sind und zu Hause wohl davon berichtet haben, da ist dann nach und nach keiner mehr zum Spielen gekommen. Unser Junge ist jetzt doch ziemlich isoliert."

Entwicklung zur Unselbständigkeit zu Regressionen, d. h. das Kind zeigt frühere kindliche Verhaltensweisen, die es eigentlich schon überwunden hatte.

4. *Perfektionismus:* Die Eltern sind über alle Komplikationen und Maßnahmen vollständig informiert. Sie bemühen sich, die ärztlichen Anweisungen und medizinischen Behandlungsnotwendigkeiten „sklavisch", „bis aufs i-Tüpfelchen" zu befolgen.

Dann besteht Gefahr, daß das kranke Kind den ganzen Tag von Regeln, Zwängen, Ge- und Verboten umgeben ist, und gar nicht mehr an etwas anderes denken kann. Die Krankheit wird so zum ausschließlichen Lebensinhalt und Hauptaspekt jeglicher Aufmerksamkeit. **(1)**

5. Manchmal kann man es auch erleben, daß Eltern mit der Krankheit ihres Kindes *„hausieren gehen"*, d. h. Krankheitsgeschichte, Verlauf, Therapie und Perspektiven breit in der Öffentlichkeit diskutieren. Solche Reaktionen sind als „Hilferufe" zu verstehen. Zwar finden sie vielfältigen Trost, gleichzeitig erhalten sie von allen möglichen Seiten zum Teil dubiose Ratschläge, Tips und Hinweise. Und jeder kennt irgend jemanden, der mit dieser oder jener Therapie in dieser oder jener Klinik besonders gute oder schlechte Erfahrungen gemacht hat.

Solche persönlichen Erlebnisse lassen sich nicht verallgemeinern. Zum einen verläuft eine Krankheit bei fast jedem Menschen anders, jedes Medikament, jede Therapie kann unterschiedliche Auswirkungen haben. Zum anderen muß man bedenken, daß es in der Medizin (wie in jeder Wissenschaft) diverse „Schulen", Richtungen und Verfahrensweisen gibt, die von Ärzten und Kliniken uneinheitlich angewendet werden. Wir werden auf

(1)
Um einem Mißverständnis vorzubeugen: Wir wollen hier nicht dazu raten, etwa ärztliche Anweisungen (z. B. Diätvorschriften, Stoffwechselkontrollen, Medikamenteneinnahme usw.) einfach nicht zu befolgen. Nur besteht ja zwischen solchen Notwendigkeiten einerseits und dem übertriebenen, überangepaßten Perfektionismus andererseits ein großer Unterschied. Wer vor lauter Angst, etwas Falsches oder nicht Genügendes zu tun, z. B. die Stoffwechselüberprüfung nicht ein-, sondern drei- oder fünfmal am Tag durchführt, der tut sicherlich des Guten zuviel. Und das nutzt der Behandlung überhaupt nichts – es mindert nur die Chance, trotz Krankheit zu einem einigermaßen normalen Leben zu kommen.

diesen Punkt, der beträchtliche Unsicherheit bei den Eltern hervorruft, weiter unten noch einmal eingehen.

Wir haben eigentlich nur negative Beispiele beschrieben.

Aber: Wie verhält man sich denn richtig? Was machen „ideale" Eltern?

Die eben beschriebenen Reaktionen sind normal bei Belastungen, wie schwere Erkrankungen sie verursachen, und im wesentlichen eine „gesunde Mischung" von Verhaltensmöglichkeiten. Natürlich ist es wichtig, die Krankheit rational zu verarbeiten, sich darüber eingehend zu informieren. Und man darf ja nicht ständig nur an die Krankheit denken, muß also verdrängen und seinem kranken Kind besondere Zuneigung zeigen können und ihm so helfen. Es gibt dabei bestimmte Phasen, die jeder bei sich beobachten kann. „Normales Verhalten" schließt auch die bewußte Auseinandersetzung mit den eigenen Gefühlen der Ablehnung, Wut, Verleugnung, Aggressivität usw. mit ein. **(1)**

Zu warnen ist also nur vor dem Extrem, der übertrieben einseitigen Verarbeitungsform.

Partnerprobleme:

Man sollte nicht unterschätzen, wie groß die Belastungen für die zwischenmenschlichen Beziehungen, z. B. der Eltern, durch ein chronisch krankes Kind sind. Jeder hat ungemein damit zu tun, selbst mit der neuen Situation fertig zu werden. Oft ergibt sich die Schwierigkeit, daß sich Ehepartner in der Art der Bewältigung „spalten": Da ist z. B. ein Elternteil, der viel über die Krankheit liest und versucht, sie rational zu verkraften, während der andere emotional und „überbehütend" für das Kind sorgt. In der Folge verschärfen sich diese Probleme: Bei längerem Krankenhaus-

(1)
Bei todkranken Erwachsenen kann man oft vier Phasen des Umgangs mit ihrer Situation beobachten. Manche dieser Fragen und Gefühle gibt es auch bei Eltern von Kindern mit chronischen Krankheiten:

„– *Die erste Phase:* die Leugnung der Behinderung.

Wird ein Mensch durch einen Unfall oder durch eine Krankheit behindert, wehrt sich das Bewußtsein, indem es die Tatsache ‚Behinderung' leugnet. Das ist zunächst eine Abwehrmaßnahme, um den Schock zu verarbeiten, weil das Anerkennen der Tatsache zu schwer ist.

– *Die zweite Phase:* Aufbegehren und Neid.

Wenn die Versuche, die Behinderung zu leugnen, erfolglos geblieben sind, setzt das Aufbegehren ein, Neid auf die ‚Gesunden'. Dahinter steht die Frage: ‚Warum gerade ich?' Es ist der Aufstand, nicht so zu sein, wie man es von mir erwartet, die Erkenntnis: Ich werde den normativen Anforderungen nicht gerecht. Man fühlt sich ausgeschlossen und fragt: ‚Warum geht es vielen so gut, die es gar nicht verdient haben?' . . .

– *Die dritte Phase:* die Trauer.

Die dritte Phase bringt die schreckliche Erkenntnis, daß mich alles Aufbegehren der ‚Normalität' nicht näherbringt. Ich kann zornig sein, ich kann wüten, ich bleibe ein Behinderter. Trauer stellt sich ein, wenn wir erkennen, was wir endgültig verloren haben und kein Zorn uns Verlorenes zurückbringt. Die Trauer ist die Anerkennung der Tatsache, daß wir einen Verlust erlitten haben. Auch hier gilt: Wie jeder seine Empörung, seinen Zorn aussprechen darf, so darf auch jeder trauern, ohne mit billigem Trost abgespeist zu werden, nach dem Motto ‚Kopf hoch, Unkraut vergeht nicht.' Die Trauer ist eine Wegscheide: Ich kann in ihr verharren oder den Weg des Annehmens und Neubeginnens wählen.

– *Die vierte Phase:* die Annahme.

In dieser Phase wandelt sich die Frage ‚Warum gerade ich?' zu der anderen Frage ‚Wozu?'. In dieser Phase gelingt es, sich den eigenen Körper wieder anzueignen, wiederzubeleben, sich als Eigentümer dieses Körpers zu bekennen. Ich muß meinen Körper nicht mehr hassen, ich sage: Ja, so bin ich, so ist es. Erst dann bin ich in der Lage, meine Fähigkeiten und Möglichkeiten zu erkennen und auszuleben. Ich kann sagen: Ich bin, der ich bin."

(KLEE, E., 1980, S. 293 f; nach KÜBLER-ROSS, E.: „*Interview mit Sterbenden*", Stuttgart 1972.)

aufenthalt des Kindes wacht die Mutter z. B. von morgens bis abends am Bett, hilft, spielt mit ihm und trägt so wesentlich dazu bei, daß es seine schwere Krankheit wenigstens zeitweise „vergißt". Der Vater dagegen geht wie gewohnt seiner Arbeit nach. Er fühlt sich von seiner Frau vernachlässigt, bleibt mit seinen beruflichen und sonstigen Sorgen allein: „Du kümmerst dich nur noch um das Kind! Ich zähle wohl überhaupt nicht mehr!" Die Mutter hält dagegen: „Wenn du krank wärst, würde ich das genauso für dich tun! Meine einzige Sorge ist aber Peter, das mußt du doch verstehen!" So kann eine Entfremdung der Eheleute entstehen. Nach einiger Zeit kommt der Vater fast gar nicht mehr ins Krankenhaus – die Mutter dagegen ist mittlerweile „viel lieber im Krankenhaus als zu Hause."

Die nicht zu unterschätzende psychische Bürde der Eltern führt leicht dazu, daß sich Vater oder Mutter überfordert fühlen. „Ich schaff das einfach nicht. So hab ich mir mein Leben nicht vorgestellt!"

Man muß sich die Tragweite solcher Belastungen deutlich vor Augen führen. Da ist ein junges Mädchen, mit Vorstellungen, Träumen und Hoffnungen. Nach Berufsausbildung und erwünschter Heirat kommt das Kind und wächst glücklich heran. Plötzlich, das Kind ist vielleicht drei oder vier Jahre, ist die Krankheit da: Das gesamte Leben wird sich ändern. Sämtliche Pläne sind auf einmal null und nichtig. Man wird sich in Zukunft nur noch um das kranke Kind kümmern müssen. **(1)**

Gerade im Zusammenhang mit Erbkrankheiten können Schuldzuweisungen zu erheblichen Anspannungen führen („Das liegt in deiner Familie" – „Wenn du nicht rauchen würdest"). Solche Vorwürfe kommen manchmal auch von anderen Verwandten („In unserer

(1)
Diese Probleme vervielfältigen sich unter Umständen, wenn es sich bei dem kranken Kind etwa um ein „Wunschkind", das einzige Kind oder den „Nachkömmling" handelt, da hier noch stärkere emotionale Beziehungen eine Rolle spielen.

Familie hat es sowas noch nie gegeben" – Oder sogar: „Wenn du auf mich gehört hättest – ich hab' ja gesagt, du sollst den nicht heiraten").

Ein weiteres Problem liegt in der möglichen Isolierung der Familie:

- Die Krankheit wird verheimlicht, sie soll in der Öffentlichkeit auf keinen Fall bekanntwerden.
- Man meint, keinen anderen um Hilfe bitten zu können, da dies niemand zugemutet werden kann (wen kann ich wohl unbelastet danach fragen, ob er mit uns und unserem kranken Kind in Urlaub fährt? Denn das bedeutet ja doch ziemliche Einschränkungen, und wer will die schon gerade im Urlaub auf sich nehmen?).

Im Laufe der Zeit wird es immer schwerer, Hilfe von anderen anzunehmen, der vermeintliche Grund liegt dann rasch auf der Hand: „Das kann doch kein anderer!", heißt es dann.

Geschwisterprobleme:

Wenn ein chronisch krankes Kind in der Familie ist, entsteht bei den Geschwistern unter Umständen das Gefühl der Vernachlässigung. „Alles dreht sich um Philipp!" Zwar wissen die Geschwister was los ist, warum das kranke Kind besondere Hilfestellungen braucht; trotzdem ist dies eine Situation, die nicht leicht zu bewältigen ist. Alles, was das kranke Kind will, wird getan; es wird Rücksicht genommen in jeder Beziehung, aber die Geschwister empfinden, daß sich niemand mehr um ihre Bedürfnisse und Wünsche kümmert. **(1)**

Dabei spielt das Alter eine wesentliche Rolle; besonders bei älteren Geschwistern tritt oft eine Überforderung auf: Der Bruder oder die Schwester wird eingespannt, dem „kleinen

(1)
„Patrick hielt sich die Ohren zu und schrie: ‚Laßt mich in Ruhe mit eurer Billa! Alles, was sie tut, wird entschuldigt! Ich kann das nicht mehr hören. Willst du wissen, wie es wirklich aussieht? Für euch existiert doch nur meine liebe Schwester. Schon früher hat sich alles nur um sie gedreht. Seit ihrer Krankheit ist es nur noch schlimmer. Liebling Billa, dein und Vaters einziger Augapfel! Immer wird ihr alles nachgesehen! Mit einem reizenden Lächeln schafft sie mehr, als ich mit drei guten Arbeiten. Sie ist ja auch so beliebt, so charmant! – Ich war immer Patrick, der vernünftige, der Streber, dessen gute Leistungen in der Schule selbstverständlich sind, und der neben der ach so reizenden Billa als farbloser Bruder die zweite Geige spielt. Ich hab das immer verstanden, was konnte ich auch dagegen machen. Aber seit Billa krank ist, richtet sich unser ganzer Tagesplan nur nach ihr, nach ihren Essenszeiten, nach dem, was sie will, denkt und tut. Patrick, du weißt doch, daß es bei uns keinen Pudding mehr gibt. – Billa darf keine Süßigkeiten essen. Aber ich darf, bloß interessiert das keinen! Patrick, wir können nicht in Urlaub fahren – wir müssen in der Nähe der Klinik bleiben, Billa braucht sie. Jawohl! Aber ich brauch die Klinik nicht, ich will raus aus dieser stickigen Luft und meine Schwester mitsamt ihrem bedauernswerten Diabetes auf den Mond schicken!"

(RÜCK, S., 1982, S. 114 f.)

Kranken“ zu helfen. Während Mutter Besorgungen macht, ihrer Arbeit nachgeht oder sich um den Haushalt kümmert, muß die ältere Schwester das kranke Kind hüten. Die Eltern sollten sich bemühen, es hierbei nicht zu einer Überforderung kommen zu lassen, da dies Haßgefühle und aggressive Reaktionen gegen das kranke Kind hervorrufen kann.

Auch bei kleinen Geschwistern ist Eifersucht zu beobachten. Manchmal tauchen dann eingebildetete „Krankheiten“ auf, um dadurch ebenfalls die Aufmerksamkeit der Eltern zu gewinnen.

Erforderlich ist also allerhand Fingerspitzengefühl und eine vertrauensvolle Basis, sowie nach Möglichkeit (je nach Alter) ein offenes Aussprechen unter sämtlichen Beteiligten. Als Ausgleich für die notwendigen Einschränkungen der gesunden Geschwister können für diese andere Bereiche erschlossen werden (Sport, Vereine, Freizeitaktivitäten usw.).

Geschwister bringen zwangsläufig Probleme mit sich. Gleichzeitig bieten sich aber in einer Mehrkinder-Familie – gegenüber solchen mit einem Einzelkind – ungeheure Möglichkeiten, zu einem selbstverständlichen Miteinander mit dem kranken Kind zu kommen. Gerade Kinder verfallen vielfach eben nicht so leicht in den „Fehler“ der Erwachsenen, zu sehr das Besondere zu betonen. Sie behandeln kranke Geschwister meist normaler als die Eltern. **(1)**

5. „Was ist denn mit der los?“ – Reaktionen der Umwelt

Die Mitschülerin, die nach längerer Abwesenheit in die Schule zurückkehrt, ist zunächst einmal Gegenstand des allgemeinen Interesses. Die Frage, wie Klassenkameraden zum Beispiel auf chronische Krankheiten und ihre Folgen reagieren, ist sehr vom Alter der

(1)
Lesen Sie bitte wieder ein paar Abschnitte über Billa:

„Übermäßige Freundlichkeit von allen Seiten, die liebevolle Rücksichtnahme ihrer Eltern . . . ein außergewöhnliches Entgegenkommen . . . und Mitleid, immer wieder Mitleid. Keine einzige dieser Reaktionen war normal gewesen. Nicht einer, der Billa wie einen gesunden, vollwertigen Menschen behandelte, wie sie es erwartete und haben wollte. Kein einziger, der Billas Verhalten nicht plötzlich bei allem und jedem entschuldigte. Z. B. die Metzgersfrau, die sich früher den Mund franselig geredet hatte über diese ‚großmäulige Paulsen-Tochter, die es immer versteht, sich in den Vordergrund zu schieben‘. Seit sie von Billas Krankheit wußte, war sie die Freundlichkeit in Person und bediente Billa immer bevorzugt. Warum?

Oder z. B. Andreas, ihr Tischtennistrainer. Seit Billa in seiner Mannschaft spielt, hatte er Woche für Woche an ihr herumgemäkelt. Billa war eine gute Spielerin, sehr angriffsfreudig und kraftvoll. Aber von jeher war sie schusselig gewesen, gab schnell auf und vernachlässigte über dem Angriffs- das Verteidigungsspiel. Plötzlich war ihre Spielweise anscheinend gut genug. Am letzten Mittwoch beim Training hatte sie unkonzentrierter als je zuvor gespielt, aber Andreas' gewohnte Kritik blieb aus. Warum? Weil sie für die Mannschaft sowieso nicht mehr voll zählte?

Oder schließlich Patrick, der zwar immer noch mit ihr stritt (oft genug fing sie auch von selbst an), bei dem sie aber wieder und wieder das Gefühl hatte, er behandle sie seit ihrer Krankheit wie ein rohes Ei. Mit einem schuldbewußten Blick auf seine Eltern brach er den Streit meistens ab und ging davon. Das war früher nie passiert. Warum also jetzt?

Die Zahl derer, die Billa gegenüber ihr Verhalten änderten, wenn sie von ihrer Krankheit erfuhren, war groß. War es da nicht verständlich, daß Billa sich danach sehnte, wie ein gesunder Mensch behandelt zu werden? Und daß sie sich mühte, ihre Krankheit soweit wie möglich zu verschweigen, um damit den früheren Zustand herbeizuführen, zumindest, was das Verhalten ihrer Umwelt anbelangte?“
(a.a.O., S. 77 f.)

Schüler abhängig. Jüngere Kinder erleben zwar die Andersartigkeit, können sie aber nicht verstehen. Sie bemerken nur, daß der Mitschüler bedrückt, schlechter Laune, still und traurig ist. Sie verstehen diese Stimmungslage noch nicht. Bis zur Pubertät können Kinder noch nicht erkennen, was jemand fühlt, wie er in einer konkreten Situation betroffen ist, wenn er das nicht selber ausdrückt.

Die Einfühlung in den anderen, das emotionale Nachempfinden, entwickelt sich in zeitlichem Zusammenhang mit der Pubertät. Ängste, Depressionen, Traurigkeit usw. können von ihnen nur in bezug auf aktuelle Ereignisse in derselben Situation nachvollzogen werden. Die Beziehung zu allgemeinen Ursachen (z. B. das Kranksein) wird nicht wahrgenommen und kann daher auch nicht zum rücksichtsvollen, einfühlenden Verhalten führen. Man sagt manchmal: „Kinder sind grausam", und meint damit, daß sie dem anderen sehr direkt sagen, was sie meinen, ganz offen äußern, wie sie ihn erleben und empfinden. Dies kann zur Betroffenheit des kranken Kindes und zu einer Außenseiterposition, z. B. im Klassenverband, führen. Gleichzeitig liegt hierin aber auch eine „Chance zur Normalität".

Und wie reagiert die Umwelt?

Genauso wie die Eltern und die Familie im „normalen" Umgang mit dem kranken Kind Schwierigkeiten haben, geht das den Familienmitgliedern im weiteren Sinne (Onkel, Tanten, Großeltern usw.) sowie den Freunden und Nachbarn. Die Reaktionen können von Ablehnung bis zur übertriebenen Freundlichkeit und zum „Schonen" reichen. Wichtig ist die angemessene Information durch die Eltern, denn vielfach sind die anderen nur unsicher, wie sie sich Kranken gegenüber verhalten sollen.

Die engere Umgebung sollte über die Art der Krankheit aufgeklärt werden – dabei können dann auch Verhaltensweisen vermittelt werden. **(1)**

(1)
Bezogen auf die Schule werden wir weiter unten noch hierauf eingehen. Besonders wichtig ist diese offensive Information der Eltern bei solchen Krankheiten, die mit großen Vorurteilen belastet sind, wie z. B. Anfallskrankheiten.

Viele Menschen assoziieren damit oder mit Epilepsie „Geisteskrankheit", haben Angst vor den Kranken, befürchten, einen Anfall miterleben zu müssen. Gerade wegen dieser Befangenheit müssen Eltern sehr umfassende Aufklärungsarbeit leisten.

Wir werden in der normalen Behandlung der Anfallskranken erst dann noch weiterkommen, wenn diese gesellschaftliche Voreingenommenheit durch Sachinformationen abgebaut wird.

Einen außerordentlichen Beitrag leisten die Selbsthilfegruppen von Anfallskranken. – Wir geben am Ende des Studientextes Kontaktadressen an.

Ja, es ist ungeheuer schwer, dieses „normale Verhalten". Wenn jemand krank ist, dann braucht er Hilfe, dann kann man ihn nicht behandeln wie jeden anderen. Das haben wir alle „im Hinterkopf" – und deshalb ist das eben so schwer. Wir können hier keine Rezepte für „normales Verhalten" geben. Wir können nur Hinweise geben.

6. Helfen, aber nicht schonen! – Hilfen durch Eltern, Lehrer, Ärzte

6.1 Was können Eltern tun?

Einiges haben wir schon gesagt. Wichtig ist, daß Eltern auf jeden Fall mit ihren Kindern über die Krankheit reden und dabei auch Probleme offenlegen. Dies ist vom Alter der Kinder abhängig. Säuglinge und Kleinstkinder haben keine Einsicht in das, was mit ihnen geschieht. Sie fühlen Schmerz, Atemnot und die Ängste der Eltern, verstehen dies aber nicht. Kinder im Alter von drei bis sieben Jahren sprechen über ihre Empfindungen (z. B. bei Leukämie):

„Sie spüren ihren geminderten Gesundheitszustand in seiner schwerwiegenden Bedeutung aus der Reaktion ihrer Umgebung: aus sichtbaren Ängsten der Eltern, verweinten Augen, aus ihrer plötzlich geänderten Situation innerhalb der Familie, wenn nicht sogar aus direkten Gesprächseinzelheiten, die sie von Arzt und Eltern auffangen. Ängste und Beunruhigung ihrer Eltern gehen leicht auch auf sie über (man sollte sich immer vor Augen führen, daß Kinder viel mehr mitbekommen, als man eigentlich meint; Anm. d. Verf.). Schulkinder von sieben bis elf Jahren zeigen hohes Interesse an der Krankheit und ihren Auswirkungen, die sie verstehen wollen, und fragen danach. Verunsicherungen übernehmen sie aus einer angstbesetzten Umgebung, vor allem aber auch dann, wenn sie den Eindruck haben, es würde ihnen etwas verheimlicht, weil sie die besorgten Gesichter sehen,

ausweichende Antworten bekommen, Heimlichkeiten der Eltern untereinander und zwischen Lehrer und Eltern merken, ein meidendes Verhalten der Kameraden, oder eine unerklärliche Sonderstellung in der Schule verspüren. (. . .) Bei Jugendlichen gehört zu ihrem Alter, sich von familiären Bindungen frei zu machen, sich längerfristige Zukunftsgedanken zu machen. Ängstlich und zunächst ratlos reagieren sie auf ihre Krankheitserscheinungen, auf den Zwang zur Lebensveränderung und das Gefühl, ausgeliefert zu sein. Mißtrauisch zeigen sie sich Erklärungsversuchen gegenüber. Auflehnung, ja Rebellion und Aggression richten sie gegen Personen und Maßnahmen. Sie brauchen besonders viel Geduld, Nähe und Offenheit, reichlich Zeit für wiederholte Gespräche und Erläuterungen, um sie vor einer depressiven Isolation zu bewahren".
(HERTL, M., 1981, S. 341 ff.)

Mit ca. 4 Jahren wissen die kranken Kinder: „Ich bin anders, ich bin krank"; und nun müssen die damit verbundenen Umstände offen angesprochen werden.

In und nach der Pubertät werden neue Fragen gestellt; z. B. nach der Partnerwahl: „Werde ich einen Mann, eine Frau finden; kann ich Kinder haben?" Die gesamte Lebensperspektive wird thematisiert. Hier müssen Antworten gefunden werden. **(1)**

Die notwendigen Gespräche bieten aber auch die große Chance einer intensiven Beziehung zum Kind, die viele Spannungen vermeiden helfen kann. Ein Kind verspürt die Zuneigungsfähigkeit der Eltern, ihre Selbstlosigkeit, Verständnisbereitschaft und Geduld dann ganz besonders. Es lernt damit ein Verhaltensmodell, das es eines Tages in einer ähnlichen Situation weitergeben kann. Es empfindet Sicherheit, Güte und Wärme und kann in größerer Ruhe und Gelassenheit mit seiner Krankheit leben.

(1)
Dazu erneut Billa:

„Kinder! Würde sie überhaupt jemals Kinder haben können? Waren Kinder für sie überhaupt zu verantworten? Auch Schwangerschaft und Geburt gehörten zu den Risiken der Diabeteskranken. Billa hatte über die besondere Betreuung der diabetischen Schwangeren gelesen. Hörte das erste Mal den Begriff der Risikoschwangerschaft . . . von der erhöhten Sterbequote bei Säuglingen. Las von Kaiserschnittentbindungen und stationärer Beobachtung der Diabetikerin, von Neueinstellung des Diabetes während und nach der Schwangerschaft. Billa verstand nur die Hälfte. Aber was sie verstand, sagte ihr, welche Gefahren ihr und ihrem Kind einmal drohen würden. Und dann drängte sich auch schon die nächste Frage auf: Wie groß war die Aussicht, ihrem Kind ihre Krankheit zu vererben? Lohnte es sich da überhaupt, Kinder zu wollen? Ein Kind, das – unter Schwierigkeiten geboren – womöglich mit dieser Krankheit leben mußte wie sie . . . Billa konnte sich auf keine dieser vielen Fragen eine eindeutige Antwort geben. Es war so viel, was da auf sie einstürmte. Und es ging sie doch eigentlich nicht allein an. Wie würde denn Achim darüber denken? Würde er auch bei ihr bleiben, wenn sie immer bloß zu zweit wären? . . . Und war das überhaupt die richtige Fragestellung? Mußte sie nicht vielmehr fragen: konnte sie es überhaupt verlangen, daß er sie trotz allem noch heiratete? Plötzlich verstand Billa viel besser, was Philipp bewogen hatte, sich Birgitt gegenüber plötzlich so abweisend zu benehmen. Verstand seine Angst, Birgitt an sich zu binden. Mußte nicht auch sie – unter diesen Umständen – Achim freigeben? Ihm, wenn sie ihn wirklich mochte, die Chance geben, ein normales Leben in einer normalen Ehe mit einem normalen Mädchen zu führen? Nicht mit so einer wie sie es war? Was sollte sie tun?"
(RÜCK, S., 1982, S. 68 ff.)

Insofern bietet die aktive Auseinandersetzung mit der Krankheit auch wesentliche Möglichkeiten der Persönlichkeitsentwicklung für Erwachsene wie für Kinder.

Besonders wichtig ist, daß die Erkrankung nicht zum Mittelpunkt des Lebens wird. Das heißt: Kind und Eltern müssen lernen, sich auch mit anderen Dingen zu beschäftigen. Sie müssen versuchen – trotz der Krankheit – am Leben Spaß zu haben, etwas zu unternehmen. Dies kann dazu beitragen, selbst bei schweren Krankheiten Gelassenheit zu entwickeln. Das fällt gewiß nicht leicht. Gefährlich ist es allerdings, wenn die Angst und Sorge vor der vielleicht unheilbaren Krankheit zu Verkrampfungen und Verspannungen und damit zur Handlungsunfähigkeit führt.

Eltern sollten den im Krankenhaus entstehenden Kontakt mit anderen Eltern unbedingt nutzen. In vielen Fällen gibt es in den Kliniken Elternpaare als „Anlaufadresse", die aus ihrer eigenen Erfahrung berichten können. In verschiedenen Bereichen haben sich Selbsthilfegruppen gebildet (z. B. Selbsthilfegruppen von Eltern onkologisch erkrankter Kinder, CF-kranker Kinder, chronisch Nierenkranker; Sie finden am Ende des Studientextes einige Kontaktadressen). **(1)**

6.2 Hilfen durch die Schule?

Ein grundsätzliches Problem sind das krankheitsbedingte Versäumen von Unterricht und die damit einhergehenden Leistungsrückstände. Hier müssen Fördermaßnahmen einsetzen, wenn das Kind wieder die Schule besucht. Schwierigkeiten entstehen auch dadurch, daß manche Kinder von Zeit zu Zeit Krankenhausaufenthalte in Kauf nehmen müssen. Kinder mit chronischem Nierenschaden z. B. müssen in kürzeren Abständen

(1)
Von den Fachverbänden gibt es Hinweise und Broschüren für den Lehrer. Hier ein auszugsweises Beispiel:

Bund diabetischer Kinder
und
Jugendlicher e.V.

Wichtiger Hinweis
für Pädagogen

Das Kind……………………………………

geb. am…………………… in……………………

ist seit dem………………… an Diabetes mellitus erkrankt.

1. Diabetische Kinder sind den schwerbehinderten Kindern gleichgestellt. In der Regel werden sie auf Antrag mit 50 v. H. (Minderung der Erwerbsunfähigkeit) eingestuft. Sie sind „bedingt gesund".
2. Es handelt sich bei ihnen um einen absoluten Insulinmangel-Diabetes. Aus diesem Grunde ist in der Regel zweimal täglich eine Insulininjektion erforderlich.
3. Insulin senkt den Blutzucker. Damit keine Unterzuckerung (Hypoglykämie) eintritt, muß das diabetische Kind täglich 6 bis 7 kleinere Mahlzeiten pünktlich in Form von Kohlenhydraten, Eiweiß, Fetten, Vitaminen usw. zu sich nehmen. Kohlenhydrate lassen den Blutzucker ansteigen, so daß das Insulin einen sogenannten Gegenspieler hat.
4. Das diabetische Kind ist vom Arzt so eingestellt worden, daß Insulin und Kohlenhydrate sich die Waage halten, wenn beides pünktlich und in der vom Arzt angegebenen Menge gegeben wird.
5. Läßt das diabetische Kind eine Mahlzeit aus, dann tritt eine Unterzuckerung ein, die sich wie folgt bemerkbar macht:

   Kopfschmerzen, Merkschwäche, Sprachstörungen, Benommenheit, Schläfrigkeit, Verwirrtheit, Sehstörungen, Wesensveränderungen, Bewußtlosigkeit u.a.m.

immer wieder zur Dialyse. Das kann bedeuten, daß sie an zwei oder drei Tagen in der Woche im Unterricht fehlen, oder aber an diesen Tagen z. B. die letzten beiden Stunden versäumen. Dazu kommen Medikationsfolgen und psychische Belastungen einer unheilbaren oder sehr schweren Krankheit.

Der Lehrer muß sich darüber im klaren sein, daß ein chronisch krankes Kind spezielle Anforderungen an ihn stellt. Bei einem stationären Aufenthalt besteht in den meisten Bundesländern durch die Krankenhausschule eine gewisse Aussicht, die Leistungsdefizite nicht zu groß werden zu lassen, bzw. abzubauen. Die Lehrer sollten sich mit den Ärzten und – wenn vorhanden – mit der Krankenhausschule in Verbindung setzen. **(1)**

Ist das Kind wieder in den normalen Schulbetrieb zurückgekehrt, sollten Wege gefunden werden, um die Leistungslücken durch Fördermaßnahmen wieder aufzuholen. Insgesamt ist aber sehr genau das Anforderungsniveau zu beachten. Die eingeschränkten Möglichkeiten müssen strikt beachtet werden.

Eine herausragende Rolle beim Umgang mit einem kranken Kind spielt das Klima in der Klasse. Der Lehrer sollte, falls er Unsicherheiten und Ängste bei Mitschülern bemerkt, (nach Rücksprache mit den Eltern) über die Erkrankung, ihre Ursachen und Folgen im Unterricht reden.

Eine solche offensive Orientierung der Umwelt, z. B. – über den Lehrer – der Klassenkameraden, ist beispielsweise bei Anfallskrankheiten besonders wichtig, da diese in besonderem Maße der gesellschaftlichen Ächtung unterliegen. Deshalb sollten die Eltern den Lehrer umfassend unterrichten, so daß er dann mit den Mitschülern die Probleme situationsangemessen und altersgemäß besprechen kann.

(1)
Auszüge aus dem entsprechenden Erlaß:

„Richtlinien
für die Erteilung von Krankenhausunterricht
in Rheinland-Pfalz

Rundschreiben des Kultusministeriums vom 15. 6. 1977
– 946 B Tgb. Nr. 2511 –

Zum Schulbesuch verpflichtete Schüler der Primarstufe und der Sekundarstufen I und II, die einer sich über längere Zeit erstreckenden stationären Behandlung in einem Krankenhaus, einer Klinik, einer Heilstätte oder einer ähnlichen Einrichtung bedürfen, können Krankenhausunterricht erhalten. (. . .)

Der Krankenhausunterricht soll in der Regel dann erteilt werden, wenn eine stationäre Behandlung länger als 8 Wochen dauert. Ist zu erwarten, daß der Schüler länger als 8 Wochen dem Schulunterricht fernbleiben muß, kann der Krankenhausunterricht bereits vor Ablauf dieser Zeitspanne erteilt werden.

Der Krankenhausunterricht wird in Form von Einzel- oder Gruppenunterricht durchgeführt. Die Entscheidung, ob Einzel- oder Gruppenunterricht erteilt wird, richtet sich nach den durch die Krankheit gegebenen Möglichkeiten, den Lehrplänen der jeweiligen Schulart und Schulform sowie den besonderen örtlichen und personellen Umständen. (. . .)

Aufgabe des Krankenhausunterrichtes ist es, dem Schüler die Möglichkeit zu bieten, den Anschluß an den Leistungsstand der bisherigen Klasse zu halten oder wieder zu gewinnen und möglichst den für Versetzungen oder Schulabschlüsse erforderlichen Leistungsstand zu erreichen.

Für den Krankenhausunterricht sind die Lehrpläne für die von den Schülern bisher besuchte Schulart oder -form zugrunde zu legen. Der Krankenhausunterricht soll darüber hinaus durch gezielte, individuell ausgerichtete pädagogische Maßnahmen den durch die Krankheit in den emotionalen und psychischen Bereichen entstandenen oder drohenden Beeinträchtigungen wirksam begegnen."

Zunächst werden die Eltern mit dem Klassenleiter sprechen, der seinerseits die Fachkollegen über Erkrankung und mögliche Folgen im Unterricht instruieren wird. **(1)**

Diese Kenntnisse sind zudem für die Entscheidung wichtig, ob eine weiterführende Schule besucht werden soll oder nicht. Durch rechtzeitige Information können viele Vorurteile und Fehlurteile verhindert werden.

6.3 Ein paar Worte an den Arzt

Ärzte sollten grundsätzlich Eltern die Wahrheit über die Erkrankung ihres Kindes sagen. Der Arzt darf die Eltern dann allerdings nicht mit der Diagnose und ihren Ängsten allein lassen. Hertl fordert:

„Die Eltern brauchen jederzeit einen gesprächsbereiten Partner, einen Arzt, der ihnen nicht das Gefühl macht, unter Zeitdruck zu stehen, und der auch keine Grenzen im Feierabend und am Wochenende hat. Sie sollten auch seine Privatnummer kennen, für Fragen, die sie plötzlich als dringend empfinden und nicht bis zum nächsten Gesprächstermin aufschieben können, oder für plötzlich auftretende Krankheitserscheinungen an ihrem Kind, die sie beunruhigen.“ (HERTL, 1981, S. 340)

Der Arzt sollte mit den Eltern und – je nach Alter – auch mit dem Kind über das Krankheitsbild, die erforderlichen Maßnahmen sowie psychischen Begleitumstände reden. Außerdem kann ein gemeinsames Gespräch z. B. mit einem Psychologen, der Krankenhausseelsorgerin, usw. hilfreich sein.

Die Information der Kinder über alle Maßnahmen, die Erklärungen von Diagnose und Therapieinstrumenten, Technik usw. sind angstmindernd und helfen, die Situation zu bewältigen.

(1)
Wieder Billa:

„Dr. Bär war krank. Er wurde von einem Kollegen vertreten, der dafür bekannt war, daß er seine Stunden um die Pausenlänge und manchmal noch um etwas mehr überzog. Für die gesamte Klasse ein Grund zum Schimpfen – für Billa jedoch noch mehr. Sie hatte durch die fehlenden Pausen keine Zeit, ihr 2. Frühstück zu essen. Sie tat es heimlich – unter der Bank, war ungeschickt und wurde erwischt. Der Lehrer wußte nichts von ihrer Krankheit, war verständlicherweise wütend und schnauzte sie wegen der Ungehörigkeit an. ‚Die Stunde ist beendet, wenn ich mit meinem Unterricht aufgehört habe! Keine Sekunde früher! Verstanden?!‘

Billa wurde mal wieder knallrot und schluckte die angekauten Bissen krampfhaft herunter.“
(RÜCK, S., 1979, S. 75 f).

Wichtig ist, daß der Klassenlehrer darauf achtet, daß alle Kollegen Bescheid wissen – und Rücksicht nehmen!

Ein Mädchen erzählt: „Ich mußte meine Lehrerin immer wieder daran erinnern, daß ich krank bin – das geht einem mit der Zeit unheimlich auf die Nerven!“

Wichtig ist die Beständigkeit in der ärztlichen Betreuung. Gerade bei schweren Erkrankungen ist es unbedingt notwendig, daß sich ein festes Vertrauensverhältnis zwischen Arzt, Kind und Eltern entwickelt. Dazu noch einmal M. Hertl (1981, S. 340):

„Sehen Eltern und Kinder bei ihrem Arzt Aufgeschlossenheit, Geduld und Zuneigung, . . . verspüren sie ein Bestreben, das immer konkret das Wohl ihres eigenen Kindes und eigenen Falles im Auge hat, das im Abwägen der notwendigen Maßnahmen immer die positive Bilanz für das Kind sucht, dann sind sie in einem großen Vertrauen zu allem bereit, was ihnen angeraten oder angeordnet wird. Ein Vertrauen, das ein türkischer Vater in seiner einfachen Sprache so ausdrückte, als der Arzt sein Einverständnis für bestimmte diagnostische Maßnahmen einholen wollte: ‚Nicht meine Tochter – deine Tochter!'. Positive Bilanz heißt hier: Die Summe der Belastungen muß immer kleiner sein als die Summe der gegebenen und erzielbaren positiven Lebenserscheinungen." **(1)**

Damit ist das Abwägen der psychischen Probleme gegenüber den Behandlungsnotwendigkeiten angesprochen. Aber dies ist gewiß nur im Einzelfall zu klären: So kann es wichtiger für das Kind sein, die Behandlungen einzustellen, wenn der hierdurch erwartete „Gewinn" (höhere Überlebenswahrscheinlichkeit) nur aufgrund sehr langwieriger und belastender weiterer Therapien erreicht werden kann. Das betrifft auch Nebenwirkungen und Folgeschäden. Diese Fragen sind besonders bei schweren onkologischen (Geschwulst-) Erkrankungen von großer Tragweite – gibt es hier doch stets eine „Gratwanderung" zwischen den möglichen Folgen der Krankheit und der Therapie (Medikamente, Bestrahlungen usw.).

Das intensive Vertrauensverhältnis zwischen Arzt und Eltern beinhaltet das Akzeptieren der Mitverantwortung der Eltern – sie

(1)
„Das Vertrauen zwischen Eltern und Arzt baut sich aus mehreren Komponenten auf:

- aus der Sicherheit, mit der der Arzt von der Diagnose ausgehen kann;
- aus der Überzeugungskraft, die von der laufenden Therapie ausgeht und in der Regel schon nach wenigen Tagen Fieberfreiheit, Sistieren weiterer Blutungen, Verminderung von Schmerzen und Besserung des Allgemeinbefindens bringt;
- aus den wiederholten Gesprächen, in denen in verständlicher und doch ins Detail gehender Sprache mehr und mehr Vorstellungen über die Krankheit und den denkbaren Verlauf vermittelt wurden;
- aus der Erfahrung, wie sie, die Eltern, und ihr krankes Kind in ihrer eigenen Prägung vom Arzt ernstgenommen werden;
- aus der Offenheit und der ehrlichen Hilfsbemühung, die von den Schwestern ausgeht und sich zum Beispiel in manchen Freundlichkeiten während der Besuchszeiten ausdrückt;
- aus der Erfahrung, die auf allen onkologischen Stationen gemacht werden kann, daß auch andere Eltern und Familien mit gleichen Problemen sich herumschlagen müssen und offenbar schon Hilfe erfahren haben;
- aus der ärztlichen Bereitschaft, mit den Eltern auch Behandlungsverfahren von Außenseitern objektiv zu besprechen, die aus dem Bekanntenkreis oder aus Zeitschriften den Eltern bekannt wurden; schließlich auch
- aus der ärztlichen Bereitschaft, unter bestimmten Konstellationen andere Ärzte zu Rate zu ziehen und Erkundigungen über ihm unbekannte Therapieverfahren einzuholen."

(HERTL, M., 1981, S. 343 f).

müssen über jegliche Schritte informiert und mit allen Eventualitäten vertraut gemacht werden. **(1)**

Nur so können Sie Ihr Einspruchsrecht in Fragen der Weiterbehandlung o. ä. verantwortungsvoll wahrnehmen. Der Arzt sollte den Eltern getrost zur Konsultation weiterer Spezialisten raten.

Wir haben schon darauf verwiesen, wie bedeutsam „Anlaufadressen" von Selbsthilfegruppen Eltern chronisch kranker Kinder sein können. Genauso wichtig ist für den Arzt das Hinausgehen in Selbsthilfegruppen, die Diskussion mit Eltern. Aus solchen Gesprächen kann großer Gewinn gezogen werden zur Reflexion der eigenen Tätigkeit, zum Verarbeiten der eigenen Betroffenheit, die sich beim tagtäglichen Umgang mit schwersten Krankheiten einstellt.

(1)
Das umfaßt auch das Infragestellen therapeutischer Maßnahmen. Ein Anfallskranker schreibt dazu z. B.:

„Ich nehme am Tag	13 Tabletten
in einer Woche	91 Tabletten
in einem Monat	364 Tabletten
in einem Jahr	4 368 Tabletten

Ich kann einfach nicht mehr, manchmal möchte ich sogar nicht mehr leben. Dann rede ich mir wieder Mut zu, aber wie lange hält das noch an? Wenn uns die Ärzte weiter mit Pillen „vollstopfen", dauert es auch nicht mehr lange, bis sie unsere Köpfe mit Stroh füllen. Hart aber wahr. Ich glaube, die Ärzte handeln nur nach ihrem Wahlspruch: ‚Wer die Pille nicht ehrt, ist des Lebens nicht wert!'" (Michael, Berlin)

Ein anderes diskussionswürdiges Beispiel der Auseinandersetzung Betroffener mit der Medizin ist auch das Buch von Aly und Tumler (vgl. Lit.-Verz.): *„Kopfkorrekturen oder der Zwang gesund zu sein. Ein behindertes Kind zwischen Therapie und Alltag"*, Berlin 1981.

7. Kontaktadressen

Wir geben hier einige Kontaktadressen von Selbsthilfegruppen im medizinischen Bereich, die im Text angesprochen sind:

- *CF-Selbsthilfe e.V.*
  Helga Schlusche
  Schurzelter Str. 520
  5100 Aachen
  Tel.: (02 41) 8 25 90

- *Interessenvereinigung für Anfallskranke e.V.*
  Annegret Fischer
  Falkenstr. 34
  5900 Siegen 21

- *Arbeitsgemeinschaft Allergiekrankes Kind e.V.*
  Hoffmanstr. 21
  6348 Herborn
  Tel.: (0 27 72) 4 12 37

Für alle Fragen im Zusammenhang mit Selbsthilfegruppen (Adressen, Auskünfte, usw.), können Sie sich auch wenden an die:

Deutsche Arbeitsgemeinschaft Selbsthilfegruppen
Friedrichstr. 28
6300 Gießen
Tel.: (06 41) 702-24 78

8. Literatur

8.1 Einführende Literatur

ALY, M./ALY, G./ TUMLER, M.:
Kopfkorrekturen oder der Zwang gesund zu sein. Ein behindertes Kind zwischen Therapie und Alltag.
Berlin 1981

ANGERMEYER, M./DÖHNER, O.:
Chronisch kranke Kinder und Jugendliche in der Familie
Stuttgart 1981

HAAS, G.:
Ich bin ja so allein – Kranke Kinder zeichnen und sprechen über ihre Ängste
Ravensburg 1981

HERTL, M. und R.:
Kranke und behinderte Kinder in Schule und Kindergarten
Stuttgart 1979

KLEE, E.:
Behinderten-Report
Frankfurt 1974

KLEE, E.:
Behindert
Frankfurt 1980

RÜCK, S.:
Weglaufen gilt nicht
Recklinghausen 1979

RÜCK, S.:
Billa auf Stelzen
Recklinghausen 1982

SEELIG, R./ARNOLD, K.:
Anna macht mit
München 1980

TRAVIS, L. B./HÜRTER, P.:
Einführungskurs für Kinder und Jugendliche mit Diabetes mellitus
Frankfurt 1980

8.2 Weiterführende Literatur

AAS, K.:
Das allergische Kind
Stuttgart 1981

ANGERMEYER, M./DÖHNER, O.:
Chronisch kranke Kinder und Jugendliche in der Familie: Versuch einer Synopse
In: ANGERMEYER, M./DÖHNER, O.; a.a.O., S. 121–124

BIERMANN, G. und R.
Das kranke Kind und seine Umwelt
München 1981

BROCHER, T.:
Wenn Kinder trauern
Zürich 1980

BUND DIABETISCHER KINDER e.V.:
Kinder und Jugendliche mit Diabetes mellitus in ihrer Umwelt
Frankfurt 1981

HERL, M.:
Psychosoziale Probleme und ihre Bewältigung
In: OEHME, I./GUTSJAHR, R.; a.a.O.,
S. 336–375

HÜRTER, P.:
Diabetes bei Kindern und Jugendlichen
Berlin 1982

HÜRTER, P.:
Kinder und Jugendliche mit Diabetes und ihre Familie
In: ANGERMEYER, M./DÖHNER, O.; a.a.O.,
S. 27–36

JOCHMUS, I./TIEBEN-HEIBERT, A.:
Belastungen der Familie durch chronisch niereninsuffiziente Kinder und Möglichkeiten ihrer Bewältigung
In: ANGERMEYER, M./DÖHNER, O.; a.a.O.,
S. 44 – 49

KICKBUSCH, I./TROJAN, A.:
Gemeinsam sind wir stärker
Frankfurt 1981

KLEIN, K.:
Taschenlexikon Gesundheit
Düsseldorf 1980

LEMPP, R.:
Hat das Kind denn einen Hirnschaden?
München 1979

MOELLER, M. L.:
Gruppenselbsthilfe chronisch Kranker und ihrer Angehöriger
In: ANGERMEYER, M./DÖHNER, O., a.a.O.,
S. 112–120

OEHME, J./GUTSJAHR, P.:
Krebs bei Kindern und Jugendlichen
Köln 1981

PARKER, M./MAURER, D.:
Das krebskranke Kind
Ravensburg 1982

REMSCHMIDT, H.:
Familiäre Adaption bei Cystischer Fibrose
In: ANGERMEYER, M.; DÖHNER, O.; a.a.O.,
S. 50–58

STRÖDER, J.:
Unser Kind ist krank – was tun?
Freiburg 1981

TAUSCH, A.:
Gespräche gegen die Angst
Reinbek 1981

WOLFF, G./BRIX, J.:
Onkologisch erkrankte Kinder und ihre Familie
In: ANGERMEYER, M./DÖHNER, O.; a.a.O.,
S. 59–68

WUNNERLICH, A.:
Zur Psychologie der ausweglosen Situation. Die Bedeutung tödlich verlaufender Krankheiten bei Kindern, gezeigt am Beispiel der Leukämie
Bern 1972

Außerdem wurden Texte aus verschiedenen Verbandsinfos, bzw. Informationen der Selbsthilfegruppen, verwendet.

Gerd W. Jansen, Walter Thomann

Körperbehinderungen

Körperbehinderungen

„Der Teufel hinkt ein wenig", mit diesem Zitat von Hans Würtz, Erziehungsdirektor des Körperbehindertenheimes in Berlin-Dahlem 1921, beginnt Ernst Klee seinen 1974 erstmals erschienenen *„Behinderten-Report"*.

„Wenn ich mir überlege, wie es meinem hilflosen Kind geht, wenn wir Eltern einmal nicht mehr da sind, ist es doch besser, ich gebe ihm Schlaftabletten ... " – „Es kann doch sein, daß ich unter die Räder komme und Arm oder Bein verliere ... soll ich dann von meinen Eltern getötet werden? ..." (Schülerinnen eines Gymnasiums, impulsive Reaktionen auf die Frage: Versetzen Sie sich in die Lage ... Was würden Sie tun?) – Diese Sätze stehen in dem Buch *„Das behinderte Kind"* von Gerda Werner (siehe Lit.-Verz.). **(1)**

Wir alle, die keine besonderen Erfahrungen mit Behinderten haben, sind oft hilflos. Wir wissen z. B. nicht, wie wir einem Rollstuhlfahrer helfen können, eine Treppe zu überwinden oder in ein öffentliches Verkehrsmittel einzusteigen.

Es gibt immer „noch" – sollten wir das „noch" streichen? ... – „Vorbehalte" gegenüber behinderten Menschen. Im Jahre 1969 wehrte sich ein ganzes Dorf, als ein Arzt ein Erholungsheim für geistig behinderte Kinder einrichten wollte, weil sich so etwas nachteilig auf den Fremdenverkehr auswirken könnte – was leider vielleicht sogar stimmt, aber ... – Oder der Bericht, der im Sommer 1971 durch die Presse ging: Eine Gruppe von Eltern sogenannter „Contergan-Kinder" vereinbarte mit einem Wirt, die Ferien bei ihm zu verbringen.

Deutsche Urlauber fanden es unzumutbar, so etwas täglich mitansehen zu müssen.

Es kann zunächst schwerfallen, Tag für Tag damit konfrontiert zu werden, aber ... **(2)**

(1)
Bundespräsident Gustav Heinemann am 12. Oktober 1970 auf dem Behindertenkongreß des Verbandes der Kriegsbeschädigten:

„Eine Gesellschaft, die alte Menschen, kranke Menschen, behinderte Menschen aller Art nicht als natürlichen Teil ihrer selbst zu achten und zu behandeln weiß, spricht sich selbst das Urteil. Unsere grundsätzlich auf Leistung und Wettbewerb ausgerichtete Gesellschaft ist nur dann in Ordnung, wenn sie behinderten Minderheiten volle Achtung, volle Gemeinschaft und ein Höchstmaß an Eingliederung gewährt."

Und eine Umfrage der Forschungsgemeinschaft *„Das körperbehinderte Kind"* ergab, daß:
– 91% der Bevölkerung nicht wissen, wie sie sich gegenüber Behinderten verhalten sollen;
– 70% glauben, daß man sich vor Körperbehinderten ekeln kann;
– 63% der Ansicht sind, Behinderte gehören in ein Heim; und
– 56% nicht gern mit einem Körperbehinderten in einem Haus wohnen wollen

(JANSEN, G. W., 1981, S. 47).

Wir wissen nicht, ob sich inzwischen einiges verändert hat; aber, wie denken Sie selbst darüber?

(2)
In einer Untersuchung über die Beziehung zwischen Nichtbehinderten und Körperbehinderten aus den Jahren 1967 bis 1970 wurden auch 160 Erwachsene befragt.

Hier ein Teilergebnis:

„Einen körperbehinderten Menschen	
würde ich heiraten (sagten)	13,8%
würde ich zum Freund nehmen	45,6%
würde ich als Arbeitskameraden akzeptieren	38,8%
würde ich lediglich als oberflächlichen Bekannten schätzen	0,6%
würde ich in einem Heim unterbringen	1,3%"

(JANSEN, G.W., 1981, S. 47)

Das sieht nicht so negativ aus; aber in der gleichen Untersuchung äußerten 31 Befragte, mit dem Reizwort „körperbehindert" konfrontiert, schärfste Ablehnung; die Autoren berichten: „bis hin zur Ausrottung".

Die Einstellung zu Behinderten, das Verhältnis zwischen Behinderten und Nichtbehinderten, darüber gibt es aus der Geschichte einiges zu berichten. Unsere Einstellungen heute, im 20. Jahrhundert, sind ganz sicher auch hiervon beeinflußt: Körperbehinderte wurden ausgesondert, ihnen wurden besondere Rollen zugewiesen, sie wurden besonders behandelt . . . **(1)**

Und unser Thema?
Schulschwierigkeit „Körperbehinderung", was heißt das? Und: Welche Schulform ist für körperbehinderte Kinder am besten geeignet?
Zwei Fragen, auf die dieser Text versuchen will, zu antworten.

Der Inhalt:

(1)
Körperlich Mißgebildete, Bucklige, Menschen, die sich anders bewegten, die anders aussahen als die anderen, wurden früher als Hofnarren „gehalten". Zwei berühmte Beispiele: *„Der Glöckner von Notre Dame"* und *„Rigoletto"*. . .

„Le roi s'amuse" nannte Victor Hugo sein Schauspiel, nach dem Verdis Oper *„Rigoletto"* entstand.

Es gibt da eine Szene, in der der Hofnarr Rigoletto Gesellschaft und Natur für seine Mißgestalt und seine Reaktionen, seine Verhaltensweisen verantwortlich macht:

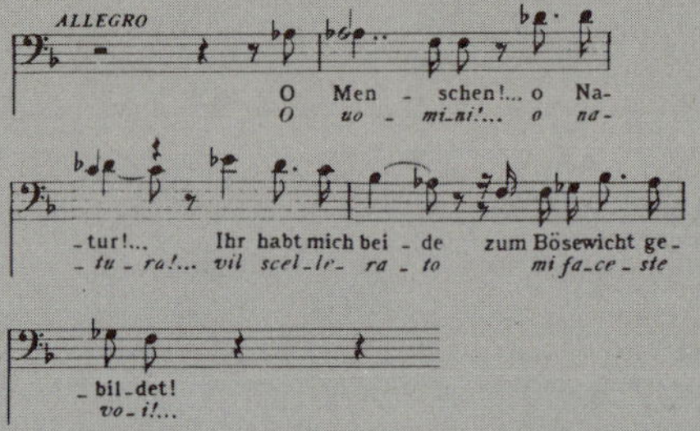

Und weiter geht der Text:

„. . . O schrecklich, so häßlich zu sein! O schrecklich, den Narren zu spielen . . ."

Und heute:

„Nebenan liegt ein junger Mann, der am ersten heißen Tag im Sommer mit einem Kopfsprung ins kühle Naß wollte. Das Wasser war an dieser Stelle leider nicht tief genug. Er verrenkte sich die Halswirbel. Die Freunde zogen den an allen vier Gliedmaßen Gelähmten schnell aus dem Wasser. In der Klinik wurde wieder der Verletzungsschock mit allen Mitteln beherrscht. Mit einem Knochendübel wurden die verrutschten Wirbel nach der Einrenkung fixiert. Sorgfältigste Pflege erhielt den gesunden Kopf mit dem daranhängenden gelähmten Körper am Leben. Was für ein Leben!

Wenn der erhaltene Kopf wenigstens noch ein Dichter wäre, oder ein gottbegnadeter Mystiker. Aber der junge Mann hatte nicht einmal die Untertertia geschafft, und geistige Fähigkeiten und Interessen fehlten ihm völlig.

Ohne Körper ist dieser Kopf wertlos."

(Zitiert in: KLEE, E., 1980 a, S. 23)

Unser Verhältnis zu Körperbehinderten ist offensichtlich gespalten. Vielleicht wollen wir menschlich sein, aber können es aus irgendeinem Grunde nicht . . .

1. Körperbehinderte Kinder – Probleme in der Schule

In jeder größeren Schule gibt es Kinder, die in irgendeiner Weise körperlich „behindert" sind. Sie fallen auf durch anderes Verhalten auf dem Schulhof, in der Klasse, beim Spielen, beim Schreiben, beim Sport. Am sichtbarsten ist die Behinderung dieser Kinder, wenn sie einen Rollstuhl benutzen müssen, um sich von der Stelle zu bewegen, weniger auffällig, wenn sie „nur" bewegungsgestört sind. Einige dieser Kinder haben die Behinderung von Geburt an, andere haben sie seit einem schweren Unfall. Aber auffallend ist, daß sie sich anders bewegen, sich anders verhalten. **(1)**

1.1 Karin: Ich will, aber mir fehlt die Kraft!

„Tschüß Mutti!" – „Mach's gut heute! Und paß auf, wenn Du über die Straße gehst!" – Wie jeden Morgen verabschiedet sich Karin. Sie ist 6 Jahre alt, geht gerne zur Schule und gilt als lustiges Mädchen. Sie hat viele Freundinnen, und für heute nachmittag haben sich wieder einige zum Spielen im Garten angesagt. Ganz ruhig ist Frau M. nie, solange sie Karin auf dem Schulweg weiß. Es sind zwar nur 10 Minuten, aber Karin muß zweimal über die Straße. Da gibt es zwar Zebrastreifen, aber man weiß ja, wie schnell etwas passiert. In den ersten Wochen ging Frau M. noch jeden Morgen mit. Aber bald wollte Karin allein gehen. Sie traf auf dem Schulweg ihre Freundinnen, und mit der Mutter dabei, das störte nur. – Das Telefon klingelt. Frau M. schaut auf die Uhr. Wer kann das sein? Karin? . . . „Erschrecken Sie nicht, Frau M.! Karin ist von einem Auto angefahren worden. Sie ist schon auf dem Weg ins Marienkrankenhaus . . ." – Frau M. ist wie gelähmt. Sie weiß nicht, was sie zuerst machen soll: ihren Mann anrufen . . . ins Krankenhaus fahren . . . Was ist mit ihrem Kind wirklich passiert? **(2)**

(1)
„Der deutsche Dichter Gellert schrieb das Gedicht ‚Das Land der Hinkenden':

‚Vor Zeiten gab's ein kleines Land
Worin man keinen Menschen fand,
Der nicht gestottert, wenn er redte,
Nicht wenn er ging, gehinket hätte,
Denn beides hielt man für galant.
Ein Fremder sah den Uebelstand;
Hier, dacht er, wird man dich bewundern müssen
Und ging einher mit steifen Füßen.

Er ging, ein jeder sah ihn an,
Und alle lachten, die ihn sahn,
Und jeder blieb vor Lachen stehen,
Und schrie: Lehrt doch den Fremden gehen!
Der Lärmen wird erst recht vermehrt
Da man den Fremden sprechen hört;
Man stammelt nicht? Ei welche Schande!
Man spottet sein im ganzen Lande.'"

(Zitiert in: KLEE, E., 1980 b, S. 17)

(2)
Viele Mütter haben diese Ängste um ihre Kinder. Die Frage ist müßig, ob sie sich von Jahr zu Jahr verstärken, ob Mütter früher solche Ängste nicht gekannt haben. Es hilft nicht. Die Ängste werden von den Erörterungen nicht geringer, und kein Unfall weniger geschieht. Der Schulweg ist gefährlich: Autofahrer bewegen sich zur Arbeit, in Gedanken noch zu Hause oder schon an ihrem Arbeitsplatz, vielleicht noch müde oder auch besonders gut gelaunt. Sie fahren den Weg „automatisch", jeden Tag denselben, auch „Umwege" ändern an dieser Routine nicht viel, und: Plötzlich steht ein Kind vor ihrem Auto.

Schulkinder sind in ihren Gedanken noch oder schon wieder zu Hause, sie denken an die Schule, sie treffen Mitschüler und haben Wichtiges zu erzählen. Auch sie kennen ihren Weg, sie wissen um die Autos, sie haben richtiges Verkehrsverhalten geübt, und doch: Plötzlich quietschen Bremsen . . .

Wir scheinen mit dieser Gefahr leben zu müssen, sie ist ein Teil „riskanter Lebensführung". Wir können uns alle zur Vorsicht ermahnen, immer wieder ermahnen und bei der Sache bleiben, die wir gerade tun: Autofahren – über die Straße gehen; auch wenn unsere Gedanken anderes tun wollen.

Karin hatte ein schweres *Schädel-Hirn-Trauma.* Wochenlang war sie bewußtlos. Die Ärzte konnten nicht sagen, ob sie überlebt. *Wie* würde sie überleben? Die Eltern waren auf alles gefaßt. Endlich, nach 9 Wochen, besserte sich Karins Zustand, ihr Befinden stabilisierte sich. Sie zeigte Reaktionen und nahm wieder wahr . . .

Karin mußte noch einmal sprechen lernen; lernen sich hinzusetzen, ihre Hände zu bewegen, zu gehen . . .

Nach mehr als einem Jahr – mit acht Jahren – kam Karin erneut in die erste Klasse. Sie lernte wieder schreiben. Aber unter welchen Schwierigkeiten: Sie war kaum in der Lage, die kleinen Schreibbewegungen mit ihren Händen auszuführen. Jedoch, Karin ließ sich nicht entmutigen . . . **(1)**

In Mathematik hatte Karin besondere Probleme. Das begann schon in der Mengenlehre beim Hantieren mit den Klötzchen, die sie mit ihren Händen, deren Bewegungen sie nicht steuern konnte, immer wieder durcheinander brachte. Alle wollten Karin helfen. Die Lehrerin, die Eltern, ihre Klassenkameraden, alle versuchten, sie zu unterstützen. Eine schulpsychologische Untersuchung zeigte, daß Karin altersentsprechende Leistungen zeigen kann. **(2)**

Karin hat sich verändert. Aus dem lustigen munteren Mädchen ist ein zurückhaltendes, scheues Mädchen geworden. Früher hatte sie manchmal keine Lust, im Zimmer zu hocken und Hausaufgaben zu machen, wenn draußen die Sonne lockte. Aber jetzt sitzt sie stundenlang und arbeitet. Und klagt nicht. Sie ist stumm geworden . . .

Als Karin in den ersten Jahren in der Schule wegen ihrer Verlangsamung gehänselt wurde, hat sie das stillschweigend hingenommen. Sie hat sich zu Hause nie darüber beklagt, war nur nach solchen Erlebnissen besonders still und zurückhaltend. Auch heute

(1)
Bei manchen Körperbehinderungen gehört das Problem schwer steuerbarer Bewegungen zum Erscheinungsbild ihrer Beeinträchtigung.

E. KLEE (1981, S. 5) schildert die Geschichte eines solchen Jungen:

„Im Vorort einer großen, von Autos wimmelnden und nach Abgasen stinkenden Stadt wohnt der ‚Zappler'. Die Nachbarskinder nennen ihn so, weil er mit Armen und Beinen herumrudert und umherzappelt, als wolle er das Fliegen ausprobieren.

Der Zappler macht das nicht freiwillig. Die Ärzte nennen so einen Jungen mit einem medizinischen Ausdruck: Spastiker. Wenn man ein Spastiker ist, da machen die Arme und Beine gerade, was sie wollen. Die Muskeln verkrampfen sich wie bei einem Wadenkrampf, wenn man zuviel Fußball gespielt hat. (. . .) Dann läßt es wieder nach. Aber nicht nur Arme und Beine machen beim Zappler, was sie wollen, sondern auch die Stimmbänder. Da kommen die Worte aus dem Hals, als hätte sie jemand durch den Fleischwolf gedreht oder durch den Mixer gejagt. Wenn der Zappler ‚Schuh' sagen will, hört man beim erstenmal nur ‚Uuu'. Und deshalb sagen die Nachbarsjungen: ‚Der Zappler spinnt'. Oder: ‚Der hat ja eine Macke' . . ."

Wir werden über den „Zappler" in dieser Spalte weiterberichten.

(2)
Karin muß wieder von vorne anfangen. Sie tut es mit der ihr eigenen Akribie. Karin will, und alle helfen ihr dabei.

Aber sie muß damit fertig werden, daß sie nicht mehr so schnell schreiben kann – sie konnte es einmal.

Sie muß lernen, daß ihre Hände nicht immer so wollen, wie sie es will.

Karin konnte man ihre Schädigung nicht ansehen. Sie wird an ihren früheren Leistungen gemessen, und die kann sie nicht mehr schaffen.

Ähnlich wie Karin geht es auch vielen Leichtbehinderten. Sie leiden an dauernder Überforderung; sie messen sich auch selbst an den Leistungen der Nichtbehinderten.

sagt sie noch nicht, wenn Arbeiten sie zu sehr anstrengen. Sie möchte alles so tun wie die anderen Kinder und hat große Angst, aufzufallen.

Angst – Nicht-Auffallen-Wollen: Gerade körperliche Schädigungen, die nicht offensichtlich sind, bringen diese zusätzliche Belastung: „Vielleicht merken die anderen gar nicht, daß ich anders bin als sie, vielleicht schaffe ich es doch . . .“, denkt Karin oft. **(1)**

1.2 Markus: Ich kann mir allein nicht helfen!

Wir lernten Markus kennen, als er im zweiten Schuljahr war. Seine Lehrerin: „Markus ist ein Segen für die ganze Klasse, die Kinder können an ihm Hilfsbereitschaft lernen . . .“

Markus ist körperbehindert. Er verunglückte während der Ferien im Alter von 5 Jahren auf dem Bauernhof seines Onkels. Bei Landarbeiten fiel er vom Traktor. Die nachgezogene Egge verletzte ihn am Rücken so erheblich, daß er seitdem *querschnittsgelähmt* und auf einen Rollstuhl angewiesen ist.

Seit dem Unfall hat Markus keine Kontrolle über seinen Urin und Stuhl und muß deshalb Windeln tragen. In den ersten Schuljahren konnte er sich auf der Toilette nicht selbst die Windeln wechseln. Da kein Lehrer bereit war, ihm dabei zu helfen, mußte seine Mutter in jeder großen Pause kommen. War das ausnahmsweise nicht möglich, konnte es passieren, daß Mitschüler zu ihm sagten: „Du stinkst ja!“. . .

Schwierigkeiten gab es auch, weil der Rollstuhl nicht in den engen Klassenraum paßte, so daß Markus auf einem „normalen“ Stuhl sitzen mußte, sich hier weder bewegen noch zu den Mitschülern oder an die Tafel gehen konnte und deswegen auch nicht in der Pause auf den Hof kam. Manchmal blieben Mitschüler mit ihm im Klassenraum.

(1)
Angst aufzufallen, hatte auch Jürgen, so heißt der „Zappler“ eigentlich. E. KLEE schildert die Angst des Jungen bei seinem ersten Kontakt mit anderen Kindern nach dem einsamen Winter, den er im Wohnzimmer verbrachte:

„Eines Tages im Februar sitzt der Zappler endlich zum erstenmal im Freien. Vor dem Haus ist ein schmaler Grasstreifen, und ein paar Hecken gammeln vor sich hin. Der Zappler räkelt sich in seinem Rollstuhl. Die Sonne kringelt ihm ein paar rote Flecken auf die Bakken, die ersten Schneeglöckchen gucken aus dem wintermürben Boden. Der Zappler träumt vor sich hin.

Da klatscht ein sattnasser Schneeball gegen die Mauer, die Schneespritzer platschen ihm in den Schoß. Der Zappler zuckt zusammen, reißt die Augen auf.

An der Hecke stehen zwei Mädchen. Der Zappler ist mißtrauisch. Er sucht ihr Gesicht ab. Er lauert nur darauf, daß die beiden anfangen, ihn nachzuäffen. Daß sie sich vor ihm aufbauen, mit den Armen in der Luft herumwedeln und blöde Grimassen schneiden. Daß sie mit kieksender Stimme seine eigene Stimme nachmachen – diesen vor Aufregung völlig durchmixten Wortsalat. Daß sie ihre alte Rede blöken. ‚Na Zappler, wenn zappeln Mode wäre, wärste Weltmeister im Dauerzappeln.‘

Aber die beiden Mädchen lächeln ihn an. Der Zappler ist immer noch mißtrauisch, doch er lacht zurück, wenn auch leicht gequetscht. ‚Wie steht's, wie geht's?‘, fragt ihn die eine.

Der Zappler erschrickt. Jetzt muß er eine Antwort geben! . . .“ (S. 6 f.)

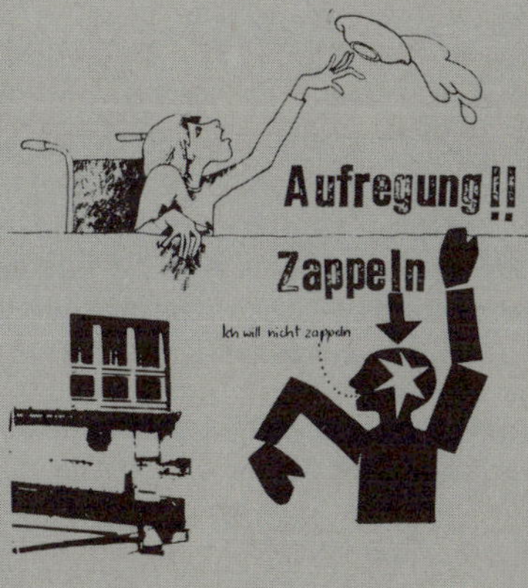

(KLEE, E., 1981, S. 4)

Als wir Markus und seine Lehrerin kennenlernten, erfuhren wir, daß er gut mitkomme, in die Klasse integriert und der Regelschulbesuch optimal und problemlos sei. **(1)**

Als wir uns ein knappes Jahr später nach Markus erkundigten, hatte sich die Situation erheblich verändert:
Die Lehrerin klagte, daß sich Markus' Schulleistungen so verschlechtert hatten, daß er wahrscheinlich nicht versetzt werden könne. Er sei völlig lustlos und unkonzentriert im Unterricht. Die anderen Kinder hätten sich von ihm abgewandt. Nur noch selten fände sich jemand, der für Markus etwas tun würde. Ein großes und für sie unlösbares Problem sei die Pflege des Jungen. Markus' Mutter war zeitlich nicht mehr in der Lage, in der Pause dem Jungen die Windeln zu wechseln. Die Lehrerin fände dies so eklig, daß sie dem Jungen nicht helfen könne, die anderen Kollegen sähen sich hierzu ebenfalls außerstande ... **(2)**

1.3 Sabine: Ich stehe zwischen den Fronten!

Sabine, 8 Jahre, im ersten Schuljahr.
Ihr Lehrer berichtet:
Sabine hat eine schwere *cerebrale Bewegungsstörung* (siehe Seite 166). Sie kann sich im Rollstuhl nicht selbst fortbewegen. Ihre Sprache ist stark beeinträchtigt. Man müsse sich große Mühe geben, um Sabine überhaupt zu verstehen. Auch Sabines Hände sind sehr behindert. Wenn sie „schreibt", kann man nicht erkennen, welchen Buchstaben sie meint. Der Lehrer gibt sich viel Mühe, damit Sabine im Unterricht mitkommen kann. Während alle anderen Kinder am Ende des ersten Schuljahres schon lesen können, verwechselt Sabine noch die Buchstaben. Mathematik möchte sie am liebsten nicht haben; sie weiß mitunter nicht, worum es in der Stunde geht. Beim gemeinsamen Singen und Geschichtenerzählen fühlt sich Sabine ausgesprochen wohl.
Sabines Mitschüler versuchen ständig, sie in Spiele mit einzubeziehen. Dagegen wehrt sie

(1)
Markus hatte einen guten Start, so sah es jedenfalls für seine Klassenlehrerin aus. Markus war ja ein „Segen für die Klasse". Leider verschleißt sich so etwas. Das Neue wird Gewohnheit; Probleme des Alltags dominieren wieder, das „besondere Verhalten der Mitschüler" ist nicht „normal", nicht für Markus und nicht für seine Mitschüler.

(2)
Markus benötigt aber Hilfe. Die Lehrerin „ekelt sich", ihm zu helfen. Das scheint man hinnehmen zu müssen. Oder? ... Gibt es keine Möglichkeit für die Lehrerin, einen „Zugang" zu Markus zu finden, wenn sie ihn als Mensch betrachtet, der ihre Hilfe braucht, ganz gleich, welche Hilfe das sein sollte? Es ist schwer. Niemand will das bestreiten. Soll Markus deshalb in eine andere Schule? ... Das muß nicht sein, schon gar nicht wegen der Windeln. Denn in solchen Fällen können Laienhelfer, z. B. Zivildienstleistende, den Verbleib von Markus in der Regelschule sicherstellen.

Ein anderes Beispiel:

Harald, 11. Klasse, an der Freiherr-vom-Stein-Schule in Hessisch-Lichtenau (mindestens 5% der Schüler haben eine schwere Behinderung):

„Harald sprang ins Wasser, wo das Wasser zu flach war. Es war der letzte Kopfsprung seines Lebens. Seit vier Jahren sitzt er jetzt im Rollstuhl. ‚Ich trage das', kommentiert er sein Schicksal, ‚mit Humor!'

Beim Lachen hilft ihm Monika. Sie sitzt in der 11. Klasse neben ihm, auf einem Stuhl. Und schiebt seinen Rollstuhl, manchmal mit Karacho, durch die Gänge.

Monika, die Nichtbehinderte, und Harald, der Rollstuhlfahrer, sind fast unzertrennlich – bis mittags die Schulglocke läutet"

(BUNDESMINISTER FÜR BILDUNG UND WISSENSCHAFT, 1981, S. 51).

sich, und dann ziehen sich die anderen Kinder zurück. **(1)**

Der Lehrer hat schon häufig mit Sabines Eltern gesprochen. Ihnen macht es große Sorge, daß ihre Tochter so wenig in der Schule dazulernt. Er rät ihnen, Sabine in einer Körperbehindertenschule vorzustellen.

Die Eltern möchten, daß Sabine in der Grundschule bleibt. Sie haben den Pfarrer und einen örtlichen Abgeordneten gebeten, dafür zu sorgen, daß Sabine nicht „abgeschoben" wird. Da sie wegen ihres Geschäftes keine Zeit für ihre Tochter haben, erwarten sie, daß der Lehrer Sabine so gut fördert, daß sie bald in allen Fächern mitkommt. Der Abgeordnete hat den Lehrer besucht und sich von ihm informieren lassen. Trotzdem bleibt er bei seinem Standpunkt, daß nur die Regelschule einem behinderten Kind ein normales Leben ermöglichen könne. Der Pfarrer vertritt ebenfalls die Meinung, daß ein christlicher Lehrer ein behindertes Kind nicht „abschieben" könne.

Der behandelnde Kinderarzt hat sich mit der Bitte um Beratung an die Körperbehindertenschule gewandt. Ein Besuch von Mitarbeitern der Körperbehindertenschule wird sowohl von den Eltern als auch von dem „bedrängten" Lehrer abgelehnt . . . **(2)**

Karin, Markus und Sabine sind körperbehinderte Kinder, die ihre besonderen Probleme in der „Regel"schule haben:

Karin hat alle Hilfe, die sie braucht, aber sie ist verstummt . . .

Markus ist auf sich gestellt, hilflos, er braucht Hilfe, die ihm seine Schule nicht geben kann . . .

Und Sabine: Um sie ist ein „Krieg" entbrannt. Ihr Lehrer glaubt, daß er nichts mehr für sie tun, ihr die Schule für Körperbehinderte aber helfen kann. Er ist damit in ein „Wespennest" geraten: Ein behindertes Kind darf man nicht „abschieben". . .

Was tun?

(1)
Was ist bisher bei Sabine anders als bei Karin oder Markus?

Sabine hat eine *cerebrale Bewegungsstörung,* sie kann sich im Rollstuhl nicht allein fortbewegen. Bei ihr liegt eine Beeinträchtigung vor, die sie stark behindert, wenn es um Lernen geht: Für sie sind die anderen Kinder zu schnell, sie steigt aus; aber es gibt für sie „Sternstunden": „Gemeinsames Singen" und „Geschichtenerzählen". Vielleicht, weil sie das aus ihrem Elternhaus kennt und deshalb lange Zeit hatte, diese Fertigkeiten ohne Druck zu üben.

(2)
Die Lage scheint hoffnungslos verfahren. „Ideologien" bekämpfen sich: Der Lehrer kann Sabines Eltern nicht überzeugen, daß er nicht „abschieben" will. Die andere Seite versteift sich darauf, daß „nur eine Regelschule einem behinderten Kind ein normales Leben ermöglicht". Zwei Fronten, zwischen denen wir in diesem Text vermitteln wollen.

Aber wie ist das eigentlich bei Jürgen, dem „Zappler"? Für ihn entpuppen sich die beiden Mädchen als wahre Freundinnen, ganz besonders Ingrid, der er seine „Schulgeschichte" erzählt:

„‚Ich bin noch nie in die Schule gegangen.' ‚Das gibt's doch nicht. Erzähl' das meinem Meerschweinchen. So'n Quatsch.'

Der Zappler hat es jetzt richtig schwer, Ingrid zu überzeugen. ‚Ich bin körperbehindert, ein Spastiker. In die Volksschule haben sie mich nicht aufgenommen. Ich wäre zu behindert und würde nur den Unterricht stören. In eine Schule für Behinderte konnte ich nicht. In unserem Ort gab es keine. Deswegen sind wir hierher gezogen. Vielleicht kriege ich bald einen Platz in der Schule' " (S. 8 f.)

2. Körperbehinderungen – Formen und Folgen

2.1 Eine Definition – Formen und Auswirkungen körperlicher Schädigungen

„Körperbehindert ist, wer infolge einer Schädigung der Stütz- und Bewegungsorgane in seiner Daseinsgestaltung so stark beeinträchtigt ist, daß er jene Verhaltensweisen, die von Mitgliedern seiner wichtigsten Bezugsgruppen in der Regel erwartet werden, nicht oder nur unter außergewöhnlichen individuellen und sozialen Bedingungen erlernen bzw. zeigen kann und daher zu einer langfristigen schädigungs-spezifisch-individuellen Interpretation wichtiger sozialer Rollen finden muß". Diese Definition finden Sie in dem *„Gutachten zur schulischen Situation körperbehinderter Kinder und Jugendlicher in der Bundesrepublik Deutschland"*, erstattet für die Bildungskommission des DEUTSCHEN BILDUNGSRATES 1974 von FRANZ SCHÖNBERGER, Professor im Lehrbereich Körperbehindertenpädagogik. **(1)**

Die Definition ist lang und beim ersten Lesen wenig handlich. Wir wollen sie in einzelne Sätze auflösen und für unsere weitere Darstellung „brauchbar" machen.

„Körperbehindert ist, wer infolge einer Schädigung . . . (so stark) beeinträchtigt ist . . ." STOP!

Also nicht: „körperbehindert ist, wer gelähmt ist, ohne Gliedmaßen (Arme oder Beine) geboren wurde oder sie durch einen Unfall verloren hat", sondern: *körperbehindert ist, wer infolge einer körperlichen Schädigung beeinträchtigt ist.* Da ist also zuerst die körperliche Schädigung, z. B. cerebrale Bewegungsstörungen (Störungen, verursacht durch frühkindliche Hirnschädigungen) und die sog. spastischen Lähmungen (Cerebralparesen), angeborene Fehlbildungen der Gliedmaßen (Dysmelien), Fehlbildungen der Wirbelsäule (z. B. Spina bifida) oder Fehlbildungen der

(1)
Seit 1925 erst gibt es den Begriff „*Körperbehinderung*". Er löste damals den stark vorurteilsbesetzten Begriff „Krüppeltum" ab. Ob der Begriff „Körperbehinderung" heute noch so „vorurteilsfrei" ist?

Aus der Untersuchung zur *Einstellung der Gesellschaft zu Körperbehinderten* (JANSEN, G.W., 1981, S. 176 f) ein paar Ergebnisse:

„Hier eine Reihe von Meinungen, die im Gespräch über Körperbehinderte geäußert worden sind. Welche dieser Ansichten stimmen (1), stimmen teilweise (2), stimmen eher nicht (3), stimmen Ihrer Meinung nach gar nicht (4):

	1	2	3	4
Es gibt Leute, die sich vor Körperbehinderten ekeln.	31	39	15	15 (%)
(. . .)				
Die Familie, in der es ein körperbehindertes Kind gibt, wird oft schief angesehen.	26	37	18	18 (%)
(. . .)				
Man kann Eltern gut verstehen, die ihr körperbehindertes Kind vor der Öffentlichkeit verstecken.	29	33	16	22 (%)
(. . .)				
Viele Körperbehinderte leiden auch unter charakterlichen Störungen.	24	42	21	12 (%)"

Was „passiert" beim Nichtbehinderten, wenn er einem Körperbehinderten begegnet?

Das abweichende äußere Erscheinungsbild versetzt ihm u. U. einen Schock. Sein ästhetisches Empfinden wird gestört, z. B. durch den Anblick eines Armstumpfes. Gleichzeitig befällt ihn eine große Unsicherheit. Er weiß nicht, was er tun soll, wie er sich verhalten soll. Seine Gefühle sind durcheinander, sein Verhalten ist gestört.

Wie kann er sich helfen? Am liebsten möchte er die Begegnung vermeiden, der Konfrontation aus dem Weg gehen. Kann er das nicht, so verhält er sich oft falsch, und der Behinderte fühlt sich verletzt.

Am besten ist, den Behinderten zu fragen, was man tun soll, wie man helfen soll, wenn Hilfe nötig ist. Ganz konkret und ganz selbstverständlich.

Hüftgelenke (z. B. Hüftgelenkdysplasie), Knochenentzündungen, Querschnittslähmung, Gelenkrheuma, Glasknochenkrankheit . . .
Sie finden zusammenfassende Darstellungen hierzu in Büchern über Körperbehinderte – hierauf weisen wir im Literaturverzeichnis besonders hin.
Darüber, wie häufig diese körperlichen Schädigungen bei Kindern vorkommen, gibt es unterschiedliche Statistiken, unterschiedliche Zählweisen einzelner Erhebungen. Anzahlmäßig kommt ALFRED SANDER bei einem Vergleich verschiedener Untersuchungen in seinem Bildungsrat-Gutachten *„Die statistische Erfassung von Behinderten in der Bundesrepublik Deutschland“* zu einem Anteil von 0,3 Prozent eines Jahrgangs im Schulpflichtalter. **(1)**

Die Definition geht weiter: „. . . infolge körperlicher Schädigungen ist behindert, wer die Verhaltensweisen, die von Mitgliedern seiner wichtigsten Bezugsgruppen in der Regel erwartet werden, nicht (oder nur unter erschwerten Bedingungen) erlernen bzw. zeigen kann“. . . STOP!
Die Schädigung allein bestimmt folglich noch nicht das Ausmaß der Behinderung. Behinderung entsteht dann, wenn solche Verhaltensweisen nicht mehr erworben oder gezeigt werden können, die „normalerweise“ erwartet werden oder üblich sind.
Markus – mit der Querschnittslähmung – ist behindert, weil er sich nicht mehr so verhalten kann, wie es seine Mitschüler können und wie es in der Klasse verlangt wird. Er muß für sein künftiges Leben – und damit kommen wir zum letzten Teil unserer Definition – eine „schädigungs-spezifisch-individuelle“ Form finden: Diese Tätigkeiten kann er, jene kann er nicht, weil er in der Ausübung der entsprechenden Funktionen „behindert“ ist . . . Er ist in den Augen seiner Klassenkameraden, der Nichtgeschädigten, behindert und fühlt sich auch selbst behindert . . .
Also: Körperbehindert heißt: körperlich geschädigt und infolgedessen beeinträchtigt in

(1)
Wilhelm Bläsig, der das St. Annastift in Hannover sonderpädagogisch geleitet hat, gibt für die Häufigkeit der verschiedenen Schädigungsarten unter den vorgestellten wie den sonderschulisch betreuten Kindern folgende Zahlenübersicht (Angaben in %):

Schädigung	Vorgestellte Kinder	sonderschulisch betreute Kinder
Frühkindlicher Hirnschaden	31,4	48
Dysmelien	5,8	13
Spinale Kinderlähmung	17,0	13
Progressive Muskeldystrophie	4,5	7
Spina bifida	2,0	6
Unfallfolgen	5,2	3
Knochen- und Gelenktuberkulose	9,3	2
Haltungsschäden	6,3	2
Gelenkrheuma	6,2	1

(BLÄSIG, W.: *„Die Rehabilitation der Körperbehinderten“*, zitiert nach HENSLE, U., 1979, S. 41) bestimmten wichtigen Funktionen, Tätigkeiten, in der sozialen Umwelt. Die Behinderung kann in manchen Fällen durch besondere Förderung vermindert werden; die körperliche Schädigung bleibt.

2.2 Körperbehinderungen haben Folgen für Kinder, die in die Schule gehen

Daß Kinder außerhalb der Schule unter Behinderungen infolge ihrer körperlichen Schädigung leiden, ist eine schlimme Erfahrung für Eltern, Geschwister, Freunde und für sie selbst, denn sie sind

– bewegungsbehindert,
– lebensbehindert,
– teilnahmebehindert,

wie MANFRED und BEATE SCHMEICHEL in ihrem Buch *„Hilfe für körperbehinderte Kinder“* feststellen.
So haben z. B. Kinder mit cerebralen Bewegungsstörungen Schwierigkeiten, ihre Umwelt zu begreifen, sie können nicht wie ihre Alterskameraden am Leben der Umwelt teilhaben, sie zeigen ein Verhalten, das es ihnen und ihrer Umgebung erschwert, miteinander umzugehen. Gleiches läßt sich für andere Schädigungen beschreiben.
Im außerschulischen Leben aber können diese Behinderungen manchmal ausgeglichen werden, indem der Geschädigte in Bereiche ausweicht, in denen seine Schädigung weniger zur Behinderung wird. **(1)**

Aber wie steht es, wenn diese Kinder in die Schule gehen – in die „Regelschule“; wie, wenn infolge der körperlichen Schädigung Lernschwierigkeiten entstehen?
Karin besucht eine „normale“ Grundschule. Sie hat ein Schädel-Hirn-Trauma, eine Verletzung durch einen Verkehrsunfall. **(2)**

Karin kam wieder ins erste Schuljahr, und obwohl alle ihr helfen wollten, konnte ihr tatsächlich niemand helfen. Sie war durch ihre Beeinträchtigung ständig am Rande ihrer Leistungsfähigkeit; überfordert, ein psychischer Zusammenbruch ist unausweichlich.

(1)
Dazu wieder weiter von Jürgen. Es sind Ferien, und die Kinder beschließen, ins Schwimmbad zu gehen, Zappler und seine Freunde. Das Nichtschwimmerbecken ist ihr Ziel:
„Sie ziehen den Zappler bis in Bauchnabelhöhe ins Wasser, packen ihn dabei an den Händen, ziehen ihn wie ein Handtuch durch die Brühe. Der Zappler strampelt aus Leibeskräften, prustet, gurgelt. Je mehr er strampelt und je tiefer das Wasser wird, desto mehr trägt es ihn auch.

Da merkt der Zappler, daß es ihm im Wasser viel leichter fällt, sich zu bewegen. Im Wasser fühlt er sich entenwohl. Jupp und Jünther haben die Arme unter seinem Bauch verschränkt. Er liegt auf ihren Händen und übt schwimmen. Im Wasser ist er nicht so gehemmt.“

(KLEE, E., 1981, S. 14 f.)

(2)
Etwa 60 000 Menschen erleiden jährlich in der Bundesrepublik einen Hirndauerschaden nach einem Verkehrsunfall, unter ihnen 5000 Kinder. Die Gesamtzahl der traumatischen Hirngeschädigten beträgt heute etwa 1 000 000 (nach ADLER, J., 1975, S. 5).

Lernen und mitarbeiten in der Schule – gemeinsam mit anderen Kindern – war für Karin unmöglich geworden.
Bei Markus scheinen es mehr die körperlichen Folgen der Schädigung zu sein, die sein Lernen in der Schule behindern: Ihm muß beim Wechseln der Windeln geholfen werden, was zum unlösbaren Problem für die Lehrerin wird.
Nicht spezifisch für seine Behinderung ist dagegen seine soziale Rolle, die er in der Klasse einnehmen soll: Ein „Glücksfall" darf und kann er nicht sein, das halten weder die Mitschüler noch er lange aus. **(1)**

Sabines Situation hat sich zum Kampf gegeneinander streitender Ideologien zugespitzt. Die cerebrale Bewegungsstörung erschwert ihr das Mitkommen in der Klasse im Vergleich mit den Kindern, die diese Schädigung nicht haben. Leistungsmäßig kommt sie nicht mit, aber da, wo Leistung nicht im Vordergrund steht, kann sie dabei sein.
Vor welcher Situation stehen körperbehinderte Kinder in der Schule?
Wie wird ihr psychisches Befinden durch ihre Behinderung beeinflußt?
SIEGLINDE KUNERT und MARTIN SCHMIDT legten 1971 eine Untersuchung *„Die psychische Situation körperbehinderter Kinder in Volksschulen"* vor. Die Ergebnisse sind weniger abschließend als vielmehr richtungsweisend für Probleme körperbehinderter Kinder in der Regelschule und haben so auch heute noch wahrscheinlich Geltung nicht nur für die Volksschule, sondern auch für andere Schularten. **(2)**

Frage 1: Sind körperbehinderte Kinder an allgemeinen Volksschulen benachteiligt durch ihre körperliche Situation?

Diese Frage stellte sich uns besonders im Zusammenhang mit Karin und Markus; gerade bei Markus konnten keine unmittelbaren Folgen aus der Schädigung für seine Lernfähigkeit festgestellt werden. Bei ihm scheinen Schulschwierigkeiten direkte Folge seiner körperlichen Verfassung zu sein.

(1)
Da wird der Behinderte zum Lernobjekt für seine Klassenkameraden. Diese Erfahrung, zum Objekt degradiert zu werden, machte auch ein Nichtbehinderter, als er sich im „Selbstversuch" im Rollstuhl bewegte: „. . . ‚Ich bin im Bus. Man sieht die Köpfe der Fahrgäste weit über sich. Die reden über mich. Sie reden mit meiner Begleitung. Niemals mit mir. Wie heißt er denn? fragen sie oder: Wie alt ist er denn? Was hat er denn? will eine Dame wissen. Und als letztes: Kann er reden?'. . ." (KLEE, E., 1980 a, S. 176).

(2)
Die Untersuchung wurde in der Forschungsgemeinschaft *„Das körperbehinderte Kind" e.V., Köln* durchgeführt und umfaßte 132 körperbehinderte Kinder, die Ostern 1964 Volksschulen im Stadtgebiet von Köln besuchten. Die Gruppe setzte sich aus 69 Jungen und 63 Mädchen zusammen, bei denen die folgenden Schädigungen festgestellt waren:

	Anzahl	Prozent
Bewegungsstörung durch Poliofolgen, Hüftluxation, Rachitisrestzustände	57	43,2
Schlaffe Lähmung durch Spina bifida und cerebrale Bewegungsstörung	4	3,0
Halbseitenlähmung bei leichter cerebraler Bewegungsstörung	8	6,1
Extremitätenverkürzung nach Polioerkrankung oder durch Amputation nach Unfall	25	18,9
Angeborene Extremitätenfehlbildungen (Dysmelien)	19	14,4
Organische Schäden mit ständiger Auswirkung auf das Verhalten (angeborene Herzfehler und Nierenschädigung schweren Grades)	11	8,3

Die Untersuchungsergebnisse wurden mit nichtbehinderten Kindern verglichen: Jedem behinderten Kind wurde ein nichtbehindertes Kind gleichen Geschlechts und Alters aus seiner eigenen Klasse im gleichen Wohnviertel zugeordnet.
(KUNERT, S./SCHMIDT, M., 1971, S. 21).

Körper-„geschädigte" Kinder sind benachteiligt durch ihre körperliche Situation:

„13% (der geschädigten Kinder) können sich im Schulhaus und auf dem Schulhof nicht allein bewegen, 5% benötigen fremde Hilfe auf der Toilette; 26% . . . müssen die Hilfe älterer Mitschüler oder Erwachsener in Anspruch nehmen, so daß eine gegenseitige Hilfe unter den Klassenkameraden nicht ausreichend ist. 14% sind (beeinträchtigt), da sie ihren Schulweg nicht allein zurücklegen können" (S. 52).

Sie sind infolge ihrer Schädigung in diesen Bereichen („körper"-)„behindert". **(1)**

Ebenso gibt es für die behinderten Schüler Auswirkungen im Vergleich zu ihren nichtbehinderten Klassenkameraden, z. B. beim Diktatschreiben:

41% der „körperbehinderten" Schüler kommen hier nicht mit, gegenüber nur 14% der nichtbehinderten.

Sie unterscheiden sich des weiteren:

36% der körperbehinderten Kinder sind in ihrem Arbeitstempo verlangsamt, gegenüber 15% der anderen Klassenkameraden.

Sie versäumen die Schule häufiger wegen Krankheit: 17% gegenüber 6% der nichtbehinderten (S. 55).

Diese Situation wird für „behinderte" Schüler zusätzlich dadurch erschwert, daß sie von den Lehrern anders eingeschätzt werden:

Nur 6% der Pädagogen berücksichtigen, daß die Kinder durch ihre körperliche Schädigung unmittelbar bei der Teilnahme am Unterricht beeinträchtigt sind.

Frage 2: Sind Körperbehinderte mit anderer intellektueller Leistungsfähigkeit ausgestattet?

Oder so gefragt: Lernen körperbehinderte Kinder anders als nichtbehinderte, sind sie „weniger intelligent"?

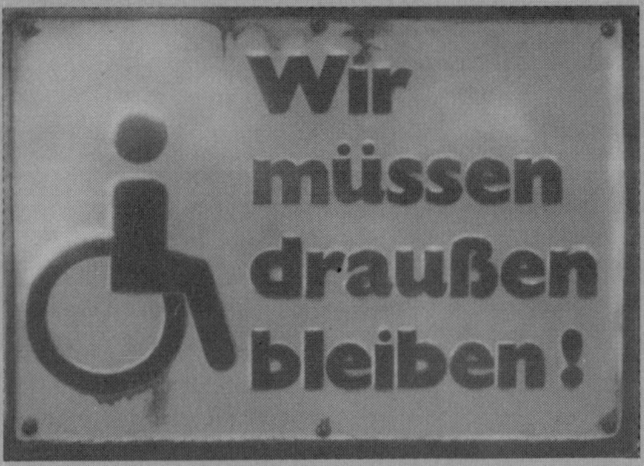

(aus: HESSISCHES SOZIALMINISTERIUM: *Kalender 1982,* 'Novemberblatt von HELMUT BRANDL, Wiesbaden, Ausschnitt)

(1)
Bereits im Jahre 1950 hat der Europarat eine Entschließung über Planung und Ausstattung von öffentlichen Gebäuden verabschiedet, die Körperbehinderten (und Blinden) den Zugang zum öffentlichen Leben ermöglichen soll.

23 Jahre danach, 1973, hat der Bundesminister für Raumordnung, Bauwesen und Städtebau einen Katalog der Schwerpunkte für die Beseitigung baulicher und technischer Hindernisse vorgelegt.

Wenn Sie an einem Gesprächskreis zu unserem Kolleg teilnehmen:
Kommt ein Rollstuhlfahrer in Ihren Gesprächsraum?

E. KLEE schildert in seinem schon zitierten Buch *„Behindert"*, wie „ein Planungsdezernent in den Rollstuhl gesetzt wird". Die Geschichte ist zu lang, um sie an dieser Stelle abzudrucken, aber wenn Sie sich das Buch besorgen können, dann lesen Sie diesen Abschnitt auf Seite 251 ff.

Die Frage können wir bei Sabine in den Mittelpunkt stellen. Sabine kann in der Grundschule leistungsmäßig nicht mithalten, der Lehrer kann ihr nicht helfen. Die Eltern glauben, daß ihre Tochter normal begabt ist, und daß der Lehrer sehr wohl ihrer Tochter helfen kann und muß.

KUNERT und SCHMIDT stellten in einer „Intelligenzuntersuchung" (mittels „HAWIK") für 264 behinderte und nichtbehinderte Kinder keine wesentlichen Unterschiede fest: Gesamt- und Verbal-Intelligenz-Quotient unterscheiden sich nicht, einzig der sog. *Handlungs-Intelligenzquotient* (die „praktische Intelligenzleistung") ist bei körperbehinderten Kindern wesentlich schlechter, was als unmittelbare Schädigungsfolge zu erwarten ist, z. B. durch eine Hirnschädigung oder durch eine andere motorische Entwicklung.

Aber: Auch bei dieser Teiluntersuchung schätzten Lehrer ihre körperbehinderten Kinder leistungs*schwächer* ein, weil sie sie nicht so leistungs*fähig* erleben. **(1)**

Offensichtlich sieht man nicht den Unterschied zwischen körperlicher Leistungsmöglichkeit und intellektueller Leistungsfähigkeit.

Frage 3: Sind körperbehinderte Kinder in ihrer Persönlichkeitsentwicklung durch häufige Versagenserlebnisse geformt?

Auch diese Frage ließ sich aus der Untersuchung mit ja beantworten. Aber dauernde Mißerfolgserlebnisse formen auch den nichtbehinderten Schüler. Beim körperbehinderten Kind können sich nun diese Erlebnisse in einer Umwelt wie der Regelschule häufen, wenn sie ihnen keine Gelegenheit gibt, Erfolge zu erleben und ihre Organisation und das Lernangebot ausschließlich auf „normale" Kinder zugeschnitten sind. Das beginnt bei den Treppen und endet bei den erwarteten Leistungen. Behinderte Kinder ziehen sich da zurück, sie flüchten aus erlebter Frustration in Bereiche, die sie aushalten können, die sie schon kennen.

(1)
Chr. H. LEYENDECKER (1977, S. 253) ging der Frage nach dem Lernverhalten von Kindern mit cerebralen Bewegungsstörungen nach. Er zeigt, daß diese Kinder im wesentlichen anderes „Lernverhalten" zeigen, d. h. diese Kinder lernen anders als ihre Mitschüler, was zum Teil seine Ursache in einem „angeborenen, hirnschadenspezifischen Defekt", aber auch in der anderen „Lerngeschichte" dieser Kinder hat; sie können weniger direkt erfahren, begreifen, somit gibt es für sie weniger Lernanlässe, weniger Belohnungen für Erfolg, sie haben es infolge ihrer Bewegungsbeeinträchtigung zusätzlich schwerer zu lernen.

Auch Jürgen kam in eine Schule für Körperbehinderte. Er ist ganz aufgeregt, und als der Lehrer in die Klasse kommt, ist seine Aufregung am größten:

„‚Du bist sicher der Neue?'

Der Zappler kriegt seinen Namen nicht durch die Kehle. Er nickt schnell mit dem Kopf.

‚Und hast du auch einen Namen?', fragt der Lehrer ruhig weiter.

Der Zappler würgt und würgt, aber die Aufregung nimmt ihm den Atem. Kein Wort kann er sagen.

‚Laß mal', meint der Lehrer, ‚im Moment ist deine Kehle zu. Das ist bei einem Spastiker ganz natürlich, kommt von der Aufregung. Atme schön ruhig durch und laß dir Zeit.'

Der Zappler bekommt die Bücher der dritten Klasse. Ein Hauslehrer und seine Mutter hatten mit ihm schon Lesen und Rechnen geübt.

Am Nachmittag geht der Zappler mit Feuereifer an die Hausaufgaben. Schließlich ist er jetzt in der Schule. Jetzt kann keiner mehr sagen, daß er dumm ist, ein Idiot, ein Depp, wie er das so oft von Leuten gehört hat, die keine Ahnung haben.

Der Zappler malt und malt die Hausaufgaben aufs Papier. Weil er dabei seine Hand nicht ruhig halten kann, weil sie übers Papier rutscht und zuckt, sehen seine Buchstaben wie hingekraxelt aus, wie flattrige Schmetterlinge. Erst Jahre später, durch die Übung, wird seine Schrift lesbarer werden. Doch das stört den Zappler nicht. Seine Mutter muß ihn abends am Schlafittchen packen, sonst würde er immer weiter schreiben, malen, krakeln. So begeistert ist er." (S. 33)

Die Folge: ständig geringere neue Lernanreize und somit weniger Entwicklungsmöglichkeiten für neues Lernen. **(1)**

Frage 4: Müssen körperbehinderte Kinder weniger nach der Behinderungsschwere als nach ihren psychischen Störungen beurteilt werden?

Anders gefragt: Was wiegt gravierender: die körperliche Schädigung oder die psychischen Folgen?

Körperbehinderte Kinder neigen zu depressiv-resignierendem Verhalten. Bei Karin und bei Markus haben wir dies beschrieben. Ist dies schwerer zu bewerten als die unmittelbare körperliche Schädigung?

Die Antworten hierauf hängen ganz sicher mit denen zur dritten Frage zusammen. Psychische Störungen sind fast immer Folgen von Mißerfolgserlebnissen, von dauernder Frustration. Sie schaden der Persönlichkeitsentwicklung des Schülers mehr, als er sich durch seine Körperschädigung selbst behindert fühlt. Dieses Problem stellt sich besonders bei Kindern, deren körperliche Schädigung geringfügiger eingeschätzt wird. Von ihnen werden höhere Leistungen erwartet, als sie zu erbringen eigentlich imstande sind. Ihre Umwelt sieht dabei nicht die inneren Anstrengungen, die sie machen müssen, ebenso nicht, daß sie ständig über ihre Kräfte Gehendes leisten müssen, um den Leistungserwartungen zu entsprechen.

Karin muß sich so fühlen. Sie schien wieder „gesund", und ihr Wille, „gesund zu sein", war ein zusätzlicher Antrieb, alles zu versuchen, um mit den anderen Kindern mitzuhalten ... Sie muß schließlich scheitern, wenn dieser Streß nicht von ihr genommen wird.

Die letzte Frage, die KUNERT und SCHMIDT in ihrer Untersuchung stellten:

(1)
Für Jürgen gab es eine Situation, in der er lernen mußte, weil ihm niemand gestattete, dem Problem auszuweichen:

Er war im Krankenhaus. Man wollte ihn noch einmal untersuchen, um ihm vielleicht mit einer Operation helfen zu können. Eines Abends, es war der dritte im Krankenhaus, streckte er wie immer Schwester Hanna die Arme entgegen:

„‚Du mußt selbständig werden', meint Schwester Hanna freundlich. ‚Du kannst dich allein ausziehen. Du hast es nur noch nie versucht.'

Der Zappler ist sauer und motzt. Immer hat ihn die Mutter angezogen, ausgezogen, hat ihn getragen, hat ihm dies und das aus dem Weg geräumt. Wenn der Zappler nur einen Mucks getan hat, dann stand sie schon wie ein Schutzengel da.

‚Kann ich nicht, bin zu krank', sagt der Zappler trotzig und kehrt der Schwester seinen Rücken zu.

‚Lieber', spricht Schwester Hanna begütigend auf ihn ein, ‚du kannst dich wirklich allein ausziehen. Das dauert zwar viel länger als bei nichtbehinderten Kindern, aber du kannst es dann allein, brauchst nicht immer Hilfe. Fang doch mal an, es zu probieren.'

Der Zappler kehrt giftig Schwester Hanna weiterhin sein Hinterteil zu. ‚Ich will mich aber nicht allein ausziehen!' Er heult bald vor Wut.

‚Ein feiner Mann kehrt einer Dame aber nicht seinen Rücken zu,' versucht Schwester Hanna es nun auf die lustige Art. Doch damit kommt sie beim Zappler überhaupt nicht an. Der sagt gar nichts mehr, hält sich zu allem Überfluß auch noch den Mund zu . . ." (S. 27)

Frage 5: Sind körperbehinderte Kinder nicht oft nur äußerlich angepaßt, dabei innerlich depressiv?

Die Untersuchungsergebnisse bejahen dies. Körperbehinderte Kinder stehen unter ständigem Druck, zwischen den Verhaltensnormen ihrer Umgebung und dem eigenen Können ausgleichen zu müssen. Sie wollen zumindest äußerlich angepaßt erscheinen. Gelingt ihnen dies nicht, so empfinden sie Schuldgefühle, und es kommt nicht selten zu „Bestrafungen", die sich das behinderte Kind selbst zufügt.

Auch Karin leidet unter dieser Situation: Sie ist brav, hilfsbereit, ruhig („nur nicht auffallen"), eben: wohlangepaßt. Aber in ihr ist alles zerstört, was zu ihrer eigenen Entwicklung notwendig ist . . . **(1)**

Es gibt – das zeigen die genannten Untersuchungsergebnisse von 1964 – Behinderungen, die körpergeschädigte Kinder erfahren können, wenn sie sich in die „Regel"schule begeben und mit den nichtgeschädigten Kindern messen müssen. Diese Beeinträchtigungen oder Benachteiligungen sind „Behinderungen", die zu psychischen Störungen führen können, die oft von der Schwere der körperlichen Schädigung unabhängig sind und zu psychischen Behinderungen führen.

(1)

„Angst", bloß nicht auffallen und angeglotzt werden . . ." Daran kann sich Jürgen erinnern. Diese Angst fühlte er, als er das erste Mal allein auf die Straße fuhr, weil er die Mädchen – Sie erinnern sich? – wiedersehen wollte:

„Damals fühlte er sich gefangen, umstellt. Wäre er nur hinter der Hecke halb verborgen geblieben. (. . .) Die Kinder sagen nichts. Aber sie glotzen neugierig. Sie wispern und kichern, gackern und schnattern. Aber zum Zappler sagen sie nichts. Und der kriegt vor Aufregung auch kein Wort aus dem Hals raus.

Da kommt das Mädchen von neulich um die Ecke. Der Zappler fühlt sich gleich besser.

‚Was steht ihr da wie die Hornochsen und gafft so blöde?' fährt sie den glotzenden Haufen an.

‚Das geht dich einen feuchten Käse an', schreit einer der Jungen zurück.

‚Wenn man euch so anglotzen würde, daß bald die Augen zum Holzkopf rausspringen, hättet ihr doch auch was dagegen, oder?'

Die Horde trollt sich. Der Zappler bedankt sich bei Ingrid, wie das Mädchen heißt.

Doch die schüttelt nur lässig die Schultern: ‚War doch klar.' Ingrid holt sich aus einem Nachbarhaus einen Stuhl. Sie unterhalten sich, als würden sie sich schon Jahre kennen. Der Zappler hat Vertrauen gewonnen. Und wenn er Vertrauen hat, dann klingt seine Sprache nicht mehr wie durch den Mixer gejagt, sondern man versteht ihn . . ." (S. 8).

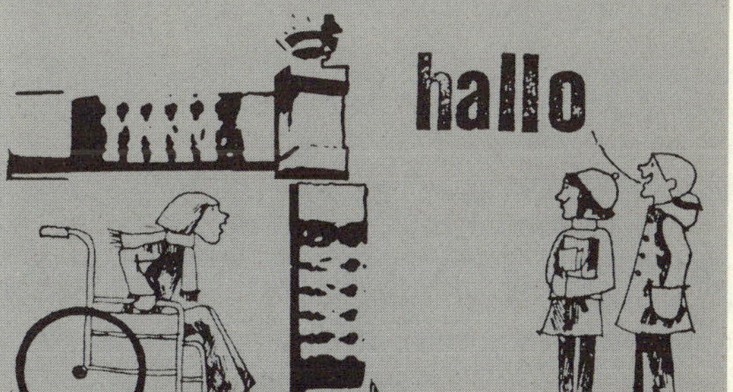

(KLEE, E., 1981, S. 4)

3. Körperbehinderte Kinder: Was man tun kann – Was man tun muß – Was man schon tut

Der Kreis schließt sich: Wir haben mit der Schilderung der schulischen Situation von Karin, Markus und Sabine begonnen und den besonderen Problemen dieser Kinder Untersuchungsergebnisse über das psychische Befinden körperbehinderter Kinder zugeordnet. In diesem 3. Kapitel kehren wir nun zu Karin, Markus und Sabine zurück.

Wir zeigen:
- was man (für diese Kinder) tun muß,
- was man tun kann, und
- was man schon tut.

Aber: Wer ist eigentlich „man"?

„Man", das sind alle Beteiligten: der „Körperbehinderte" selbst, seine Eltern, Lehrer, Freunde, Schulkameraden – eben alle, die mit ihm Kontakt haben oder haben können: Das sind auch die, die z. B. für „DIE SCHULE" verantwortlich sind – und das sind sicher nicht nur Lehrer. **(1)**

Was man tun muß – Was man tun kann

Karin – Markus

Das Leben von Karin und Markus hat sich nach Unfällen dramatisch verändert, die Folgen sind Schädigungen, die sich für die Lebensbewältigung als Behinderungen auswirken: Bei Karin sind es die Folgen einer schweren *Schädel-Hirn-Verletzung,* bei Markus ist es eine *Querschnittslähmung.* Für ein solches Kind, seine Eltern und die anderen Personen, die zu seinem Lebenskreis gehören, gibt es die Zeit „vor" sowie die „nach" dem Unfall: Erwartungen, Wünsche, Pläne, Hoffnungen und Erfahrungen vor dem Unfall, die untrennbar mit dem Kind verbunden sind und seine Person geprägt haben; dieses Bild ist noch im Bewußtsein bei ihm selbst und auch bei den anderen. Und jetzt, nach dem Unfall . . . **(2)**

(1)
Eigentlich die „ganze schöne Gesellschaft". . . Ja! Aber an dieser Stelle wollen wir sofort dem „man" Einhalt gebieten. Wenn die „ganze Gesellschaft" beteiligt ist, schleicht sich manch einer heimlich davon: „Die anderen tun's ja!" oder „Die Gesellschaft – DER STAAT – hilft!". . . Nein, so meinen wir das nicht! Wir meinen, daß da jeder einzelne direkt betroffen und beteiligt ist, sich angesprochen fühlen muß, weil er der sein kann, der in eine Situation kommt, daß ein Körperbehinderter „ihm gegenübersteht". E. GOFFMAN, zitiert in *„Stigma"* (1980, S. 150) diesen Fall:

„. . . war sehr verkrüppelt, und er hatte seinen Rollstuhl verlassen, um eine ziemlich steile Treppe zur Terrasse, wo die Tische waren, hinaufzusteigen. Weil er seine Beine nicht gebrauchen konnte, mußte er auf den Knien kriechen, und als er anfing, die Stufen auf diese unkonventionelle Weise zu ersteigen, stürzten Kellner ihm entgegen, nicht um ihm zu helfen, sondern um ihm zu sagen, daß sie einen Mann wie ihn in diesem Restaurant nicht bedienen könnten, da die Leute es besuchten, um sich zu vergnügen, sich zu amüsieren, und nicht, um durch den Anblick von Krüppeln deprimiert zu werden. . ."

Der Kellner schiebt es auf die Leute ab . . . Wollten Sie auch dazu gehören? . . .

(2)
Erinnern Sie sich an „Billa", das Mädchen, das nach der Geburtstagsparty im Krankenhaus wach wurde: Diabetes; oder „Thomas", der beim Spielen umfiel: Epilepsie . . . – Wir haben diese Kinder im Studientext *„Chronische Krankheiten"* beschrieben. Ihnen ging es genau wie Kindern nach den Unfällen: Bei ihnen gibt es eine Zeit vor der Entdeckung der Krankheit, in der man alles durfte . . . und nach der Entdeckung eine Zeit, in der sie mit Beeinträchtigungen leben müssen.

Auch die Situation der Eltern, ihrer Umwelt ist mit der Situation der Angehörigen der durch einen Unfall „Körperbehinderten" gleich. Was wir dort gesagt haben, gilt auch hier.

Alle Beteiligten müssen mit der neuen Situation zurechtkommen: Das geschädigte Kind mit seinen Beeinträchtigungen, die Eltern mit ihrem „selben“, aber doch „anderen“ Kind – und auch die anderen. **(1)**

Es ist noch dasselbe Kind, aber es hat andere Möglichkeiten. Wie ist die Situation?

Zu dieser Situation gehört, daß jeder Beteiligte über die körperliche Schädigung des betroffenen Kindes möglichst viel weiß. Alle müssen genau darüber informiert sein, was es für Karin bedeutet, hirntraumatisch geschädigt zu sein; für Markus, querschnittsgelähmt zu sein – und was es nicht bedeutet.

Wer muß, wer kann diese Informationen geben?

Der Arzt, das Personal in den Krankenhäusern, das „Team“, wie es JOACHIM ADLER in seinem Buch *„Pädagogische Hilfen für Kinder mit einem Hirntrauma“* (1975, S. 39 f.) nennt. **(2)**

Informieren, aber so, daß die positiven Möglichkeiten an erster Stelle stehen. Es gibt vieles, was das Kind noch kann. Es gibt Fertigkeiten, die sich durch besondere Förderung trotz Beeinträchtigung wieder erlernen lassen.

(1)
Eine Mutter, deren 7jähriges Kind nach einem schweren Unfall halbseitig gelähmt war: „Ich hatte eine wenig schöne Kindheit, an meine Jugendjahre möchte ich mich nicht mehr erinnern. Meine Tochter sollte das alles nicht erleben. Ich sah in ihr mich und wollte an ihr meine Träume verwirklichen . . .“

Ihre sehr intelligente Tochter machte der Mutter diese Wunschvorstellung möglich. Nach dem Unfall brach für die Mutter die Welt zusammen. Das Kind war nicht mehr ihr Kind, das sie so geliebt hatte, es war ihr fremd, ein Kind, das sie so nicht gewollt hatte.

(2)
An der genannten Stelle heißt es u. a.:

„Übereinstimmend wird von allen Autoren, die auf die Therapie Hirnverletzter Bezug nehmen, die Mit- und Zusammenarbeit eines ‚Teams‘ gefordert, das sich etwa aus einem Unfallchirurgen, Neurochirurgen, Neurologen, Psychiater, Anästhesisten, Ophtalmologen (Augenarzt), Otorhinolaryngologen (Ohren-Nasen-Kehlkopfspezialist), Orthopäden, Internisten, Physiotherapeuten, Psychologen, Ergotherapeuten, Logopäden, Sonderpädagogen, Fürsorger und Berufsberater zusammensetzen sollte.

Das Team hat die Aufgabe, diagnostisch ein genaue Bestandsaufnahme der Defekte, erhaltengebliebener und verlorengegangener psychischer und motorischer Fähigkeiten zu machen und therapeutisch einen auf den Einzelfall abgestimmten Rehabilitationsplan aufzustellen und zu sorgen, daß dementsprechend mit dem Patienten gearbeitet wird.“

Eine Utopie? . . . Warum eigentlich? . . .

Für Karin muß Hilfe z. B. so beginnen:

- Grob- und Feinmotorik:
  Unkoordinierte krankheitsbedingte Abläufe müssen behutsam in normale Bewegungen überführt werden. Z. B. müssen die Schreibbewegungen aufgebaut werden, was nicht einfach ist, da häufig Lähmungen diese zusätzlich erschweren.
- Beeinträchtigte Wahrnehmungsfunktionen:
  Häufig zeigen Kinder Schwächen in der Gestaltwahrnehmung, was sich in der Schule im Schreiben und Lesen und auch in Mathematik zeigt: Wörter werden nicht mehr erfaßt, Mengen-Vorstellungen fehlen. Diese Wahrnehmungsfähigkeiten müssen neu und grundlegend aufgebaut werden, oft mit anderen Methoden, als sie vor dem Unfall anzuwenden waren: Hirngeschädigte Kinder lernen – das haben Untersuchungen erwiesen – mit der „synthetischen" Methode leichter lesen als mit der „ganzheitlichen".
- Sprechen und Sprache:
  Karin mußte wieder sprechen lernen . . .
- Allgemeine Lernfähigkeiten:
  Kinder mit hirntraumatischen Störungen zeigen Beeinträchtigungen in der Gedächtnisleistung, sind in ihrem Arbeitstempo langsamer, haben Konzentrations- und Auffassungsschwächen. Verbesserungen sind möglich, jedoch nur mit Zeit und viel Geduld . . .

Diese Aufzählung ist keine „abzuhakende" Liste und darf nicht dazu verleiten, einzelne Bereiche isoliert zu trainieren. Vielmehr muß die gesamte Situation des beeinträchtigten Kindes gesehen werden, seine eigene Motivation wie die emotionale Befindlichkeit. **(1)**

Bei Karin galt es, die psychische Verfassung nicht aus dem Auge zu verlieren. Die Eltern berichten, daß es ihr schwerfällt, eigene Wünsche, Bedürfnisse und Ideen auszusprechen, Protest anzumelden, sich gegen andere durchzusetzen.

(1)
„Die Persönlichkeitsstruktur des Kindes wird durch die Erfahrung, daß ein erworbener körperlicher Defekt (z. B. nach einem Unfall oder bei Lähmungen nach Poliomyelitis) bleibend sein wird, fast immer beeinflußt. Differenzierte Untersuchungen der letzten Jahre zeigten, daß die früher sog. ‚Krüppelseele' nicht ausschließlich das Ergebnis ungünstiger Einflüsse von seiten der Beziehungspersonen des Kindes ist, sondern daß das Erleben des Kindes selbst zu bestimmten Fehlhaltungen führen kann. Ängste und Spannungen können zum Durchbruch von Aggressionen und affektiven Entladungen führen, die den Angehörigen und dem Klinikpersonal manchmal erhebliche Führungs- und Erziehungsprobleme aufgeben.

Es ist notwendig, die entstehenden Bedürfnisse des körperbehinderten Kindes und seiner Eltern soweit als möglich zu befriedigen. Entstehende Schuldgefühle bei den Eltern, vielleicht wegen vermeintlich nicht rechtzeitig hinzugezogener ärztlicher Hilfe oder auch Schamgefühle, von nun an ihr Kind im Rollstuhl oder mit dem orthopädischen Gerät leben zu sehen, führen oftmals zur nicht erwünschten Überbehütung und Verwöhnungshaltung. Die Überbehütung wiederum verhindert die gerade in dieser Situation wichtige Verselbständigung des Kindes. Hinter vermeintlicher Überbehütung versteckt sich nicht selten unbewußte Ablehnung und die uneingestandene Auflehnung dagegen, ein körperbehindertes Kind zu haben."

(HARBAUER, H.: *„Bedeutung chronischer Erkrankungen für die psychische Entwicklung des Kindes"*, 1980, S. 65 f.).

Karin muß ermutigt werden, sich selbst einzubringen, Wünsche zu äußern und vor allem sich gegen Überforderungen zu wehren. Sie muß lernen, an ihrer Umwelt teilzuhaben, sie muß wieder leben und nicht nur etwas leisten.

Das erfordert den Einsatz vieler Hilfen. Beim Üben der Schreibfunktionen muß die Krankengymnastin helfen, beim Wahrnehmungstraining die Beschäftigungstherapeutin, beim Sprachtraining die Logopädin. Was die Leistungsmöglichkeiten von Karin angeht, weiß der Sonderpädagoge am besten Bescheid. **(1)**

Wenn diese Hilfen in der Regelschule gegeben werden können, kann Karin dort bleiben. Aber ob das unter den heutigen Bedingungen schon möglich ist?

Markus leidet unter der Situation in der Regelschule: Er braucht besondere Hilfe. An ihm zeigen sich die Folgen des mangelnden Verständnisses für körperliche Schädigung und seine Hilfsbedürftigkeit, die er als Vorwurf erlebt. Wenn ihm geholfen werden soll, muß die Umwelt aufhören, sich vor ihm zu ekeln. Seine körperliche Situation wird sich nicht grundlegend verändern: Die anderen müssen lernen, mit ihm umzugehen.

Weil das so schwierig ist, wurde Markus in eine Schule für Körperbehinderte eingeschult: Hier fand er die notwendige Pflege, Hilfen bei Konflikten mit Mitschülern und die nötigen vorübergehenden Hilfen bei Lernproblemen.

Heute, vier Jahre nach dem Unfall, besucht er mit gutem Erfolg ein Gymnasium für körperbehinderte und nichtbehinderte Schüler. Er geht gerne dorthin und berichtet stolz über gemeinsame Projekte und Unternehmungen.

Markus steht für viele körperlich Beeinträchtigte, deren Schädigung Behinderungen im alltäglichen Lebensvollzug mit sich bringt, und für die unsere Gesellschaft eigentlich nur „besondere“ Hilfen bietet: Die offiziellen und öffentlichen Hilfen zur Rehabilitation. **(2)**

(1)

Wir hängen den Eimer mit dem Haken an die Leiter.

Es kostet Karin ungeheure Konzentration und Mühe, trotz der Bewegungsbehinderung so schön zu schreiben. Muß Karin viel oder schnell schreiben, dann wird ihre Bewegungskoordination schlechter, und ihre Schrift sieht dann „unordentlich“ aus.

(2)

Niemand will gegen diese Hilfen reden, sie sind in einem Gemeinwesen erforderlich, aber sie helfen zum einen, notwendige Hilfe als staatliche Aufgabe abzuschieben, für die der Bürger ja mit seinen Steuern bezahlt, zum anderen schaffen sie selbst „Behinderungen“: Hilfe erhält nur, wer „behindert“ ist. Das muß untersucht und amtlich festgestellt werden, und dann ist der Behinderte offiziell gekennzeichnet: Man macht einen Bogen um ihn, man starrt ihn an . . .

(Siehe hierzu CLOERKES, G.: „*Stigmatisierung durch Rehabilitation*“, 1980, S. 475 ff.).

Im übrigen sind besondere „Schutzräume“ für Körperbehinderte offensichtlich zum Schutz für diese selbst und für andere geboten:

Daß es den Glauben an die angebliche Ansteckungsgefahr noch heute gibt, wird deutlich an den Antworten auf die Frage, warum es in vielen Hallenschwimmbädern für Körperbehinderte Extra-Zeiten gebe, wo sie das Bad ganz allein benutzen können. 71% der Befragten glauben, daß die Körperbehinderten sich dann nicht zu schämen brauchten, 21% sind der Ansicht, daß den Gesunden dadurch der Anblick der Körperbehinderten erspart bliebe, und immerhin noch 6% halten die Meinung für richtig, Körperbehinderungen könnten ansteckend sein.

(JANSEN, G. W., 1981, S. 87).

Ein Teil der Probleme verliert seinen Schrekken, wenn jeder bedenkt:

- „Körperbehinderte" sind zwar in bestimmten Bereichen, bei bestimmten Tätigkeiten behindert, weil sie aufgrund ihrer körperlichen Schädigung(en) langsamer, weniger sicher, ungeübt oder daran gehindert sind, das erwartete Verhalten zu zeigen bzw. zu lernen.
- „Körperbehinderte" sind aber in bestimmten Bereichen überhaupt nicht behindert: Ein querschnittsgelähmtes Kind ist in einer Gesprächsrunde für den Beobachter häufig nicht als behindert zu sehen.
- Jeder kann lernen, mit einem körperbehinderten Menschen zurechtzukommen, dazu bedarf es keiner besonderen Begabung, nur etwas Übung.
- „Öffentliche Hilfen zur Rehabilitation" entlassen den Einzelnen nicht aus seiner Pflicht, „Mitmensch" des Behinderten zu sein und Hilfestellungen zu leisten. **(1)**

Das heißt für Nichtbehinderte:

1. Wissen um die Art der Schädigung.
2. Wissen um mögliche Gefährdungen durch die Schädigung.
3. Erlernen notwendiger Hilfestellungen.
4. Die Möglichkeiten des Körperbehinderten wahrnehmen und zum Kontakt mit ihm nutzen.

Und was heißt es für den Behinderten?

Er muß wissen, was er lernen kann. Ihm sollte nicht vorgehalten werden, was er nicht kann, das sieht er und erlebt es immer wieder, woraus sich letztlich psychische Folgeschäden beim Körperbehinderten ergeben (siehe die Forschungsergebnisse von KUNERT/SCHMIDT).

Er muß lernen, was er anderen sagen muß, die ihn nicht kennen und z. B. nicht wissen, wie man mit einem Rollstuhl umgeht. **(2)**

(1)
Das sollte dann eigentlich nicht mehr zu berichten sein (es geht um ein Kind, das ohne Beine geboren wurde): „Beim Bustransport zur Schule war es notwendig, daß H. im Rollstuhl über die Einstiegsschwellen gehoben wurde. Der Busfahrer hatte den H's gleich klargemacht, sie sollten bloß nicht denken, daß er sich auch noch mit dem Rollstuhl abrackern würde. (. . .)

Weil H. damals mit den Prothesen noch nicht zurechtkam und sich besser durch Kriechen fortbewegen konnte, hat man dann auf den Rollstuhl ganz verzichtet. Wegen der Stufen mußte aber einer beim Aussteigen helfen. Die anderen Kinder haben das oft vergessen. – Einmal war der Bus nicht gekommen und H. hatte eine halbe Stunde im Schnee gesessen und war anschließend total unterkühlt. Die anderen Kinder, die auf den Bus gewartet hatten, waren einfach wieder nach Hause gegangen, ohne sich um H. zu kümmern."

(CLOERKES, G., 1980, S. 438)

(2)
So auch bei Jürgens Fahrt mit dem Bus:

„Sie warten eine Viertelstunde. Der nächste Bus kommt. Wieder stürmen alle auf die Türen zu. ‚He Sie', sagt Ingrid zu einem Mann, ‚können Sie nicht mal anpacken?'

‚Keine Zeit, hab's eilig. Siehst du doch.' Und weg ist er. Im Bus.

Zwei junge Ausländer, Gastarbeiter, haben alles vom Businnern aus verfolgt. Der eine hält seinen Fuß zwischen das automatische Auge, daß sich die Tür nicht schließen kann. Der andere kommt raus, hebt den Rollstuhl hinten hoch. Vorn heben Ingrid und Jünther. Jünther faßt aber mit den Händen an die Fußstützen. Und die Fußstützen sind nicht festgemacht, sondern lassen sich rausheben. So hebt Jünther die eine Fußstütze raus. Der Rollschlitten schwankt bedrohlich. Ein weiterer Fahrgast packt zu.

‚Habt euch ja viel vorgenommen. Alle Achtung. Tolle Kumpels.' Der Mann ist echt begeistert.

Drinnen wird es natürlich etwas eng. So'n Rollstuhl nimmt Platz weg. Da müssen die Fahrgäste zusammenrücken. Eine Frau spricht auf Ingrid ein: ‚Ist er krank?'

‚Fragen Sie ihn doch selber. Bin doch nicht seine Krankenschwester.' Ingrid stinkt es, daß die Frau nicht den Zappler selbst gefragt hat." (S. 20)

Er muß äußern, welche Hilfe er benötigt, und was er allein kann. Er braucht weder Almosen noch Mitleid . . .

Markus und Karin, ihnen haben wir etwas Hilfe „angeboten“; aber was ist mit Sabine?

Um Sabine ist ein „Krieg“ entbrannt: Sonderschule – ja oder nein? Dahinter steht die Meinung, in die Sonderschule wird man „abgeschoben“, wenn man in der „normalen“ Schule nicht mitkommt. Früher hieß sie „Hilfs-“ oder „Dummenschule“, und das ist in den Köpfen sehr tief verwurzelt, vielleicht deshalb, weil viele in ihrer eigenen Schulzeit Mitschüler kannten, die dorthin überwiesen wurden. **(1)**

Die Schule für Körperbehinderte ist in besonderer Weise für die pädagogische Betreuung und Unterrichtung körperbehinderter Kinder eingerichtet. Die Lehrer sind für den Unterricht mit körperbehinderten Kindern ausgebildet, zusätzliches Personal für erforderliche Hilfen steht zur Verfügung. Das Lernangebot unterscheidet sich *nicht* von dem „normaler“ Schulen (deshalb konnte Markus später ja in ein Regelgymnasium überwechseln). Es gibt in diesen Schulen besondere Lerngruppen für Kinder, die zusätzlich lernbehindert sind.

Andererseits haben Körperbehinderte, wenn sie in einer Sonderschule sind, wenig Möglichkeiten, den Umgang mit Nichtbehinderten zu lernen, und diese wiederum lernen nicht, mit Behinderten „umzugehen“.

Was tun für Sabine?

Nach Meinung des Lehrers kann Sabine in der Schule für Körperbehinderte besser gefördert werden. Das ist aus der Sicht *dieses* Lehrers konsequent. **(2)**

Wir beschäftigten uns im 3. Kapitel unseres Textes zum Thema *„Seh- und Hörstörungen“* im Band 3 schon einmal mit der gleichen Problemstellung.

(1)
Im Band 5 zu diesem Kolleg werden wir auf die Probleme dieser Schularten für Kinder, die besonderer Hilfen bedürfen, unter dem Thema „Sonderschulbedürftigkeit“ eingehen. Deshalb hier nur zu Sabine.

(2)

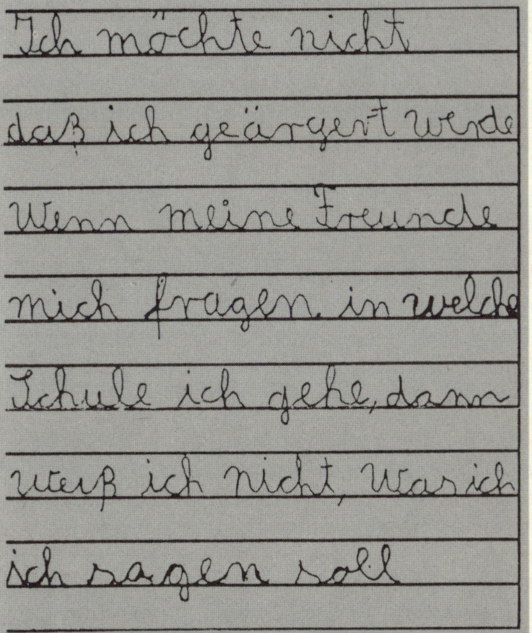
Ich möchte nicht
daß ich geärgert werde
Wenn meine Freunde
mich fragen in welche
Schule ich gehe, dann
weiß ich nicht, Was ich
ich sagen soll

(Ein Sonderschüler aus Hamburg)

(BUNDESMINISTER FÜR BILDUNG UND WISSENSCHAFT, 1981, S. 11).

„Integration“ oder „Segregation“ haben wir dort diskutiert: Soviel Integration wie möglich und so viel Segregation (Ausgliederung) wie nötig, war damals unsere allgemeine Formel mit dem Hinweis auf den einzelnen „Fall“.

Sabine ist ein Einzel„fall“. Sie kommt im Unterricht der Hauptfächer praktisch nicht mit, aber „beim gemeinsamen Singen und Geschichtenerzählen fühlt sie sich wohl“.

Bei Sabine muß zunächst einmal Aufklärung und Information die ideologisch verhärteten Fronten entkrampfen. Wenn Pfarrer und Abgeordneter hineingezogen wurden, muß man sie auch bei der Aufklärung beteiligen. Aufklären kann aber schwerlich die „Körperbehindertenschule“, denn sie wird von der Gegenseite als befangen abgelehnt. Hier muß ein neutraler Vermittler eingeschaltet werden; ganz gleich, wer das sein sollte, er muß von allen „Parteien“ akzeptiert werden können. Der erste Schritt: Einzelgespräche – nicht gleich alle an einen Tisch –, um zu informieren und Ideologie abzubauen; dann könnte der Besuch in einer Schule für Körperbehinderte auch für Eltern hilfreich sein.

Erst wenn sämtliche Betroffenen informiert sind, gelingt es vielleicht gemeinsam, den richtigen Weg für Sabine zu finden. Das muß nicht auf jeden Fall eine andere Schule bedeuten, das kann auch mit „ambulanter Betreuung“ durch entsprechende Helfer (u. U. auch Laien, wie z. B. Zivildienstleistende bei Markus) gelingen. Aber dann muß vor Ort die Entscheidung getroffen werden. **(1)**

Und: Was man tut

Unser Schwerpunkt: SCHULE

Es gibt heute viele Grund-, Haupt-, Real-, Gesamtschulen, Gymnasien, kurz: „Regel“-schulen, die Kinder mit Körperbehinderungen haben, eben solche Schüler, die zum „Einzugsbereich“ gehören. Die Erfahrungen, über die berichtet wird – offiziell wie auch inoffiziell –, sind unterschiedlich und kaum ver-

(1)
Ein solcher Weg wäre auch hier besser gewesen:

„Eines Tages kam ein amtliches Schreiben. Den Eltern von H. S. wurde darin mitgeteilt, sie hätten ihr Kind ein paar Tage später in einer 70 km entfernten Heimschule für Körperbehinderte abzuliefern. H. war gut in der örtlichen Realschule integriert. Man hatte es auch nicht für nötig gehalten, zunächst einmal den Willen der Eltern zu erkunden. Recherchen ergaben, daß die neu eröffnete Sonderschule völlig unterbesetzt war“

(CLOERKES, G., 1980, S. 480).

Was Cloerkes berichtet, ist vielleicht ein Einzel„fall“. Aber sind es nicht alles Einzelfälle? Dahinter stehen Menschen, die aufgrund der Aktenlage entschieden haben. Jeder wird den „Fall“ in seiner persönlichen Statistik verarbeiten: Ihn entweder als einmalig „vergessen“ oder als Indiz für generelle Fehlentscheidungen der „Schulbürokratie“ bewerten.

Wir möchten uns keiner Seite anschließen – aber jeden bitten, zu verhindern, daß es einen zweiten „Fall“ H. S. gibt, wo immer er es kann.

Noch ein Vorgriff auf Band 5:

„Sonderschulbedürftigkeit ist (. . .) nicht objektiv an einem Kind nachweisbar. Sie entsteht immer nur durch das Aufeinandertreffen eines schulisch auffälligen Kindes mit einer für dieses Kind ungeeigneten Regelschule. Wäre dieses Kind auf eine andere Regelschule getroffen, so wäre es vielleicht nicht in die Sonderschule umgeschult worden. (. . .)“

(SANDER, A., 1982, S. 42 f.)

Das muß nicht heißen, daß vorübergehende Überweisung in eine Sonderschule falsch ist, auch nicht, daß es nicht Kinder gibt, die, nur weil sie in der Sonderschule waren, überhaupt zu einem Schulabschluß gekommen sind; für diese Kinder war die Sonderschule in ihrer besonderen Situation die richtige Schule.

gleichbar; zu unterschiedlich sind die Gesichtspunkte der „Berichterstatter". Daneben gibt es Schulen (vielleicht ist eine in Ihrer Nähe), die sich den gemeinsamen Unterricht behinderter und nichtbehinderter Schüler zur besonderen Aufgabe gemacht haben; einige sind offizielle Modellversuche des betreffenden Kultusministeriums.
Wir haben der Broschüre des BUNDESMINISTERS FÜR BILDUNG UND WISSENSCHAFT, aus der wir schon häufiger zitierten, Kurzbeschreibungen entnommen (Stand 1981), die wir hier kurz anführen. (Wenn Sie mehr darüber erfahren wollen, wenden Sie sich bitte an den Pressereferenten des betreffenden Kultusministeriums, das den Modellversuch „trägt"). **(1)**

Staatliches Gymnasium, Bendorf
Aufgabe: Körperbehinderte Kinder und Jugendliche sollen durch den Unterricht im Gymnasium die Möglichkeit haben, intellektuell, sozial und psychisch gefördert zu werden, dies vor allem auch im Hinblick auf bessere Berufsmöglichkeiten.
Nichtbehinderte Mitschüler, Lehrer und Eltern sollen im täglichen Umgang mit Körperbehinderten lernen, ihre Ängste und Unsicherheiten abzubauen.
Integration bedeutet mehr als die gemeinsame Unterrichtung, sie schließt Kontakte zwischen behinderten und nichtbehinderten Kindern im sozialen Bereich allgemein ein.
Laufzeit: 1979 bis 1983/84
Träger: Bund-Länder-Kommission.

Neckargemünd
Eingliederungsvorbereitung körperbehinderter Jugendlicher für Berufsausbildung und Erwerbsleben
Aufgabe: Es sollen 30 Unterrichtseinheiten zur Berufsinformation und Berufswahlvorbereitung körperbehinderter Schüler der Abschlußklassen 7 bis 9 des Sekundarbereichs I entwickelt werden. Diese Unterrichtseinheiten sollen auch für andere Behindertengruppen nutzbar sein. Sie werden durch eigens entwickelte Medien unterstützt. Die Berufswahlvorbereitung erfolgt unter Berücksichtigung der allgemeinen Lebensbedingungen

(1)
Kritisch wertet diese Modellversuche U. HAUPT (1981, S. 713):

„Die vorliegenden Erfahrungen bestätigen, daß die gemeinsame Unterrichtung von körperbehinderten und nichtbehinderten Kindern allein noch nicht Integration bedeutet (. . .). In den vorliegenden Erfahrungen werden sowohl Faktoren deutlich, die die Integration erschweren als auch Faktoren, die Integration erleichtern. Integration ist sehr erschwert, wenn

- die körperbehinderten Schüler als separate Gruppe im Internat wohnen;
- die Heterogenität einer Integrationsklasse durch starke Mehrfachbehinderungen zu groß wird;
- eine Schule sehr stark leistungs- und lernzielorientiert arbeitet und damit Konkurrenzverhalten und Überkompensation begünstigt und soziale Interaktion erschwert.

Integration wird wesentlich erleichtert, wenn folgende Bedingungen erfüllt werden

- engagierte Lehrkräfte und Eltern;
- stark individualisierter Unterricht mit entsprechenden Lehr- und Lernmaterialien;
- starke Unterstützung kommunikativer und sozialer Prozesse im Unterricht und außerhalb;
- zusätzliche Fördermaßnahmen für die körperbehinderten Schüler, je nach Bedarf Krankengymnastik, Beschäftigungstherapie, Sprachheilbehandlung;
- Hilfen für die Integration zu Hause und in der Nachbarschaft, Einrichtung von Hausarbeitsgruppen, Spielgruppen;
- zusätzliche Mitarbeiter in der Schule um Individualisierung im Unterricht, Unterstützung sozialer Prozesse, Therapie zu ermöglichen;
- Zusammenarbeit mit Körperbehinderten;
- Fortbildung der Lehrkräfte."

Das Wichtigste bei allen Bemühungen, behinderte Kinder zu fördern, mit ihnen zu leben, ist, das Gemeinsame zu erkennen; zu berücksichtigen, daß hier ein Mensch ist, der – zufällig – eine Behinderung hat. Wenn es uns gelingt, über diese Behinderung hinweg zu sehen – ohne sie zu übersehen – ist schon viel gewonnen.

erwachsener Behinderter und bezieht die Bereiche Familie, Wohnen, Freizeit, Bildung ein.
Laufzeit: 1. 9. 1977 bis 31. 3. 1981
Träger: Kultusministerium Baden-Württemberg.

Hessisch-Lichtenau:
Einbeziehung körperbehinderter Jugendlicher in einen berufsbezogenen Sekundarbereich II
Aufgabe: Verbindung von allgemeinbildendem und beruflichem Lernen in der Sekundarstufe.
Laufzeit: 1. 1. 1971 bis 31. 7. 1982
Träger: Hessisches Kultusministerium.
Weitere Modellversuche zur integrativen Beschulung Körperbehinderter in Regelschulen gibt es z. B. in München (Dante-Gymnasium), Altdorf bei Nürnberg (Leibniz-Gymnasium), Hamburg (Heinrich-Hertz-Gymnasium) und auch anderswo.

Nachtrag:
Wir haben ganz sicher nicht alles dargestellt, wir haben auch bestimmt Wichtiges vergessen ... Vielleicht hilft dieser Text trotzdem, zusammen mit den anderen Themen dieses Buches, Hilfe zur Selbsthilfe für die jeweils an einer Situation Beteiligten anzuregen. Wenn unser Anliegen bei Ihnen ankommt und Sie Körperbehinderten „nachdenklicher" begegnen, haben wir schon etwas erreicht.
Mehr zu den körperlichen Schädigungen und über die sich daraus ergebenden „situationsspezifischen Behinderungen" – so müßte man nach unserem Verständnis die Situation der Menschen beschreiben, die man kurz als „Körperbehinderte" etikettiert – finden Sie in den im Literaturverzeichnis genannten Büchern. Sie können sich auch an die betreffenden Schulen und Institutionen wenden, deren Adressen wir auf den nächsten Seiten abdrucken.
Dazu kann und muß jeder in seiner Umgebung etwas tun. Ihr behinderter Nachbar wartet auf Ihren ersten Schritt; das durch spastische Lähmungen beeinträchtigte Kind; der Kleine im Rollstuhl würde gerne in Ihrer Klasse bleiben: Gemeinsam wird es gehen ... **(1)**

(1)
Den Schluß der Geschichte von Jürgen sollten Sie am besten im Original lesen. Da gibt es noch eine richtige Protestaktion, so mit allem, was dazugehört – aber ohne „Gewalt"...

Hier nur die letzten Sätze der Kinder unter sich:

„... ‚Bisher hat man uns immer ausgelacht, nachgeäfft und verspottet. Wir wollen lernen, uns zu wehren. Wir wollen kein Mitleid'.

‚Mitleid ist Quatsch', sagt Ingrid. ‚Wir haben sie früher nachgemacht, dann hatten wir Mitleid. Heute sind wir Freunde'.

Dann wendet sie sich dem Zappler zu. ‚Entschuldige', sagt sie, ‚wir haben dich immer Zappler gerufen. Das tut uns leid. Zapp ... Jürgen. Wir haben miteinander geredet. Wir werden nur noch Jürgen zu dir sagen. Einverstanden, Jürgen?' ..." (S. 68 f.)

4. Informationen, Hinweise, Adressen

Für Behinderte und ihre Eltern gibt es zahlreiche Informationsmöglichkeiten.

Einen Überblick über die gesetzlichen Bestimmungen und die sozialen Hilfen gibt:

Leitfaden für Behinderte

Dieses Taschenbuch erhält man kostenlos auf den Sozialämtern der Städte und Gemeinden oder vom:
Bundesminister für
Arbeit und Sozialordnung
Referat Presse und Information
Postfach
5300 Bonn
Dort gibt es auch eine Schrift über die Politik für Behinderte:

Aktionsprogramm Rehabilitation in den 80er Jahren.

Beim Bundesminister für Arbeit und Sozialordnung gibt es den Bundesbeauftragten für die Belange der Behinderten, an den man sich mit Eingaben wenden kann.

Bei der
Bundeszentrale für
gesundheitliche Aufklärung
Ostmerheimer Straße 200
5000 Köln 91
gibt es eine Reihe von Schriften über Behinderungen und den Umgang mit Behinderten:

Menschen wie wir

Das Heft informiert über Arten, Ursachen, Verlauf und Rehabilitationsmöglichkeiten von Behinderungen.

„Wir sind Menschen wie Ihr auch“

Das Heft stellt Lebenssituationen behinderter und psychisch kranker Menschen dar. Es gibt Hinweise über das richtige Verhalten im direkten Kontakt mit ihnen.

besser helfen – mehr erreichen

Dieser Leitfaden gibt konkrete Hinweise für die Arbeit mit behinderten Menschen, vor allem wenn man Kontakte und Integration mit Nichtbehinderten fördern will.

Entwicklungskalender

Ein Merkblatt für junge Eltern, mit dem sie die Entwicklung ihres Babys in den ersten achtzehn Monaten nach der Geburt verfolgen können, samt Terminen für Untersuchungen zur Früherkennung von Behinderungen.

Für alle Eltern, die ihre Verantwortung für ihr Baby ernst nehmen, ist eine gute Information auch ein Heftchen von der:
Vorsorge-Initiative der Aktion Sorgenkind
Siesmayerstraße 15
6000 Frankfurt 1

Es heißt:
Die Chance

Was man durch Früherkennung heute alles für die Gesundheit von Babys und Kleinkindern erreichen kann. (Mit dem kompletten Vorsorgeplan für ein gesundes Kind).

Nützliche Informationsbroschüren für Behinderte gibt auch heraus die

Bundesarbeitsgemeinschaft
„Hilfe für Behinderte“
Kirchfeldstraße 149
4000 Düsseldorf
Tel. (02 11) 34 00 85

Hier sind auch die Anschriften aller Vereinigungen von Behinderten und deren Eltern zu erfragen.

Folgende Titel werden auf Anfrage versandt:

Die Rechte der Behinderten und ihrer Angehörigen
Ferienführer
(für Behinderte)

Reiseführer für unsere behinderten Fahrgäste
heißt ein hilfreiches Heftchen, das man auf Bahnhöfen bekommt oder direkt von:
Deutsche Bundesbahn
Zentrale Verkaufsleitung
Rhabanusstraße 3
6500 Mainz 1

Autobahn-Service für Behinderte

heißt ein kostenloses Faltblatt, das rollstuhlgerechte Anlagen in Rast- und Tankstellen an den Bundesautobahnen ausweist.
Man bekommt es von:
Presse-Report Verlagsgesellschaft
Postfach 219
5628 Heiligenhaus

1000 Tips für Behinderte

Mehr Spaß an sportlicher Freizeit
heißt eine Broschüre, die zusammen mit Krankenkassen (bei denen sie dann auch erhältlich ist) herausgegeben wurde von:
Deutscher Behinderten-Sportverband
Benderstraße 106
4000 Düsseldorf 12

Auskünfte über geeignete Schulen für Behinderte bekommt man häufig als landesweite Übersicht von den Kultusministerien der Länder. Über Rehabilitation und soziale Fragen informieren landesweit die Sozialministerien der Länder. Lokale Informationen erfragt man am besten bei den Sozialämtern der Gemeindeverwaltungen und bei den Geschäftsstellen der Krankenkassen.
Wer sich über Bücher zum Thema Behinderte informieren will, greift am besten zu der *Buchempfehlungsliste Behinderte* der Deutschen Lesegesellschaft, Mainz. Sie informiert in Kurzkritiken über Ratgeber und erzählende Literatur. Man bekommt das Heftchen in vielen Bibliotheken und größeren Buchhandlungen oder direkt vom Herausgeber. Einen Rückumschlag mit Ihrer Adresse und 80 Pfg. Porto schicken Sie an:
Deutsche Lesegesellschaft
Lauterenstraße 37
6500 Mainz

Bei den Arbeitsämtern sind für behinderte Jugendliche und ihre Eltern einige Broschüren erhältlich:

Auf dem Wege zum Beruf
gibt es in verschiedenen Ausgaben für lernbehinderte, gehörlose oder (in Blindenschrift) für blinde Jugendliche.

Mehr Wissen über die Berufswahl
wendet sich an Eltern von behinderten Jugendlichen.

Speziell für die Eltern von Sonderschülern gibt es die Schrift:

Informationen für Eltern

Die Schrift

„Ich bin ein Kind wie jedes andere!“
erhalten Sie vom:
Bundesminister für Bildung und Wissenschaft
Postfach 20 01 08
5300 Bonn 2

5. Literatur

5.1 Einführende Literatur

BRACKEN, H. v.:
Vorurteile gegen behinderte Kinder, ihre Familien und Schulen
Berlin 1976

BUNDESMINISTER FÜR BILDUNG UND WISSENSCHAFT (Hrsg.)
„Ich bin ein Kind wie jedes andere“
Bonn 1981

JANSEN, G. W.:
Die Einstellung der Gesellschaft zu Körperbehinderten
Rheinstetten 1981, 4. Aufl.

KLEE, E.:
Behinderten-Report II
Frankfurt/M. 1976

KLEE, E.:
Behinderten-Report
Frankfurt/M. 1980 a

KLEE, E.:
Behindert
Frankfurt/M. 1980 b

KLEE, E.:
Der Zappler
Düsseldorf 1981, 3. Aufl.

PECHSTEIN, I.:
Handbuch für Körperbehinderte
Ravensburg 1981

SCHMEICHEL, M./SCHMEICHEL, B.:
Hilfe für körperbehinderte Kinder
Stuttgart 1978

THIMM, W.:
Mit Behinderten leben
Freiburg 1977

WERNER, G.:
Das behinderte Kind
Stuttgart 1973

5.2 Weiterführende Literatur

ADLER, J.:
Pädagogische Hilfen für Kinder mit einem Hirntrauma
Berlin 1975

AEBI, U.:
Das normal begabte cerebral bewegungsgestörte Kind
Bern 1974

BECKMANN, R.:
Die Rehabilitation von Patienten mit Muskelkrankheiten
Freiburg 1976

BLÄSIG, W./JANSEN, G. W./SCHMIDT, M. H. (Hrsg.):
Die Körperbehindertenschule
Berlin-Charlottenburg 1972

BLÄSIG, W.:
Stellung und Aufgaben der Pädagogik in der Rehabilitation Körperbehinderter
In: HAUPT, U./JANSEN, G. W. (Hrsg.), a.a.O., erscheint 1982

BLÄSIG, W./SCHOMBURG, E.:
Das unfallgeschädigte Kind
Stuttgart 1971

BLEIDICK, U.:
Pädagogik der Behinderten
Berlin 1982, 4. Aufl.

BLEIDICK, U. u. a.:
Einführung in die Behindertenpädagogik, Bd. I–III
Stuttgart 1981, 2. Aufl.

CLOERKES, G.:
Einstellung und Verhalten gegenüber Körperbehinderten
Berlin 1980

DEUTSCHER BILDUNGSRAT:
Gutachten und Studien der Bildungskommission Sonderpädagogik 4, Verhaltensgestörte, Sprachbehinderte, Körperbehinderte
Stuttgart 1974

DEUTSCHER BILDUNGSRAT:
Gutachten und Studien der Bildungskommission 25 Sonderpädagogik 1, Behindertenstatistik, Früherkennung, Frühförderung
Stuttgart 1975

ESSER, F. O.:
Soziale Einstellung von Schulkindern zu körperbehinderten Mitschülern
Neubergweier 1975

GOFFMAN, J.:
STIGMA – Über Techniken der Bewältigung beschädigter Identität
Frankfurt/M. 1980

HARBAUER, H./LEMPP, R./NISSEN, G./STRUNK, P.:
Lehrbuch der speziellen Kinder- und Jugendpsychiatrie
Berlin 1980, 4., neu bearbeitete und erweiterte Aufl.

HAUPT, U./JANSEN, G. W.:
Besondere Förderbedürfnisse von Schulkindern nach schweren hirntraumatischen Schädigungen
In: *Kinderchirurgie,* Mai 1981, Band 33

HAUPT, U./JANSEN, G. W.:
Handbuch der Sonderpädagogik
Bd.: Pädagogik der Körperbehinderten
Berlin, erscheint 1982

HAUPT, U./JANSEN, G. W.:
Modelle der integrativen Erziehung und Unterrichtung von körperbehinderten und nichtbehinderten Kindern und Jugendlichen
In: HAUPT, U. / JANSEN, G. W. / u. a.; a.a.O., erscheint 1982

JANSEN, G. W. (Hrsg.):
Sozialwissenschaftliche Aspekte der Rehabilitation
Rheinstetten-Neu 1977

JANSEN, G. W./KUNERT, S./SEVENIG, H.:
Aspekte der Persönlichkeitserziehung bei körperbehinderten Kindern
In: HAUPT, U./JANSEN, G. W.; a.a.O., erscheint 1982

JUNG, M./STEINKE, Th.:
Körperbehinderte in der Regelschule – Erfahrungen aus dem „Modell Lichtenau“
In: Rehabilitation 1978, S. 188–193

KUNERT, S./SCHMIDT, M.:
Die psychische Situation körperbehinderter Kinder
Ratingen 1971

LEYENDECKER, Chr. H.:
Lernverhalten behinderter Kinder
Rheinstetten-Neu 1977

LEYENDECKER, Chr. H.:
Behinderung und Sonderschulbedürftigkeit
In: *Behindertenpädagogik,* 1/1982, S. 40–46

PAWEL, B.:
Körperbehindertenpädagogik
In: BLEIDICK, U. u. a. 1977, S. 74

SANDER, A.:
Die statische Erfassung von Behinderten in der Bundesrepublik Deutschland
In: DEUTSCHER BILDUNGSRAT, a.a.O., 1975, S. 13–110

SCHMIDT, M. H.:
Kinder mit cerebralen Bewegungsstörungen in ihrem intelligenten Verhalten
Berlin 1971

SCHÖNBERGER, F.:
Körperbehinderungen – Ein Gutachten zur schulischen Situation körperbehinderter Kinder und Jugendlicher in der Bundesrepublik Deutschland
In: DEUTSCHER BILDUNGSRAT; a.a.O.; 1971, S. 199 ff

SEIFERT, J.:
Das spina-bifida-Kind
Stuttgart 1976

SPECK, O.:
Analyse der Möglichkeit gemeinsamer Unterrichtung behinderter und nichtbehinderter Kinder
In: *Praxis der Kinderpsychologie,* 2/76

Hans G. Eisert, Michael Zutavern

Krankheitsnahe Zustände

Zu 1.
„Krankheits-nahe Zustände", ein ominöser Begriff. Bauchweh, Kopfschmerzen, Schlafstörungen sind dagegen Probleme, die jeder kennt – bei sich selbst und eben oft auch bei seinen Kindern. Anhand von vier Punkten beschreiben wir, was diese Störungen des Körpers zu „krankheitsnahen Zuständen" macht.

Zu 2.
Zu krankheitsnahen Zuständen gehört, daß normale körperliche Abläufe gestört sind. Wir haben einige Informationen zusammengestellt, was dabei „nicht funktioniert".

Zu 3.
Wenn sich ein krankheitsnaher Zustand nicht als organische Erkrankung herausgestellt hat, wird die Vermutung, daß „etwas anderes dahintersteckt", zur Gewißheit.

Wir nennen eine Reihe von Gründen, die für „Schulbauchweh" und andere Funktionsstörungen verantwortlich sein können.

Dazu gehören nicht zuletzt die Belastungen, die durch die krankheitsnahen Zustände selbst entstehen: Das Kind „macht wieder in die Hosen", weil der Ärger um sein Einnässen „nicht mehr zum Aushalten" ist. Die Bedingungen, die für das erste Auftreten verantwortlich waren, können schon längst unwichtig geworden sein.

Zu 4.
Schwierigkeiten, die zu krankheitsnahen Zuständen führen können, kann man vermeiden. Eltern und Lehrer müssen z. B. immer wieder ihre Anforderungen an das Kind überprüfen. Sie sollten den Kindern aber auch helfen, mit den Problemen selbst fertig zu werden.

Wenn die Kraft der unmittelbar Betroffenen zur Selbsthilfe nicht ausreicht, muß zusammen mit dem Fachmann nach einem Ausweg gesucht werden. Alle müssen dabei bereit sein, ihr Verhalten zu ändern. Das wird manchmal erleichtert, wenn es gelingt, schnell das „*Symptom* zu kurieren".

1. „Krank" oder „nicht krank"? – Zum Begriff „krankheitsnah"

„Krankheitsnahe Zustände" – ein Titel, unter dem Sie sich vielleicht nicht viel vorstellen können. Aber es verbergen sich hinter dieser „undurchsichtigen" Bezeichnung Probleme, die Ihnen sicher nicht unbekannt sind: **(1)**

Dieter kaut mit gequältem Gesichtsausdruck auf seinem Brötchen herum. Schon beim Aufstehen klagte er darüber, daß ihm nicht gut sei. In wenigen Minuten muß er los, um den Schulbus zu schaffen. Sein Blick geht hilfesuchend zur Mutter: „Mir ist so schlecht! Kannst du nicht in der Schule anrufen und mich krankmelden?"

Seit einer Stunde schreibt die 8 c jetzt den Deutschaufsatz, und zum fünftenmal meldet sich Doris zur Toilette ab. Herr Marquard, der Aufsicht führt, wird langsam unruhig. Ob sie draußen jemanden hat, mit dem sie die Gliederung durchspricht? Oder ist das Mädchen krank? Sollte er sie lieber heimschicken?

Morgen sind Bundesjugendspiele. Deswegen ist Peter früh ins Bett gegangen. Er ist kein großer Leichtathlet. Besonders beim Schlagballwerfen fürchtet er sich schon jetzt vor dem „Der nächste: Peter Friedmann." Zu oft schon landete der Ball bei seinen Versuchen bei „minus drei Meter". Er wälzt sich im Bett. Er erinnert sich, wie die Mädchen aus der 3. Klasse jedesmal schallend lachten, wenn er nach dem verdammten Schlagball greifen mußte. Die Uhr zeigt gleich Mitternacht. Peter schläft unruhig, wird immer wieder wach, hat das Gefühl, überhaupt nicht mehr einschlafen zu können. Jetzt wird er auch noch müde zum Sport gehen müssen. Er schleicht in die Küche, um ein Glas Wasser zu trinken – die Eltern schlafen schon. Wieder wühlt er sich ins Kopfkissen, aber der Schlaf will einfach nicht kommen.

Dieter leidet unter Übelkeit; Doris unter „Harndrang"; Peter hat Schlafstörungen. **(2)**

(1)
Auch Lehrern sind „Krankheitsnahe Zustände" nicht unbekannt, wie der folgende Tagebuchausschnitt von G. BÖCKLER (In: ZIMMERMANN, U./EIGEL, Chr., 1980, S. 103) zeigt:

„25. 9.: wachgeworden, schweißnaß, die beklemmung ist wieder da, in den träumen ging es wieder um schule, irgendwas mit notengebenmüssen und ruhehaltenmüssen, schon heute nacht um halb vier wurde ich wach, und jetzt um sechs von dem wecker.

wovor habe ich angst, die sechs stunden heute können doch gar nicht so schwer zu unterrichten sein, und danach hab ich frei. und ich muß das alles wie einen job betrachten.

1. 10. erntedankfest: es ist sonntag und wie jeden sonntag an der zeit zu erinnern, daß die welt nicht aus schule besteht, daß die schule nicht das leben ist.

4. 10.: geheult in der vierten stunde. ‚gebt ihr ein taschentuch', ‚gebt ihr besser klopapier'."

(2)
Bei einer Befragung von 11 147 Schülern der 6. und 9. Schulstufe aller Schularten (außer Sonderschulen) wurde 1977 u. a. untersucht, ob es in belastenden Situationen zu körperlichen Reaktionen kam. Dabei kam z. B. heraus, daß 34,2% der Schüler der Aussage zustimmen, daß sie am Morgen vor Prüfungen oder wichtigen Arbeiten kaum etwas essen können.

Weitere Ergebnisse:

	„stimmt"
Vor wichtigen Prüfungen muß ich oft mehrmals zur Toilette	32,8%
Wenn Klassenarbeiten oder Tests zurückgegeben werden sollen, ist mir manchmal ein wenig übel	48,7%
Es ist schon vorgekommen, daß mir vor Klassenarbeiten so schlecht wurde, daß ich mich erbrechen mußte	12,6%
Wenn die Hausaufgaben abgefragt werden sollen, bricht mir manchmal der Schweiß aus	29,3%
Abends im Bett mache ich mir oft Sorgen darüber, wie ich am nächsten Tag abschneiden werde	45,0%
Wenn im Unterricht mein Name fällt, habe ich gleich ein ungutes Gefühl	40,0%

(FEND, H./HELMKE, A., 1981, S. 90)

Wir könnten weitere Beispiele anführen: Schüler, die nachts noch einnässen, Kinder, die unter Kopfschmerzen leiden oder Verdauungsstörungen haben. Was ist das Gemeinsame an diesen Anfälligkeiten?

Punkt 1

Ob man nicht einschlafen kann oder der Schlaf sehr unruhig ist, ob ein Kind erbrechen muß oder ein Schüler nachts einnäßt: Immer sind Abläufe im Körper, die sonst normal funktionieren, plötzlich gestört: „Es funktioniert etwas nicht". Aufgrund dieses ersten Merkmals krankheitsnaher Zustände spricht man auch von „funktionellen Störungen". Wieso aber „krankheits-nah"? Kann man nicht sagen, daß die Kinder krank sind? Offensichtlich haben doch alle drei Schüler körperliche Beschwerden. Weshalb also „krankheitsnah"? Sehen wir uns zu dieser Frage das Beispiel von Dieter (siehe vorige Seite) an: Dieter fühlt sich krank. Er möchte, daß seine Mutter ihn für heute in der Schule entschuldigt. Für einen Moment kommt Dieters Mutter der Gedanke, ob er sich vielleicht nur vor einer Arbeit drücken will: „Schreibt ihr heute etwa Mathe?" Die Mutter kann nur von Dieters subjektivem „Befinden" ausgehen, um zu entscheiden, ob er wirklich krank ist. Sie entschuldigt ihn in der Schule. Das Wort ihres Sohnes reicht ihr dazu aus. Aber um etwas gegen Bauchweh zu tun, will sie einen objektiven „Befund" haben: Sie geht mit Dieter zum Arzt. Dabei stellt sich heraus, daß er eine Blinddarmentzündung hat. „Befinden" und „Befund" stimmen hier also überein, und es wird kaum jemand darüber streiten wollen, daß Dieter krank ist. Von seiner Krankheit wurde er dann auch bald „befreit". **(1)**

Dieters Bauchweh, „seine funktionellen Störungen", stellen sich also als „echte" Krankheit heraus. Bis dies durch den Befund des Arztes eindeutig ist, hat seine Mutter zum Beispiel so ihre Zweifel, ob Dieters Beschwerde tatsächlich eine Erkrankung zugrundeliegt, oder ob etwas anderes dahintersteckt.

(1)
Wenn hier „Befinden" in Überlegungen zum Krankheitsbegriff mit einbezogen wird – wie es der Sozialmediziner H. SCHAEFER (1976) vorschlägt –, beinhaltet das eine Kritik am medizinisch-naturwissenschaftlichen Krankheitsmodell: In diesem Modell werden die Ursachen für eine Krankheit im Organismus gesucht. Das Symptom, z. B. das Fieber, weist auf einen Infektionsherd, auf Erreger wie beispielsweise Viren, die im Körper biochemische Veränderungen auslösen.

Diese Betrachtungsweise wurde oft ohne viel Federlesens von eindeutigen Körperkrankheiten auf psychische Auffälligkeiten übertragen. Problematisches Verhalten wird dann als Symptom betrachtet, und man sucht nach gestörten biochemischen Prozessen im Organismus.

Seit den 60er Jahren wird dieses Modell vehement kritisiert. Vor allem wird eingewandt, daß es nicht erklären kann, warum psychische Auffälligkeiten häufig ohne eindeutige organische Krankheitsherde auftreten und damit nicht nur ein Zeichen für Störungen im Organismus sein können.

Ein solcher medizinisch-naturwissenschaftlicher Ansatz übersieht, daß psychische Störungen nicht einfach im Individuum lokalisiert werden können, sondern „Probleme des Lebens" (SZASZ, 1960) darstellen. Sie ergeben sich immer aus einer Wechselbeziehung des Individuums mit seiner materiellen und sozialen Umwelt. Dieser Zusammenhang wird bei einer Übertragung auf den psychischen Bereich beinahe systematisch ausgeklammert.

In der Auseinandersetzung um das medizinisch-naturwissenschaftliche Krankheitsmodell wurde also besonders betont, daß psychische Auffälligkeiten nicht einfach gegeben, sondern gesellschaftlich bestimmt sind, und das gilt auch für organische Störungen: Sie sind nicht von vornherein „Krankheiten", sondern werden z. B. dazu, wenn die Kollegen sagen: „Du siehst schlecht aus – geh' doch mal zum Arzt", oder wenn bei einer Routineuntersuchung plötzlich eine Infektion entdeckt wird, die man selbst doch gar nicht gespürt hat: Was Befinden genannt wird und was Behandlung erhält, ist somit nie objektiv und losgelöst vom sozialen Kontext gegeben.

Punkt 2

Von krankheitsnahen Zuständen sprechen wir, solange eine ärztliche Untersuchung keine akute Krankheit ergeben hat. Man sollte also nicht vorschnell andere Gründe annehmen, da sich eine funktionelle Störung als Erkrankung herausstellen kann. Andererseits besteht aber auch die Gefahr, daß man die Störung als organische Krankheit ansieht, obwohl andere Bedingungen ausschlaggebend sind. Peters Eltern waren deshalb vorsichtig:
Peter hat nicht nur in der Nacht vor den Bundesjugendspielen Schlafstörungen. Seine Eltern haben die nächtlichen Wanderungen durch die Wohnung schon häufiger erlebt. Sie hatten bald den Verdacht, daß andere als körperliche Gründe zur Schlaflosigkeit führen. Um nichts zu übersehen, sind sie trotzdem zuerst einmal mit Peter zum Arzt gegangen. Die Untersuchung erbrachte keinerlei Hinweise auf organische Ursachen. Peter konnte aber weiterhin schlecht einschlafen und wurde regelmäßig nachts wach. Warum?
Bei Peter wird man die Gründe schnell in der Angst vor einem Versagen, wie z. B. bei den Bundesjugendspielen und vor der Reaktion seiner Mitschüler, suchen müssen. Solche „krankheitsnahen Zustände“ kennt jeder Erwachsene nicht nur aus seiner Schulzeit. **(1)**

Das berühmte Lampenfieber gehört hierzu genauso wie die feuchten Hände bei der Fahrschulprüfung und die schlaflose Nacht vor dem Bewerbungsgespräch. In solchen Situationen fühlt man sich subjektiv schon einmal „krank“. Meistens weiß man dabei selbst, daß ein Arzt „nichts finden“ könnte.

Punkt 3

Krankheitsnahe Zustände sind oft Zeichen für psychische oder soziale Belastungen des Kindes. Hat deshalb eine gründliche körperliche Untersuchung keinen krankhaften Befund ergeben, wird man nach Schwierigkeiten und Problemen suchen, die der körperlichen Störung zugrundeliegen könnten. Dabei muß betont werden, daß der Betroffene selbst sich oft richtig „krank“ fühlt. **(2)**

(1)

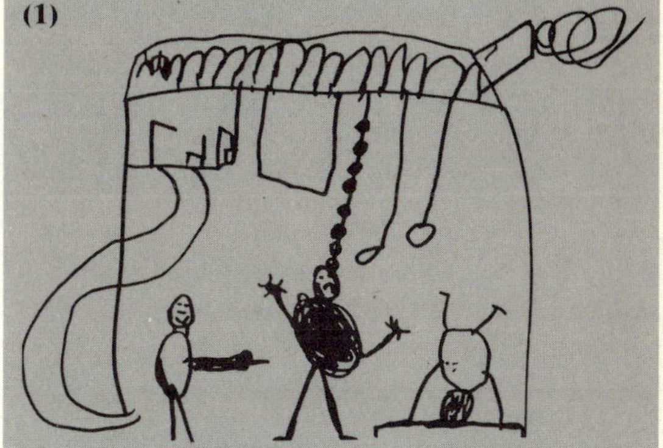

Peter (6): Turnstunde.

Peter kann keinen Purzelbaum. Er steht in der Mitte, der linke Junge zeigt mit dem Finger auf ihn und lacht ihn aus. Er malt die gefürchtete Szene; (aus: HAAS, G.: *„Ich bin ja so allein – kranke Kinder zeichnen und sprechen über ihre Ängste“*, Ravensburg 1981, S. 61).

(2)

Wie man sich umgekehrt gesund fühlen und doch schwer krank sein kann, zeigt das folgende Beispiel:

„*Plügge* beschreibt einen 79jährigen Mann, einen Erfinder, der in die Medizinische Poliklinik kommt, um ein Attest zu erhalten, daß er pflegebedürftig sei. Wie er betont, hat er keinerlei Beschwerden, es gehe ihm lediglich darum, daß er ohne Attest nicht in ein sehr nettes Altersheim aufgenommen werden könne, in dem gerade ein Platz frei sei. Er habe in seinem Alter als Junggeselle die ewige Einholerei, das Selbstversorgen, Kochen, Strümpfestopfen usw. satt. Er müsse mit seiner Zeit sparsam umgehen, da er noch viele Arbeiten zu erledigen habe, die er in dem Altersheim rascher bewältigen könne. – Objektiv bestand eine ausgesprochene Myodegeneratio cordis, ein großes breites dilatiertes Herz mit Vorhofflimmern, Lungenstauung und Ödemen. – Erst auf Nachfrage ist zu hören, daß er beim Treppensteigen Atemnot hat, nachts 2- bis 3mal Wasser lassen muß, geschwollene Füße hat, was er alles seinem schlechten Schuhwerk zur Last legt. Er hielt sich auf jeden Fall nicht für krank, er klagte über keinerlei Beschwerden“

(BRÄUTIGAM, W., 1981, S. 31).

Viele Reaktionen des Körpers – das Nichtschlafenkönnen, der Angstschweiß, das nervöse Zittern – zeigen, daß sich seelisches Befinden und körperliche Reaktionen (Psyche und Soma) *nicht* trennen lassen.

So können psychische Belastungen auf der einen Seite zu „krankheitsnahen Zuständen" führen – sie können aber auch regelrechte Erkrankungen hervorrufen. Solche *„psychosomatischen Krankheiten"*, wie manche Magengeschwüre oder Herzerkrankungen, sollen in diesem Text nicht besprochen werden. Andererseits können akute Krankheiten funktionelle Störungen nach sich ziehen, wie beispielsweise bei Doris:

Doris geht während Klassenarbeiten laufend zur Toilette. Das hätte drei Wochen zuvor noch eine klare Begründung in ihrer Blasenentzündung gehabt. Doch die ist längst erfolgreich behandelt. Herr Marquard wußte auch gar nichts davon. Und wenn, hätte es nur seinen leisen Verdacht, daß Doris simuliert, verstärkt. Aber Doris hat diesen Drang zur Toilette tatsächlich, auch wenn jeder Gang jetzt „unnötig" ist. Vielleicht hat sie in der Zeit ihrer Blasenentzündung gelernt, daß man schwierigen Situationen wie einer Klassenarbeit durch die körperliche Beschwerde aus dem Weg gehen kann. Dieser Lernvorgang muß ihr gar nicht bewußt geworden sein. Er hatte aber die Wirkung, daß sie immer, wenn sie wieder in eine bedrängende, schwer lösbare Situation kommt, den gleichen Harndrang wie damals verspürt.

Punkt 4

Nicht selten sind krankheitsnahe Zustände ein Mittel für das Kind, auf sich aufmerksam zu machen. Manchmal sind sie sogar die einzige Möglichkeit, auf seine Einsamkeit oder Hilflosigkeit wirksam hinzuweisen. Insoweit sind ihre Bedeutung für das Kind, aber auch ihre Dauer, von der Umwelt mitbestimmt.

Solange den Erwachsenen nicht auffällt, daß Doris mit ihren Blasenbeschwerden – völlig unbewußt – unangenehmen Situationen aus dem Weg geht, muß man damit rechnen, daß die Beschwerden erneut auftreten. **(1)**

(1)

„Wenn es dunkel wird, kommt Dracula

Frau K. wacht um halb zwei Uhr nachts auf und sieht, als sie mal raus muß, daß im Zimmer des neunjährigen Volker Licht brennt. ‚Jetzt kann er schon wieder nicht schlafen', denkt Frau K., ‚was das Kind nur haben mag.' Sie hat sich so etwas schon gedacht. (. . .)

‚Es werden wohl die vielen Gruselgeschichten und Science-fiction-Filme sein, welche Volker sich tagsüber geradezu süchtig einverleibt,' denkt Frau K. ‚Und ständig diese Tonbandkassetten mit Gespenster- und Kriminalstories!' Frau K. nimmt sich vor, wieder rigoroser durchzugreifen.

In seinem Bett liegt Volker. Er ist schweißgebadet, sein Herz klopft, und er hat ganz gräßliche Angst. Das war doch wie echt, als Dracula ihn verfolgte und er gerade noch versuchte wegzurennen. Dann ist er aufgewacht, Gottseidank! Volker macht das Licht an. Ob er ein bißchen lesen soll? Aber bloß nichts Gruseliges! Nachher wird er wieder nicht einschlafen können, denn wenn es dunkel wird, kehren auch die Ängste wieder zurück. Und wenn er endlich einschläft, dann kommt womöglich Dracula wieder oder einer jener anderen schrecklichen Träume mit noch schlimmeren Gestalten. Wenn er jetzt nur zu seiner Mutter ins Bett könnte wie früher. Da war alles gut, da gab es keine bösen Träume.

Aber neben der Mutter liegt jetzt der neue Vater, und vor dem möchte er sich nicht blamieren. Außerdem weiß er auch, daß seine Mutter es nicht möchte, schließlich ist er ja schon neun.

Da, jetzt kommt die Mutter aus ihrem Zimmer. Schlagartig ist Volkers Angst weg. Vielleicht schaut sie zu mir rein, dann soll sie sich aber zu mir ins Bett legen, denkt Volker ganz aufgeregt. Aber dann war die Mutter bloß auf dem WC, und jetzt ist sie wieder in ihr Zimmer zurück.

Volker schaut ins Bett seiner Schwester; neidvoll sieht er, wie diese ruhig schläft. Ob er sich wieder zu ihr legen soll? Wie schon so oft? Dann ist die Angst auch geringer, aber morgen werden sie ihn womöglich wieder auslachen. Egal, dann bin ich wenigstens morgen nicht so müde, wenn ich jetzt einschlafen kann, denkt sich Volker, als er sich verstohlen ins Bett der Schwester legt . . ."

(HOPF, H. H., 1982, S. 74–77).

Bei Doris – aber auch bei den beiden anderen Beispielen – drängt sich nun die Frage auf, ob das Ganze wirklich so unbewußt geschieht. Bei Problemen wie Bauchschmerzen, Schlafstörungen, Übelkeit stecken Eltern und Lehrer in einer Zwickmühle: Die krankheitsnahen Zustände können Signale für psychische und soziale Probleme sein, und es können organische Erkrankungen hinter ihnen stecken. Andererseits taucht leicht der Verdacht auf, daß die Störung nur strategisch eingesetzt wird: Das Kind „braucht" die Störung, um sich einen Vorteil zu verschaffen. Deshalb werden manche dieser Beschwerden als „nicht so ernst", als Wehleidigkeit, Wichtigtuerei oder „hysterisch" abgetan. Demgegenüber wollen wir *zusammenfassend* festhalten:

Bei Bauchschmerzen, Schlafstörungen, Kopfweh, Übelkeit, Eßproblemen, aber auch bei Harndrang und Einnässen besteht immer die Möglichkeit, daß hinter der funktionellen Störung eine Erkrankung steckt.

Treten die Beschwerden häufig auf oder sind sie mit starken Schmerzen verbunden, muß in jedem Fall ein Arzt zu Rate gezogen werden. Er wird versuchen, in einer gründlichen Diagnose mögliche organische Ursachen herauszufinden.

Sicher wird man bei der Suche nach Gründen für die Störung ebenfalls an psychische oder soziale Belastungen für das Kind denken. Sie geraten erst recht ins Blickfeld, wenn keine organische Ursache gefunden werden konnte. Die Belastungen, die sich in krankheitsnahen Zuständen ausdrücken können, sind meist zu ernst, als daß man vorschnell einem Kind unterstellen sollte, daß es nur simuliert. **(1)**

Aber die körperliche Störung ist nicht immer ein „Symptom" für tieferliegende psychische Probleme. Die Beschwerden selbst entwikkeln schnell ein Eigenleben, wenn unangemessen auf sie reagiert wird. Ein Schüler, der ständig gefragt wird, ob es ihm auch ja wieder

(1)
Es ist allerdings nicht leicht herauszufinden, welche Probleme hinter körperlichen Störungen liegen. Jeder reagiert auf die gleichen Gefühlsregungen mit ganz anderen Symptomen. Und die gleichen Körperreaktionen können bei verschiedenen Gefühlen auftauchen oder aber Zeichen für eine Erkrankung sein:
„. . . bei Zorn kann man erröten und erbleichen, die Glieder können zittern, die Stimme kann versagen, der Magen schmerzen. Manche bekommen bei heftigen Auseinandersetzungen ein so unbezähmbares Hungergefühl, daß sie sofort und ausgiebig essen müssen. Anderen ist der Hals wie zugeschnürt und der Magen wie überladen. Sie können keinen Bissen essen. Schon der Anblick von Speisen verursacht ihnen Ekelgefühle, Brechreiz oder allgemeine Übelkeit. Viele werden durch Sorgen und Ängste dick, quellen auf und setzen ‚Kummerspeck' an. Andere verlieren den Appetit, magern ab und ‚verzehren' sich vor Angst.
Auch bei erotischen Gemütsbewegungen können wir erröten oder erbleichen, Herzklopfen oder Schweißausbrüche bekommen. Bei Schweißperlen auf der Stirn oder feuchten Händen muß es nicht immer Angstschweiß sein.
Es ist unbestreitbar, daß emotionale Zustände, insbesondere Affekte, mit mehr oder weniger deutlichen Veränderungen der Körperfunktionen verbunden sind. Diese physiologischen Begleiterscheinungen sind jedoch nicht nach der Art der Gemütsbewegung unterscheidbar, nicht auf bestimmte emotionale Zustände festgelegt, sondern sehr verschieden. Dieselbe physiologische Reaktion ist bei sehr verschiedenartigen emotionalen Zuständen möglich und kann außerdem zu ganz anderen Körpervorgängen gehören, Symptom einer Krankheit sein"
(PÖSSIGER, G., 1976, S. 80 f).

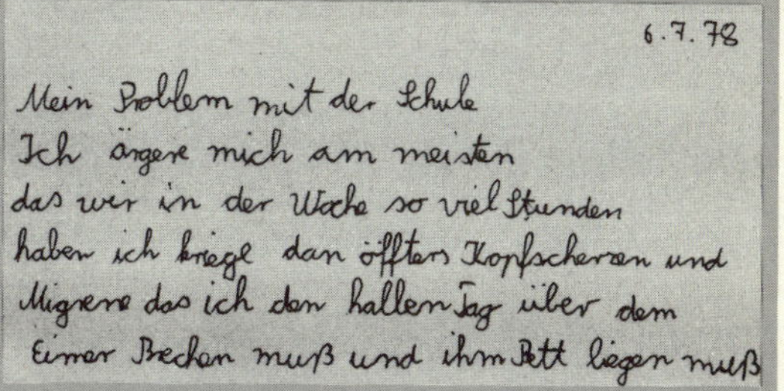
6.7.78
Mein Problem mit der Schule
Ich ärgere mich am meisten
das wir in der Woche so viel Stunden
haben ich kriegle dan öffters Kopfscheren und
Migrere das ich den hallen Tag über dem
Einer Becken muß und ihm Bett liegen muß

Ein Schüler einer dritten Grundschulklasse in einem Aufsatz

(BOSSMANN, D.: *„Die verdammten Hausaufgaben"*, Frankfurt 1979, S. 54)

gut gehe, ob er denn nichts im Magen verspüre (nur weil er einmal vor der Schule Bauchweh hatte), kann diese Leibschmerzen „erlernen", weil sie ihm z. B. die Zuwendung verschaffen, die er sonst vermißt.
Selbst ein solcher Fall hat nichts mit Simulieren zu tun. Diese Lernvorgänge sind dem Kind genauso wenig bewußt wie dem Erwachsenen die falsche Reaktion.
Im 3. Kapitel gehen wir auf die psychischen und sozialen Probleme ein, die zu krankheitsnahen Zuständen führen und mit ihnen verbunden sein können. Vorher sollen einige Informationen darüber zusammengestellt werden, wie die betreffenden Abläufe im Körper normalerweise „funktionieren", und was bei Störungen geschieht.

2. Was „funktioniert nicht" bei . . .

2.1 Schlafstörungen

Ein Kind findet am Abend keine Ruhe, ruft ständig nach den Eltern und steht dauernd auf, um etwas zu holen. Solche Einschlafschwierigkeiten kennen wohl alle Eltern. Ernster sind meistens Durchschlafstörungen, die das Kind jede Nacht aufwachen lassen. Es kann dann nur schwer wieder einschlafen und bleibt manchmal eine geraume Weile wach. Einige Kinder fangen an zu spielen, ohne daß Geschwister oder Eltern etwas davon merken. Manche Kinder schrecken nachts auf, schreien oder schlafwandeln durch die Wohnung. Oft berichten sie von Angstträumen. **(1)**

Bevor man von Schlafstörungen spricht, muß man sich bewußt sein, daß Schlafbedürfnis und -tiefe, aber auch verschiedene Formen des Einschlafens, mit dem Älterwerden der Kinder sich ändern und von Kind zu Kind ganz unterschiedlich sein können. **(2)**

„Der Übergang vom Wach- in den Schlafzustand setzt ungestörte Bereitschaft zum Einschlafen bei Ermüdung voraus. Das Schlafbedürfnis verringert sich von 16 bis 20 Stunden in den ersten Lebenswochen, über 11 bis

(1)
Die Schlaftiefe wechselt während der Nacht (vgl. nächste Seite). Untersuchungen zeigten, daß dabei mehrere Stadien wiederholt durchlaufen werden. Grob kann man sagen, daß Abschnitte mit ruhigem Schlaf in der ersten Nachthälfte überwiegen.
Dazwischen gibt es Phasen mit sogenanntem aktivem Schlaf, der durch schnelle Augenbewegungen (REM = *rapid eye movement)*, durch Hin- und Herwälzen und unregelmäßige Atmung gekennzeichnet ist. Mißt man die Hirnströme bei Schlafenden, so ähneln sie in dieser Phase dem Wachzustand. Man träumt und kann nur sehr schwer aufgeweckt werden.

(2)
Die folgenden Hinweise und Warnungen für den Umgang mit Schlafschwierigkeiten sind zwar auf Erwachsene bezogen, sind aber sicher auch als Hilfen für betroffene Kinder nützlich:
„Etwa 2 Stunden vor dem Zubettgehen nichts mehr essen, sich nicht bei innerer Unruhe niederlegen, sondern vorher ein entspannendes Vollbad nehmen, angenehme Musik hören oder so lange lesen, bis die Augen immer wieder zufallen und das natürliche Schlafbedürfnis übermächtig wird. Man sollte nie zu einer bestimmten Uhrzeit schlafen gehen, sondern dem Schlafwunsch nachgeben, wenn man wirklich müde ist – was auch zu einer ungewöhnlichen Zeit sein kann. Außerdem empfiehlt es sich, keine warme Nachtwäsche zu tragen oder dicke Zudecken zu benutzen, den Schlafraum ausreichend zu belüften und möglichst bei geöffnetem Fenster zu schlafen. (. . .)
Viele (. . .) schlafgestörte Patienten können aus (dem) Teufelskreis von psychischer Verkrampfung und körperlicher Erschöpfung mit eigener Kraft nicht ausbrechen. In ihrer Verzweiflung suchen sie Trost und Ruhe, indem sie Schlaftabletten einnehmen. Diese erleichtern zwar das Ein- und Durchschlafen, vermögen den natürlichen Schlafrhythmus jedoch nicht zu ersetzen. Zahlreiche handelsübliche Präparate sorgen dafür, daß der Patient betäubt ‚wie ein Stein' schläft, nicht aber zwischen erholsamem Tief- und Traumschlaf wechselt. Die Folge davon ist, daß man sich morgens dennoch unausgeschlafen fühlt sowie den ganzen Tag über in seiner Leistungsfähigkeit eingeschränkt ist.
Zu den gefährlichen Nebenwirkungen der Schlaftabletten gehört, daß sich der Organismus innerhalb von drei bis vier Wochen so an sie gewöhnt, daß er auf die Eingangsdosis nicht mehr reagiert, was durch ständige Mehreinnahme ausgeglichen werden kann."
(WENCK, H. H. In: *„Frankfurter Rundschau"* vom 7. 8. 82).

16 Stunden beim Kleinkind und 9 bis 11 Stunden beim Schulkind, auf 8½ bis 9 Stunden bei 14- bis 16jährigen" (SCHLANGE, H., 1981, S. 19.21). Das geringe Schlafbedürfnis wirkt sich besonders am Abend aus, wenn Kinder länger wachbleiben können. Das sollte ihnen dann auch erlaubt werden. Wann auf den Mittagsschlaf verzichtet werden kann, ist ebenfalls bei jedem Kind anders. Richtwerte bezüglich der Schlafdauer und -zeit sind also kaum zu geben. Jedes Kind braucht verschieden viel Schlaf und schläft unterschiedlich tief – wobei die meisten Kinder ihre Schlafbedürfnisse unbewußt selbst am besten regulieren. **(1)**

2.2 Kopfweh

„Kopfschmerz ist keine Krankheit, sondern ein Schmerz – der Schmerz ist ein Symptom für die Störung eines physiologischen Vorgangs" (SOVÁK, 1980).
Auch wenn häufig wiederkehrende Kopfschmerzen größtenteils nicht auf eine „schlimme" organische Erkrankung verweisen: Die Krankheiten, die zu Kopfschmerzen führen können, sind vielfältig. Sie reichen von *Anämie,* Nasennebenhöhlenentzündungen, Erkrankungen der Zähne, nicht korrigierte Sehfehler (z. B. leichtes Schielen, Weitsichtigkeit) bis zum Hirn*tumor.*
Kopfweh ist ernst zu nehmen und erfordert eine gründliche neurologische Untersuchung. Die Ableitung eines Hirnstrombildes und eine Röntgenaufnahme des Schädels können nötig sein, um Hinweise auf Hirnerkrankungen zu erhalten. **(2)**

Häufig wird bei Kopfschmerzen ein Hals-Nasen-Ohrenarzt oder ein Augenarzt hinzuzuziehen sein. Wie die anderen funktionellen Störungen werden also auch Kopfschmerzen durch eine Reihe von Bedingungen hervorgerufen. Dabei spielen psychische Einflüsse eine beträchtliche Rolle.
Wir heben in unserem Zusammenhang zwei Kopfschmerzarten heraus: Gefäßbedingte und Spannungskopfschmerzen: **(3)**

(1)
Schlaf- und Wachperioden der verschiedenen Lebensalter nach *Kleitmann*

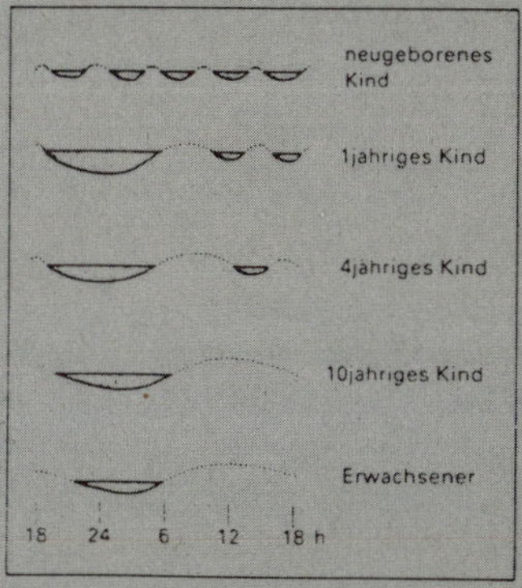

(RIES, H., 1982, S. 399)

(2)
Vor allem Erwachsene haben oft die Befürchtung, ihre immer wiederkehrenden Kopfschmerzen könnten eine Hirngeschwulst oder Hirnerkrankung zur Ursache haben. Gemeinhin ist diese Sorge unberechtigt: schon deshalb, weil das Gehirn an sich schmerzlos ist: Bei Unfällen mit Gehirnverletzungen werden die Schmerzen oft erst durch die äußere Kopfverletzung verursacht. Auch Hirnkrankheiten gehen daher selten mit Kopfschmerzen einher.

(3)

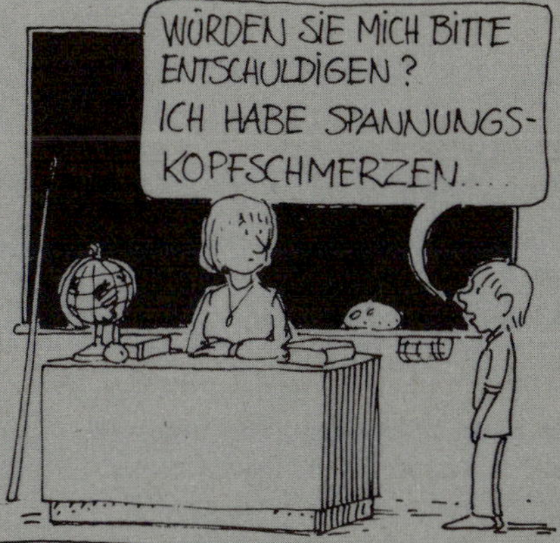

(nach: MILLON, Th./MILLON, R.: *Abnormal Behavior and Personality*, Philadelphia u. a., 1974, S. 350).

1. Gefäßbedingte (vaskuläre) Kopfschmerzen

werden durch Gefäßerweiterungen der Kopfadern hervorgerufen. Die Gefäßregulation ist gestört. Diese Beschwerden sind ein bekanntes Phänomen: Sie werden als pochend, pulsierend, hämmernd beschrieben. Im Rahmen einer fieberhaften Erkrankung, etwa einer Grippe, hat sie wohl jeder schon kennengelernt. Sie treten auch nach sportlicher Anstrengung und als „Kater" nach zuviel Alkohol oder Nikotin auf. **(1)**

2. Spannungskopfschmerzen

treten meist langanhaltend auf (viele Patienten sagen: dauernd, jeden Tag, von Kindheit an). Sie scheinen keinen erkennbaren Anlaß zu haben; und doch lassen sich oft besondere Umstände entdecken, unter denen sich die Beschwerden einstellen: z. B. immer dann, wenn Hausaufgaben zu erledigen sind, Gartenarbeit gemacht werden muß oder eine andere „unangenehme Pflicht ruft".

Der Schmerz wird als dumpfer, gleichmäßiger Druck am ganzen Kopf empfunden („als werde er zusammengedrückt"). Man nimmt an, daß dieser Schmerz durch eine dauernde Anspannung der Kopfmuskulatur hervorgerufen wird. Diese Anspannung führt, jedenfalls beim Erwachsenen, zu einem charakteristischen Gesichtsausdruck: Die Augen sind zusammengekniffen, die Stirn ist gefurcht, und die Zähne werden aufeinandergebissen.

2.3 Eßstörungen

Viele Erwachsene haben ihre eigenen Probleme mit dem Essen: „Iß bloß nicht zuviel – Du mußt endlich abnehmen!" Kinder hören von ihren Eltern dagegen eher: „Du mußt ‚kräftig' essen!" – und darunter wird nicht selten ‚viel und fettreich' verstanden, damit das Kind genügend Kraft bekommt. Kein Wunder, daß bereits bei Kindern und Jugendlichen Übergewicht zum brennenden Problem geworden ist.

Ebenso wie bei den Erwachsenen, sollte dem Körper der Kinder nur soviel Energie zugeführt werden, wie er verbraucht. **(2)**

(1)
Migräne:
Schon durch die teilweise dramatische Ausprägung heben sich aus der Gruppe der gefäßbedingten Kopfschmerzen die Migränen hervor. Migräne ist gekennzeichnet durch anfallartige, den davon Betroffenen überfallende Kopfschmerzen („aus heiterem Himmel"), die mehrere Stunden – bei Kindern gewöhnlich kürzer als beim Erwachsenen – anhalten (und peinigen) können. Etwa die Hälfte der Kinder hat die Kopfschmerzen einseitig. Verbunden sind sie mit Mißgestimmtheit, mit Reizbarkeit, Empfindlichkeit gegenüber Lärm oder Licht, mit Appetitlosigkeit, Übelkeit und Erbrechen. Gelegentlich gehen den Kopfschmerzattacken typische Vorboten voraus: Sehstörungen, Lichterscheinung: Flimmern, Funken, Blitze, Gesichtsfeldeinschränkungen, sowie u. a. Apathie oder Konzentrationsstörungen. Die Kinder wirken während eines Migräneanfalles oft schwer krank. Sie können keine schulischen Leistungen erbringen und müssen aus dem Unterricht genommen werden. Sie fühlen sich elend, wollen sich hinlegen und fallen mitunter in einen tiefen Schlaf. Migräne kommt bis zum zehnten Lebensjahr häufiger bei Jungen, danach eher bei Mädchen vor.

Mit diesen Beschwerden verbindet sich meist die Vorstellung einer eingebildeten Krankheit. „Migräne" ist etwas, was Frauen in abgeschmackten Witzen und Boulevardstücken befällt. Angesichts der Leiden der Betroffenen ist das völlig unangemessen.

Als auslösende Ursachen werden eine Vielzahl von Faktoren, vom Wetter über Ernährung bis hin zu psychischen Belastungen genannt – ob im Einzelfall berechtigt, bleibt dahingestellt. Auch schulische Erwartungsängste gehören zu den möglichen Auslösern. In der Regel ist nicht auszumachen, warum die Migräne just in diesem Moment auftritt.

(2)
„Stellen Sie sich einmal folgende Situation vor: Eine Frau zerrt ihren Hund zum Futternapf und schlägt ihn, weil er nicht fressen will. – Ein Wärter im Zoo greift zum Stock, weil das ihm anvertraute Tier an einem heißen Sommermittag das angebotene Futter stehenläßt. Sie werden mit Recht ein solches Verhalten unangepaßt und verständnislos finden. Und doch: Wieviele Eltern reagieren immer wieder mit Schelten oder gar Strafen, wenn ihr Kind einmal nicht essen will!"

(TRAPMANN, H. u. a., 1981, S. 53).

In der Nahrung müssen alle wichtigen Nährstoffe ausreichend und regelmäßig enthalten sein. Es ist also nicht nur entscheidend, *wieviel,* sondern auch *was* man ißt. In richtig zusammengestelltem Essen befinden sich Kohlehydrate, Fette, tierisches und pflanzliches Eiweiß, Ballast- und Mineralstoffe, Vitamine und Spurenelemente in einem ausgewogenen Verhältnis zueinander. Außerdem benötigt der Mensch ca. 3 Liter Flüssigkeit pro Tag. Sie wird zur einen Hälfte mit der „festen" Nahrung eingenommen und zur anderen getrunken. **(1)**

Für eine ausführliche Ernährungslehre ist in diesem Studientext kein Platz, jedoch gibt es mittlerweile eine Fülle leichtverständlicher Informationsschriften. **(2)**

Aus dem eben schon zitierten Buch von M. E. Schabacker, *„Gesundheitserziehung für die Praxis"* hier einige grobe Richtlinien für eine gesunde Ernährung:

„– Meiden Sie sichtbare Fette (Fettränder bei der Wurst und Schinken, fettes Fleisch, zuviel Margarine oder Butter bei Brotaufstrich, beim Backen oder Braten) und verwenden Sie beim Kochen hochwertige Pflanzenöle.
– Meiden Sie Zucker und Süßigkeiten.
– Meiden Sie kalorienreiche Getränke, vor allem Alkohol.
– Bevorzugen Sie mageres Fleisch, Fisch und magere Wurstsorten.
– Bevorzugen Sie eiweißreiche, aber fettarme Kost (Magerkäse, Magerjoghurt, Magermilch etc.).
– Ziehen Sie ballastreiche Kost vor, damit Sie sich satt fühlen und die Verdauung funktioniert (z. B. Obst, Salat, Gemüse und Vollkornprodukte).
– Sorgen Sie dafür, daß Ihr Speisezettel eine gemischte Kost enthält, vor allem viel Salate, Gemüse und Obst (. . .).
– Zwischenmahlzeiten müssen gut überlegt werden (. . .). Sie sollten genutzt werden, um Obst und Fruchtsäfte zu sich zu nehmen."

(1)
Die Nahrung setzt sich in der Hauptsache zusammen aus Kohlehydraten, Fett, Eiweiß, Ballaststoffen, Vitaminen, Mineralstoffen und Spurenelementen.

Kohlehydrate machen einen großen Anteil unserer Nahrung aus. Sie sind enthalten in Kartoffeln, Nudeln, in Gemüse, Hülsenfrüchten, Obst, Zucker usw.

Fett ist enthalten in Wurst, Milch und Milchprodukten wie Käse, Quark, Joghurt, in Nüssen, und es wird als Brotaufstrich (Butter, Margarine) gebraucht und als Schmalz oder Öl zum Braten oder Backen verwandt.

Eiweiß gibt es als tierisches und pflanzliches Eiweiß. Tierisches Eiweiß, das für den Menschen besonders wichtig ist, ist enthalten in Fleisch, Fisch, Eiern, Milch und Milchprodukten, während pflanzliches Eiweiß vor allem in Getreideprodukten und Hülsenfrüchten vorkommt.

Ballaststoffe sind die Bestandteile der Nahrungsmittel, die vom Menschen nicht verdaut werden können, die aber den Magen füllen und die Verdauung in Gang halten (z. B. Bestandteile von Obst, Gemüse oder Vollkornprodukten).

Mineralstoffe, Vitamine und Spurenelemente sind für den menschlichen Organismus lebensnotwendig und sind in einer normalen gemischten Kost ausreichend vorhanden.

(nach SCHABACKER, M. E., 1980, S. 188 f).

(2)
Sie können sich Broschüren z. B. in den Verbraucherberatungsstellen, Gesundheitszentralen oder Krankenkassen besorgen. Einrichtungen der Erwachsenenbildung, wie z. B. Volkshochschulen, bieten Kurse zur gesunden Ernährung an.

Schriften können Sie auch bei der *Bundeszentrale für gesundheitliche Aufklärung,* Ostmerheimer Str. 200, 5000 Köln 91, bestellen.

Kinder und Jugendliche sollten sich im Prinzip genauso ernähren wie Erwachsene. Allerdings muß berücksichtigt werden, daß sie sich im Wachstum befinden, d. h. mehr Energie – „mehr Kalorien" – benötigen. Außerdem müssen sie Eiweiß und Kalzium in ausreichender Menge zu sich nehmen. Käse, Sauermilch, Quark sollten daher im täglichen Speiseplan für Kinder und Jugendliche nicht fehlen. **(1)**

Richtiges Essen will also gelernt sein. Und hier gilt wohl auch der Umkehrschluß: Falsches Eßverhalten und Eßstörungen werden ebenfalls gelernt: Wir essen nicht nur dann, wenn wir Hunger haben, sondern auch, wenn wir es gewohnt sind, etwas zu essen. Unser Hunger und Appetit ist oft nicht nur ein körperliches Bedürfnis, sondern von äußeren Reizen gelenkt – die Werbung hat dies schon lange erkannt, wie Plakatwände und Fernsehspots mit Leckereien zeigen. **(2)**

Außerdem schätzen Erwachsene die kindlichen Eßbedürfnisse häufig falsch ein. Kinder folgen meist noch ihren „natürlichen" Hungergefühlen. Diese stimmen allerdings nicht immer mit den Zeitvorstellungen der Erwachsenen überein. Die meisten Eltern kennen die Konflikte, wenn das Kind am Mittag keinen, eine Stunde später jedoch großen Hunger hat. Streitigkeiten darüber können dem Kind das Essen dann tatsächlich verleiden. Auf diese Weise sind sicher ein Großteil der Klagen von Eltern über Appetitlosigkeit zu erklären. Nicht selten stellt nämlich der Kinderarzt fest, daß der angeblich schlechte Esser völlig normal ernährt und „kräftig genug" ist. Die Zahl der tatsächlich untergewichtigen Kinder mit eingeschränkter Leistungsfähigkeit ist dagegen äußerst gering. **(3)**

2.4 Bauchweh, Übelkeit, Erbrechen

Kinder haben „mal Bauchweh". Kindern ist auch öfter „mal schlecht". Solche Störungen sind Eltern und Lehrern vertraut und im ersten Moment nicht übermäßig beunruhigend. Meist wird versucht, mit altbekannten Haus-

(1)
Richtiges Frühstück gegen den „toten Punkt"
„Meistens wird frühmorgens das Weißbrot oder -brötchen mit süßer Marmelade oder Schokoladencreme darauf bevorzugt, nach dem man sich fürs erste ganz wohl fühlt und glaubt, nun genug für den langen Schulvormittag getan zu haben. In Wirklichkeit hat man dem Körper eine Menge Kalorien in Form von Einfach-Zuckern (sogenannten Mono- oder Disacchariden) zugeführt, die den Blutzuckerspiegel schlagartig in die Höhe treiben.
Genauso plötzlich wie danach die Leistungsfähigkeit ansteigt, sackt sie nach einer gewissen Zeit wieder ab. (. . .)
Ergebnis einer solch falschen Ernährung mit ‚leeren Kalorien' aus ‚Einfach-Zuckern' ist dann der berüchtigte ‚tote Punkt', der selbstverständlich auch beim falsch frühstückenden Erwachsenen kommen kann.
Abhilfe schaffen vollwertige Nahrungsmittel, die vom Körper langsam und dadurch gleichmäßiger aufgenommen und verwertet werden.
Am besten geschieht dies mit einer vollwertigen Nahrung aus Vollkornbrot, Getreideflocken oder Müsli. Das notwendige Eiweiß wird dem Körper mit Milchprodukten zugeführt. Für den ‚schnellen Start' allzu ermüdeter Geister hilft ein Löffel Honig, der wiederum schnell umgesetzt wird. Die darüber hinaus nötigen Vitamine und Mineralstoffe liefert das jeweilige Obst der Jahreszeit. Im Winter wird diese Rolle von Trockenobst, Frucht- und Gemüsesäften übernommen"
(BIELEFELD, J. G., in: *Neuform Kurier* 8/82, S. 8).

(2)

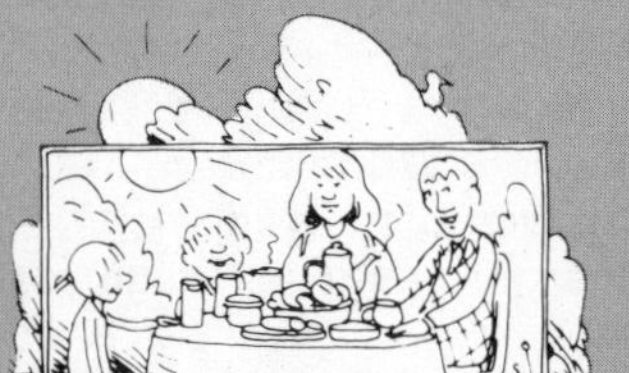

(3)
Bekannt geworden sind dabei die Fälle der sog. „Magersucht" *(Anorexia nervosa)*. Dies ist eine „klassische" psychosomatische Krankheit, die wir im Rahmen dieses Studientextes nicht weiter behandeln.

mitteln die Störung zu beheben: Die Kinder sollen sich hinlegen, man sorgt für frische Luft, und mit Tee und Zwieback ist die Sache in vielen Fällen in ein paar Stunden wieder vorbei.

Mit solchen Symptomen darf man aber nicht leichtsinnig umgehen. Äußert das Kind heftige Schmerzen oder verschwinden die Beschwerden nicht umgehend, dann muß ein Arzt befragt werden.

Kinder klagen nämlich bei mancherlei körperlicher Beschwerden über Bauchschmerzen. Das ist bei Blinddarmentzündungen, Darminfektionen, Magen- oder Darmgeschwüren, Nabel- und Leistenbrüchen verständlich. Die Schmerzen brauchen jedoch gar nicht von Erkrankungen im Bauchraum herzurühren. Auch Angina, Nasennebenhöhlen-, Mittelohr- oder Nierenbeckenentzündungen können vom Kind als Bauchweh registriert werden.

Bis weit ins Grundschulalter hinein erlebt das Kind die Schmerzen vorwiegend im Bauchbereich, was medizinisch durch den Begriff der *„Nabelkolik“* gekennzeichnet wird. Bei Kindern ist offensichtlich die Fähigkeit noch nicht voll entwickelt, den Ausgangspunkt von Schmerzen genau festzustellen. Und es liegt nahe, daß die Beschwerden „in den Bauch“ verlegt werden, weil im Kindesalter der Rumpf gegenüber Kopf und Gliedmaßen relativ groß ist. Selbst Müdigkeit und Unbehagen werden als Bauchweh bezeichnet. Später verlagert sich der Ort, an dem die Beschwerden verspürt werden, in die Gliedmaßen und in den Kopf. **(1)**

Bauchschmerzen treten oft zusammen mit Übelkeit und Erbrechen auf. Auch diese Störungen können natürlich harmlose Gründe haben, wie schlechte Luft oder falsches Essen. **(2)**

Übelkeit und Erbrechen können aber wie das Bauchweh auch ein Zeichen für schwere Erkrankungen sein. Deshalb ist Vorsicht gebo-

(1)
Im Kindergartenalter wird deshalb recht selten über Kopfschmerzen geklagt, weshalb man das dann als einen dringenden Hinweis ansehen sollte, nach einer organischen Krankheit zu fahnden.

(2)
Beim Erbrechen werden die Nervenenden im Darm – z. B. durch verdorbene Nahrung – gereizt. Über das vom Willen unabhängige, sogenannte vegetative, Nervensystem wird an das Gehirn der Befehl weitergegeben, die Bewegungsvorgänge, die die Nahrung vom Mund bis in den Darm transportieren, umzukehren: Die schlechte Nahrung soll wieder abgegeben werden, d. h. sie wird erbrochen.

ten, und man sollte Klagen nicht leichtfertig mit einem „Du hast bloß wieder zu viel Süßigkeiten gegessen!" abtun. Bei lang anhaltenden und starken Schmerzen muß ein Arzt zu Rate gezogen werden. Er wird sie sich genau beschreiben lassen und Häufigkeit und Dauer ihres Auftretens wissen wollen. Auch die Fragen, ob sie plötzlich auftreten, und ob sie immer in ähnlichen Situationen bemerkt werden, können wichtige Hinweise für den Arzt sein.

Die Diagnose bei Bauchschmerzen, Übelkeit oder Erbrechen ist ziemlich schwierig. Die Zahl der Fälle, in denen keine organische Ursache gefunden werden kann, ist hoch – bei Bauchweh spricht man von ca. 90%. Trotzdem sollte man bei der Suche nach Ursachen nicht voreilig von psychischen Gründen ausgehen, gerade weil die Zahl der Krankheiten, die hinter diesen Symptomen stehen können, sehr groß ist.

2.5 Harndrang und Einnässen

„In die Hose machen" ist etwas völlig Selbstverständliches – bei jedem Säugling, aber auch noch bei Kindern bis etwa zum 4. Lebensjahr. Das Kind muß erst lernen, den natürlichen Reflex zu beherrschen, der die Blase entleert. Dazu müssen vor allem bestimmte Hirnfunktionen gereift sein, was selten vor dem 2. Lebensjahr abgeschlossen ist.

Dabei sind diese körperlichen Voraussetzungen bei jedem Kind zu einem anderen Zeitpunkt erreicht. Und selbst von da an ist es noch nicht automatisch „sauber". Die Beherrschung der Blasenfunktion hängt nicht allein von organischen Voraussetzungen ab. Sie ist eine Leistung des Kindes, die es nur ohne Zwang erbringen kann. Vom ersten Tag, an dem es allein „den Weg zum Töpfchen" gefunden hat, braucht es vor allem Ermunterung und Anerkennung. **(1)**

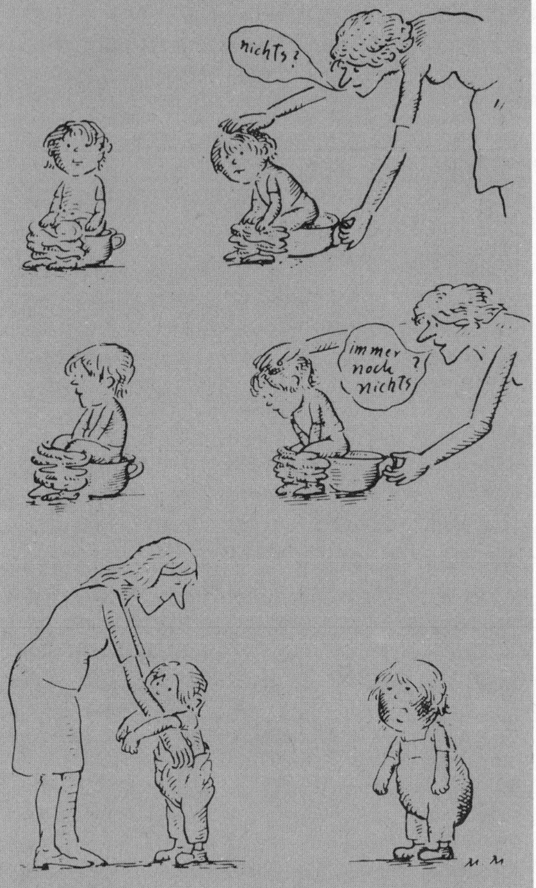

(Karikatur von M. MARCKS, in: *Forum*, 19/1982, S. 65)

(1)
Kinder sind im allgemeinen mit Ende des dritten Lebensjahres „trocken". 75 bis 80% aller Vier- bis Fünfjährigen beherrschen ihre Blase auch nachts. Mädchen scheinen die Kontrolle etwas früher zu lernen als Jungen.

Bei der Kompliziertheit der Blasenfunktion kann es passieren, daß Kinder, die schon sauber waren, im Spiel das eine oder andere Mal den Warnreiz, der von einer vollen Blase ausgeht, übersehen und dann den Weg zur Toilette nicht mehr rechtzeitig schaffen. Das sollte in keinem Fall zu Aufregung und zu Konflikten führen. Und daß man mal „vor Angst die Hosen voll hat", soll selbst schon mancher Erwachsene erfahren haben. Auch nachts, wenn das Signal, die Blase zu entleeren, noch mit einem Weckreiz verbunden werden muß, kann es übergangsweise geschehen, daß dieses komplizierte Zusammenspiel nicht so recht klappt.

Von einer Funktionsstörung spricht man erst, wenn ein Kind entweder mit vier, fünf Jahren tagsüber oder nachts noch häufig einnäßt, d. h. die Beherrschung der Blase nicht gelernt hat (primäre *Enuresis),* oder wenn ein Kind mindestens ein halbes Jahr lang trocken war und dann wieder regelmäßig einzunässen beginnt (sekundäre Enuresis).

Manchmal lassen sich solche Störungen mit einer körperlichen Ursache erklären. Zuckerkrankheit oder bestimmte Anfallsleiden, aber auch Infektionen der Harnwege oder eine Harnwegverengung, können zum Einnässen führen. Natürlich kann es auch sein, daß sich aus irgendwelchen Gründen die notwendigen Reifungsvorgänge im Gehirn oder in der Blase selbst verzögert haben. **(1)**

„Das Kind ist eben so veranlagt". Diese oft gehörte Vermutung ist nur in wenigen Ausnahmefällen zutreffend. Daß die Eltern selbst oder Geschwister des betroffenen Kindes früher ebenfalls eingenäßt haben, könnte man u. U. auch ganz anders erklären als mit Vererbung – z. B. damit, daß in einer Familie Erziehungsweisen von Generation zu Generation weitergegeben wurden, die dazu beitragen, daß sich bei der Sauberkeitserziehung Schwierigkeiten ergeben. Dazu gehört z. B. die irrige Annahme, das kleine Kind könne trocken bleiben, wenn es nur wolle. Falsch ist sicher ein dauerndes „Auf-das-Töpfchen-Set-

(1)
Manches spricht dafür, daß bei einem Teil der Kinder, die wieder einnässen oder nicht sauber geworden sind, die Blase anders funktioniert als bei anderen Kindern.

Zum einen wird vermutet, daß der Spannungszustand der Blase heraufgesetzt sein könnte. Dadurch kann es zu unkontrollierten Blasenentleerungen kommen, obwohl die Blase noch gar nicht normal gefüllt ist. Zum anderen scheint bei einigen Kindern eine geringere Fähigkeit vorhanden zu sein, den im Schlaf auftretenden Urindrang zu registrieren.

Manchmal verschwinden krankheitsnahe Zustände von allein. In einer großen Studie stellte man z. B. fest, daß weniger als ein Viertel aller elfjährigen Enuretiker eine Behandlung wegen dieser Auffälligkeit in Anspruch genommen hatte. Außerdem fand man heraus, daß im Alter von 5 bis 15 Jahren jedes Jahr ein Sechstel der Kinder, die vorher eingenäßt hatten, ihre Störung los wurden.

(Vgl. BERG, I., 1981, S. 247 f).

zen", weil man befürchtet, daß es gleich „in die Hose geht". Und ärgerlich sind Vorwürfe („Was, Dein Kind ist noch nicht sauber?!"), die sich geduldige Eltern von Verwandten und Bekannten anhören müssen.

Wenn ein Kind sehr früh – d. h. durch entsprechende Zwangsmaßnahmen – sauber ist, sollte das nicht als großer Erziehungserfolg angesehen werden, sondern als falsches Verhalten der Eltern, das früher oder später zu weitaus größeren Problemen führen kann, als es die „ständige Wickelei" war.

3. Warum hilft „die Medizin" nicht immer?

Klagt ein Kind über starkes Bauch- oder Kopfweh, kann es nicht richtig schlafen oder näßt es wieder ein, dann versuchen Eltern manchmal mit „bewährten Hausmitteln", das Problem aus der Welt zu schaffen.

Bei ständigen Störungen oder sehr starken Schmerzen des Kindes werden sich die meisten Eltern an einen Arzt wenden. Nur er kann feststellen, ob es ein krankheitsnaher Zustand oder wirklich eine Krankheit ist.

Was aber geschieht, wenn keine organische Ursache gefunden wird? Woran kann es liegen, wenn kein ärztlicher Rat oder keine Medizin hilft? Dann taucht die Vermutung auf, daß „etwas anderes dahintersteckt". Man sucht die Ursachen für die Störung in der Schule, in der Familie, in der Beziehung des Kindes zu seinen Freunden, in Erfahrungen, die das Kind gemacht hat.

3.1 „Es steckt etwas anderes dahinter!"

Es gibt eine Reihe von Gründen, die regelmäßig im Zusammenhang mit „Schulbauchweh" und anderen körperlichen Funktionsstörungen genannt werden. **(1)**

(1)
Wir stellen im folgenden das Beispiel von Michael K. vor, auf das wir in diesem Abschnitt mehrmals zurückkommen:

Michael K. hat nicht nur Bauchweh

Frau K. hat ihren Hausarzt aufgesucht, weil sie sich schon seit Wochen nicht wohl fühlt. Sie leidet an Schlaf- und Appetitlosigkeit und klagt über häufige Migräne. Während ihrer Halbtagsarbeit im Büro ginge es ihr recht gut, aber zu Hause fahre sie in letzter Zeit häufig aus der Haut: „Mein Mann hat das auch oft verdient – er kümmert sich ja nicht richtig um mich! Aber der kleine Michael (7 Jahre) muß schon ab und an ungerechtfertigt unter meiner schlechten Laune leiden. Dabei geht's ihm ja selbst nicht besonders . . ."

Michael ist froh, daß ihn sein Klassenlehrer gefragt hat, warum er denn in letzter Zeit so schweigsam sei. Jetzt kann er Herrn F., mit dem er gut auskommt, von seinen Bauchschmerzen und anderen Schwierigkeiten erzählen. Er berichtet, daß er oft nachts nicht richtig schlafen kann und ihm morgens fast immer schlecht ist. Eigentlich wollte er die letzten beiden Tage gar nicht in die Schule gehen, aber die Mutter hat gesagt: „Du mußt hin, sonst versäumst Du zuviel! Außerdem kann ich nicht einfach von der Arbeit wegbleiben, nur weil Du nicht in die Schule willst!"

Michael erzählt auch, daß er mit der Mutter beim Arzt gewesen sei, der nichts finden konnte. „Ich mußte Saft gegen das Bauchweh nehmen – der hat aber nichts genützt!"

Der Lehrer telefoniert an diesem Tag mit den Eltern und erreicht auch den Kinderarzt. Sie kommen überein, daß Michael mit seiner Mutter in die schulpsychologische Beratungsstelle geht. Frau N., die Psychologin, versucht sich nach dem ersten Treffen mit den beiden erst einmal ein ausführliches Bild von Michaels Situation zu machen.

Sie lernt die Sichtweisen der Eltern und des Lehrers in weiteren Gesprächen kennen. Mit Erlaubnis der Eltern erhält sie den Befund des Kinderarztes. Sie besucht den Unterricht von Herrn F., und Michael verbringt einen Vormittag in der Beratungsstelle. Dabei unterhält sich Frau N. lange mit dem Jungen, macht Spiele und Tests mit ihm.

Auf die verschiedenen Vermutungen von Frau N. über die Gründe für Michaels krankheitsnahen Zustand werden wir – wie gesagt – zurückkommen.

Das Kind hat Angst, die Eltern zu enttäuschen.

Kinder spüren die Erwartungen der Eltern sehr genau. Auch wenn bei einer „verhauenen“ Arbeit nicht gleich geschimpft oder gar gestraft wird, registrieren sie die Enttäuschung der Eltern. Das kann dazu führen, daß sie immer größere Angst bekommen, diesen Anforderungen nicht gerecht zu werden, besonders wenn die Ansprüche sehr hoch sind. Sprechen Eltern und Kind nicht über diese Situation, dann kann das Kind so unter der Belastung leiden, daß sich körperliche Beschwerden einstellen. Diese krankheitsnahen Zustände sind dann für das Kind – ohne daß ihm das bewußt wird – der einzige Weg, den Schwierigkeiten ohne Vorwürfe zu entkommen. **(1)**

(1)
Auch Michaels Eltern gehen selbstverständlich davon aus, daß er keine größeren schulischen Schwierigkeiten hat. Michael ist ein recht guter Schüler und hat doch das Gefühl, daß er es seinen Eltern einfach nicht recht machen kann. Sie schimpfen zwar bei Ausrutschern nicht, und er wird nicht bestraft, aber er spürt die Enttäuschung seiner Eltern. Seine Angst wächst, keine Arbeit gut und keine Hausaufgaben exakt genug zu machen.

Michael weiß nicht, wie er mit seiner Angst fertigwerden soll. Ohne daß es ihm bewußt wird, führt diese Zwickmühle zu Bauchschmerzen und damit zu einem möglichen Ausweg. Wenn er krank ist, wird akzeptiert, daß er nicht zur Schule muß, eine Arbeit nicht mitschreiben und so niemanden enttäuschen kann.

(Die Probleme „*Schulangst*“ und „*Vermeidungsverhalten*“ waren auch schon Themen im Band 2 „*Hilft da strafen?*“)

Das Kind verkraftet nicht jeden Wechsel in der elterlichen Erziehungseinstellung.

Eine andere belastende Situation für das Kind stellt sich häufig nach der Einschulung ein. Eltern, die sich sehr besorgt und eher ängstlich um das Kindergartenkind gekümmert haben, erwarten nun plötzlich große Selbständigkeit und Leistungen von dem Schüler. Solch abrupten Wechseln in der Einstellung ist aber nicht jedes Kind gewachsen. **(2)**

(2)
Vor der Schulzeit haben die Eltern Michael stets Aufgaben abgenommen und waren ängstlich um ihn besorgt. Man spürt das noch an vielen Unsicherheiten. Bei alltäglichen Dingen fehlt es Michael an Selbständigkeit:

Die Fahrt mit dem Schulbus macht ihm mehr Probleme als seinen Mitschülern. Einkaufen gehen, mit Freunden ins Schwimmbad oder einfach zu Hause anrufen – all das sind Dinge, die er als unangenehm empfindet, weil er Angst hat, es könne etwas schiefgehen. Früher halfen ihm seine Eltern bei jeder Kleinigkeit. Seit der Einschulung jedoch spürt er die Erwartung, daß er nun alles allein schaffen muß.

Gegensätzliche Einstellungen von Eltern oder Lehrer belasten das Kind.

Viele Kinder können von Situationen berichten, in denen sie nicht wissen, nach wem sie sich eigentlich richten sollen: Sollen sie die Rechenaufgaben alle abschreiben, auch die, die die Mutter vorgesagt hat, weil sie meint, daß man nur mit vollständigen Hausaufgaben in die Schule kommen darf? Oder sollen sie den Rat des Lehrers befolgen, der gesagt hatte: „Jeder soll die Aufgaben machen, die er allein lösen kann. So sehe ich am besten, wo ihr noch Schwierigkeiten habt.“

Eine solche „Pendelerziehung“ kann Kinder völlig verunsichern. Manche werden darauf mit körperlichen Beschwerden reagieren.

Das Kind ahmt krankheitsnahe Zustände der Erwachsenen nach.

Kinder lernen viel am Modell der Erwachsenen – leider auch manche negativen Verhaltensweisen. Daß man mit körperlichen Symptomen auf Probleme reagiert, erfahren sie schon aus der Sprache der Eltern und Lehrer: „Mir wird ganz schlecht, wenn ich dein Kinderzimmer sehe!" – „Deine schlechten Noten bereiten mir schlaflose Nächte!" – „Der dauernde Ärger mit dir ist mir ganz schön auf den Magen geschlagen!"

Manchmal erfährt das Kind dann, daß bei „dicker Luft" Eltern ebenfalls mit körperlichen Beschwerden reagieren. Die Migräne oder die Magenschmerzen helfen auch Erwachsenen, sich aus unangenehmen Situationen zurückzuziehen. Genauso unbewußt, wie der Erwachsene aus den Beschwerden einen „Gewinn" zieht, ja sogar Aufmerksamkeit und Zuwendung erreicht, kann das Kind lernen, in Situationen der Einsamkeit und des Unglücklichseins mit krankheitsnahen Zuständen zu reagieren. **(1)**

Bei allen diesen Vermutungen muß jedoch deutlich vor einer zu großen Vereinfachung gewarnt werden. Nicht jedes Kind „erlernt" die Migräne der Mutter oder des Vaters. Nicht alle schüchternen, gehemmt und unsicher wirkenden Kinder haben krankheitsnahe Zustände. Und umgekehrt findet man diese Schwierigkeiten auch bei Kindern, die selbstbewußt und aktiv sind.

Sicher ist es für ein Kind nicht leicht, unterschiedliche Erziehungsstile auszuhalten. Natürlich kommt es zu Konflikten, wenn der Vater nachgiebig ist und alle Wünsche erfüllt, die Mutter dagegen streng und kleinlich alles regeln will. Und doch muß das nicht dazu führen, daß das Kind wieder einnäßt. Es könnte auch sein, daß es versuchen wird, es beiden Elternteilen recht zu machen, seine eigenen Bedürfnisse ganz zurückzustellen und nur nicht „anzuecken". Die Probleme würden bei einem solch' „braven" Kind gar nicht mehr auffallen. **(2)**

(1)
Auch bei Michael könnte das zu seinen Beschwerden beigetragen haben: Er konnte häufig beobachten, daß seine Mutter in schwierigen Situationen „Kopfweh" bekommt. Wenn viel zu tun ist, greift sie öfter zu irgendwelchen Tabletten, weil ihr schlecht ist.

(2)
„Susannes Bett ist schon wieder naß"

Susannes Mutter kam ziemlich ratlos und verzweifelt zusammen mit ihrer Tochter in die Sprechstunde des Kinderarztes. Die neunjährige Schülerin näßt seit einiger Zeit wieder ein. Susanne, ihr Bruder und die kleine Schwester, die den Kindergarten besucht, waren ohne Probleme „sauber" geworden. Sie hatten in dieser Beziehung seitdem keine Schwierigkeiten mehr gemacht. Und jetzt diese Probleme mit Susanne! Die Mutter bittet den Arzt, ihr doch ein bestimmtes Mittel zu verschreiben, das eine Bekannte in einem ähnlichen Fall bekommen habe. Schließlich sei die Situation zu Hause seit diesen Auffälligkeiten untragbar geworden. Jeden Morgen müsse sie erst Susannes Bett kontrollieren und – bis auf eine kurze Zeit in den Pfingstferien – auch praktisch jeden Morgen abziehen, lüften, frisch beziehen, weil Susanne wieder eingenäßt habe. Sie schicke das Kind dann immer erst einmal duschen: „Dann geht allerdings die Hektik erst richtig los. Ich muß die beiden anderen versorgen, zusehen, daß Susanne fertig wird und die beiden Großen rechtzeitig zum Bus schicken. Außerdem will mein Mann ja auch in Ruhe frühstücken. Schließlich muß ich die Kleine in den Kindergarten bringen, und danach bin ich so erschöpft, daß ich am liebsten wieder schlafen gehen würde!"

Der Arzt kann bei Susanne keinerlei körperliche Gründe für das nächtliche Einnässen feststellen. Er schlägt der Mutter ein Gespräch mit dem Lehrer vor, da das Einnässen ja nur während der Schulzeit eingetreten sei. Aber auch in der Besprechung mit der Klassenlehrerin werden keine Gründe für das Einnässen gefunden. Die Lehrerin äußert sich sehr positiv zu Susannes Leistungen und Verhalten. Sie berichtet, daß sich die Schülerin aktiv am Unterricht beteilige und nach wie vor eine der Besten der Klasse sei.

Auch auf dieses Beispiel kommen wir gleich noch zurück.

3.2 „Es ist nicht mehr zum Aushalten!"

In diesem Abschnitt soll es um psychische und soziale Auswirkungen krankheitsnaher Zustände gehen. Oft sind die Belastungen, die sich für das betroffene Kind, die Schulklasse oder insbesondere die Familie ergeben, schwerwiegender als die Störung selbst.

In vielen Fällen läßt sich gar nicht feststellen, wie es zum ersten Auftreten des krankheitsnahen Zustandes gekommen ist. Ob irgendein Konflikt oder nur ein unglücklicher Zufall schuld waren – man findet keine Ursache mehr heraus. Nicht selten ist der eigentliche Anlaß schon längst behoben. Trotzdem kann die Störung selbst fortbestehen: Sie hat ein Eigenleben entwickelt, für das nun andere Gründe maßgebend sein müssen. **(1)**

Übertriebene Reaktion beim Auftreten der Störung verschärft die Situation.

Auch krankheitsnahe Zustände haben – wie Krankheiten – nicht nur für das betroffene Kind, sondern auch für Eltern und Lehrer unangenehme Auswirkungen. Die Eltern müssen z. B. einen Betreuer finden, wenn das Kind nicht in die Schule gehen kann. Der Lehrer muß seinen Unterricht unterbrechen, um die Eltern zu verständigen.

Ein Kind, das einnäßt, kann z. B. den ganzen morgendlichen Ablauf in der Familie durcheinanderbringen. Reagieren die Erwachsenen auf die Störungen hektisch, so kann das Kind durch diese Unruhe erst recht verunsichert werden. – Unruhe und Unsicherheit führen aber dazu, daß die Beschwerden bestehen bleiben! **(2)**

Aber nicht nur durch ihre negativen Folgen kann sich eine Störung verselbständigen. Auch die positive, entlastende Funktion kann dazu führen, daß ein krankheitsnaher Zustand beibehalten wird:

(1)
Vielleicht gab es einmal eine Unstimmigkeit zwischen der leistungsbetont agierenden Lehrerin und Susanne. Vielleicht war es aber auch ein Konflikt zwischen den Geschwistern oder nur ein unglücklicher Zufall, daß das Bett das erste Mal wieder naß war. Und dann . . . (s. u.)

(2)
Susannes Mutter hatte mit der Sauberkeitserziehung keinerlei Schwierigkeiten. Jetzt „fällt sie aus allen Wolken". Nach dem ersten Mal hat sie abends und während der Nacht Susanne kontrolliert. Sie hat sie ständig daran erinnert, abends noch einmal auf die Toilette zu gehen und nicht zuviel zu trinken. Sie hat penibel nachgesehen, ob die Hausaufgaben rechtzeitig und ordentlich gemacht waren, hat Susanne angehalten, die Schulsachen richtig zu packen und hat immer wieder ermahnt, daß Susanne genügend lernen soll, um vor keinem Abfragen, vor keiner Arbeit mehr Angst haben zu müssen.

Sie hat Susanne und sich selbst durch diese Reaktionen belastet und verkrampft. Die Hektik an jedem Morgen, an dem es wieder mal passiert war, hat dem Kind nun tatsächlich Angst gemacht. Diese Angst und Verunsicherung hat wohl dazu beigetragen, daß Susanne weiterhin einnäßt.

Schmerzen können Zuwendung verschaffen, die das Kind vermißt.

Störungen führen nicht automatisch zu Hektik und Ärger. Wenn das Kind das erste Mal über Schmerzen oder Unwohlsein klagt, werden Eltern oder Lehrer besorgt zu helfen versuchen. So gewinnt das Kind durch Krankheit oder Schmerz die Aufmerksamkeit der Erwachsenen, ihre Zuwendung und manche Bevorzugung.

Sicher sind diese Reaktionen der Eltern oder Lehrer richtig. Die körperlichen Beschwerden müssen ernst genommen werden, und das Kind braucht Hilfe. Aber man muß sich auch fragen, ob es durch die Schmerzen Zuwendung bekommt, die es sonst vermißt. Fühlt es sich einsam oder unglücklich, hat es Angst vor Strafe oder Enttäuschung, so können körperliche Beschwerden diese Probleme „beseitigen", da sich Eltern und Lehrer Sorgen machen, nicht mehr wütend sind, sich nur um „den Kranken kümmern".

Das Kind simuliert nicht; es leidet in aller Regel tatsächlich. Die Schmerzen sind eine Bitte um Hilfe und Zuwendung – die Eltern und Lehrer geben sollten, *bevor* es soweit kommt! **(1)**

Krankheitsnahe Zustände können für die ganze Familie „notwendig" sein.

Aus seinen Beschwerden kann nicht nur der einzelne „Kranke" einen „Gewinn" ziehen, sondern in manchen Fällen auch eine ganze Familie. Eltern können z. B. erst in der Sorge um ein Kind mit krankheitsnahen Zuständen einen Sinn ihres Zusammenlebens finden. Solche Verstrickungen verhindern, daß dem Betroffenen geholfen wird: Wird er gesund, dann ist der Zusammenhalt der Familie möglicherweise bedroht.

(1)
Solche Schmerzen lassen sich nicht mit Tabletten behandeln, auch wenn das manchmal suggeriert wird: Man braucht nur das Werbefernsehen einzuschalten oder in Zeitschriften und in das Schaufenster einer Apotheke zu schauen: Medikamente für Kopfschmerzen werden verkaufsfördernd angeboten; dabei wird ihre Ungefährlichkeit betont („anzuwenden außer bei . . ."). In seiner Not greift der Schmerzgeplagte häufig zu diesen Medikamenten, die ihm Linderung versprechen. Aber angesichts des noch unbefriedigenden Wissensstandes über die Feinstruktur der Kopfschmerzentstehung ist eine kausale Behandlung gefäßbedingter Kopfschmerzen nicht möglich.

„Die Kopfschmerzmittel nehmen nur vorübergehend den Schmerz, haben aber keinen Einfluß auf die den Schmerzen eigentlich zugrundeliegende Störung der Gefäßregulation. Ihre Wirksamkeit läßt rasch nach. Man braucht neue, mehr und mehr Tabletten" (PATZOLD, U., 1980, S. 34).

Auch beim Spannungskopfschmerz ist tunlichst auf Kopfschmerzmittel zu verzichten. Da sie durch Verspannung der Kopfmuskeln hervorgerufen werden, ist es naheliegend, nach den Situationen zu fahnden, die zu vermehrter Spannung führen, um dann Entspannungsübungen zu machen. Auch Kinder können bereits lernen, sich zu entspannen. Wichtig ist ein regelmäßiges Üben, selbstverständlich ohne Leistungsdruck. Wichtig ist es auch, Entspannung in die Situationen hineinzutragen, in denen zuvor mit Spannung und Verkrampfung und in deren Folge mit Kopfschmerz reagiert wurde.

(Siehe hierzu Beispiele im Studientext *„Riskante Lebensführung"*.)

Der „Gewinn", den der einzelne oder die Familie aus einer Krankheit oder aus krankheitsnahen Zuständen zieht, hat einen zweifelhaften Wert: Weder der Lehrer noch die Eltern können ständig auf das Kind mit Bauchschmerzen Rücksicht nehmen. Ein Kind, das durch seine Beschwerden die Familie zusammenhält, wird einmal erwachsen und muß sich von zu Hause lösen.
Irgendwann werden mit Sicherheit die Schwierigkeiten aufbrechen, die durch die Zuwendung überdeckt wurden.
Das ist ein Grund mehr, solche krankheitsnahen Zustände von vornherein ernst zu nehmen und mit allen Betroffenen eine Lösung zu suchen. **(1)**

4. Wie vermeidet man „Krankheitsnähe"?

Wie verhindert man das Bauchweh vor der Klassenarbeit? Was macht man, wenn der Schüler wegen Kopfschmerzen nach Hause will? Wie wird ein Schulkind zum zweitenmal „trocken"? – Bei der Vielzahl möglicher Gründe für das Auftreten von funktionellen Störungen dürfen Sie auf solche Fragen keine Patentrezepte als Antwort erwarten. Aber einige Hinweise auf vorbeugende Maßnahmen werden wir Ihnen geben. Wir werden einige Leitfragen vorstellen, mit denen man die Situation eines Kindes mit krankheitsnahen Zuständen analysieren und so möglichen Gründen auf die Spur kommen kann. Und wir werden Vor- und Nachteile von Behandlungen diskutieren, die darauf verzichten, tiefere Gründe zu suchen und sich auf eine schnelle Beseitigung der Störung konzentrieren.

4.1 Vorbeugen ist besser als Bauchweh!

Wie beugt man „Schulbauchweh" vor? Wir haben gesehen, daß sich bei vielen Kindern die Angst vor dem Versagen, insbesondere die Angst vor der Enttäuschung der Eltern, in körperlichen Beschwerden äußern kann. Dagegen kann man etwas tun.

(1)
„Mit allen Betroffenen eine Lösung suchen" – das betont zuerst einmal die Chancen der Familie zur Hilfe durch Selbsthilfe. Auch Eltern und Lehrer können in guter Zusammenarbeit viele Probleme ohne zusätzliche „Fachhelfer" bewältigen. Aber es ist generell überhaupt nicht und im Einzelfall schwierig zu entscheiden, wann dieses „Selbsthilfepotential" ausgeschöpft ist.

Einzelne Betroffene sollten nicht unnötig leiden, weil der Weg zum Arzt oder Psychologen zu spät gegangen wurde – wenn es auch ein Ausnahmefall ist, den P. R. LATIMER (in: *Psychother. Psychosom.*, 1981, S. 200–212) berichtet: Ein Patient wurde erst nach über 30jährigem Leiden an „Erbrechen" erfolgreich behandelt.

Und wer ist der „richtige Fachmann": der Arzt, der Psychologe, der Sozialpädagoge, der Heilpraktiker, . . . ? – Diese Frage ist sicher nicht dadurch zu beantworten, daß man die alte Trennung vornimmt: Der Arzt behandelt den Körper, der Psychologe das „Seelische", der Pädagoge Verstand und Sozialverhalten, und der Heilpraktiker hilft, wenn alle anderen versagt haben.

Wo Sie zuerst Rat suchen, oder ob Sie von vornherein die Hilfe verschiedener „Fachleute" in Anspruch nehmen, müssen Sie in Ihrer speziellen Situation entscheiden. Ein *guter* Arzt, Psychologe, Pädagoge, Heilpraktiker oder sonstiger Experte wird Ihnen offen die Grenzen seiner Möglichkeiten sagen und Sie dann auf andere Hilfen verweisen.

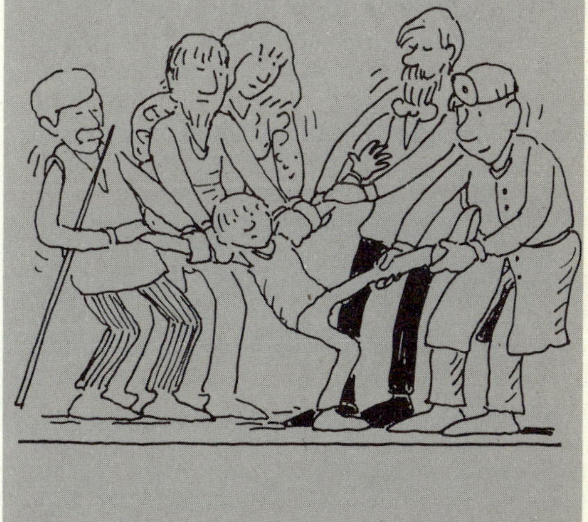

Kinder müssen auch mal versagen dürfen!

Ein Teil dieser Angst kann den Kindern genommen werden. Sie müssen wissen, daß mit dem Abschneiden in Klassenarbeiten nicht die Zuneigung und Freundschaft der Eltern auf dem Spiel steht. Eltern sollten das Kind ihre Enttäuschung nicht heimlich oder unbewußt spüren lassen. Eine ruhige, offene Aussprache über das Versagen und ein gemeinsam gefundenes Programm, das die Lücken wieder schließt, ist sicher vernünftiger, als zu toben oder das Kind enttäuscht zu ignorieren. **(1)**

Noch wichtiger ist es aber, daß Eltern für Ausgleich von den Schulbelastungen sorgen. Kinder brauchen Zeit zum Spielen und Zeit für ihre Freunde. Dort lernen sie schließlich auch. Viele Kenntnisse und Fähigkeiten „für das spätere Leben" gewinnt das Kind in seiner Freizeit. Und diese Erfahrungen tragen wieder dazu bei, daß es aktiv und interessiert in der Schule mitarbeitet. **(2)**

Erwachsene sollten dem Kind unnötige Belastungen ersparen.

Das leidige Problem der Klassenarbeiten oder der Hausaufgaben; der Umzug in eine neue Stadt oder die Rückkehr in die Schule nach einem langen Krankenhausaufenthalt; die anstrengende Fahrt im überfüllten Schulbus oder Hänseleien durch Mitschüler – Erwachsene sollten sich in die Lage des Kindes versetzen, um belastende Faktoren herauszufinden und etwas gegen sie zu tun.

Eltern können mithelfen, daß sich ein Kind nach einem Umzug in seine neue Umgebung einleben kann. Sie können Feste oder Unternehmungen veranstalten und dazu Klassenkameraden und Kinder aus der Straße einladen. Und auch in der Schule hat so mancher Landschulheimaufenthalt oder Ausflug dem neuen Lehrer und seinen Schülern den Einstieg in die gemeinsame Arbeit sehr erleichtert. **(3)**

(1)
In Absprache mit dem Lehrer kann man zum Beispiel durch kurze, zehn- bis fünfzehnminütige, aber regelmäßige Übungen versuchen, zu Hause Lernlücken zu schließen. Sicher ist der Lehrer bereit, den Stoff und Inhalt, auf den sich die Übungen beziehen, genau mitzuteilen und Hilfsmittel anzugeben.

(2)
Erwachsene sollten sich öfter kontrollieren, ob sie über die momentanen Vorlieben, Spiele und Freunde ihrer Kinder und über deren Sorgen Bescheid wissen. Man sollte sich nicht erst mit dem Kind beschäftigen, wenn dazu ein „trauriger Anlaß" wie das besagte Schulbauchweh besteht. Auch größere Kinder freuen sich, wenn es dem Vater oder der Mutter gelingt, einmal richtig mit ihnen mitzuspielen (mal ganz abgesehen von jenen Spielen, bei denen man eher dafür sorgen muß, daß die Kinder auch noch mitmachen dürfen, wie bei der elektrischen Eisenbahn oder dem Modellflugzeug).

Nicht nur Kritik, wie das bekannte „Hast Du etwa schon wieder . . ." oder „Ich muß mal mit Dir über die Leistung in der letzten Arbeit sprechen . . .", sollten Anlässe sein, mit dem Kind zu reden. Das gemütliche Gespräch bei einer Tasse Kaffee/Kakao über den nächsten Urlaub, die Probleme mit dem Freund oder der Freundin, das neue Hobby oder die Erfolge im Sport können nicht nur Spaß machen, sondern eine „Vorbeugung" gegen krankheitsnahe Zustände sein.

In diesem weiten Sinn gehören Tips für ein abwechslungsreiches und auf die Bedürfnisse des Kindes abgestimmtes Essen genauso zur Vorbeugung wie genügend Bewegung oder ausreichend Schlaf. Und die leidige Frage des rechtzeitigen Zubettgehens: Unternehmen Sie am Abend etwas mit Ihren Kindern! Ein Spaziergang, eine Radtour, eine gemütliche Spielrunde, das Vorlesen am Bettrand sind gemeinsame „Tagesausklänge", die so viel Spaß machen können, daß das Fernsehprogramm kaum noch eine Chance hat.

(3)
Zu Umzugsproblemen, und wie man mit ihnen fertig wird, können Sie hilfreiche Tips dem Buch von G. GERBER (1980) entnehmen.

Widersprüchliche Einstellungen von Eltern und Lehrern sind nicht immer zu vermeiden. Wenn das Kind aber ständig verunsichert wird, müssen klärende Absprachen erfolgen. Gewiß macht es einige Mühe, bis es zu intensiven Gesprächen von einzelnen Eltern und Lehrern kommt. Konferenzen der Klasseneltern und -lehrer scheinen oft ein noch aussichtsloseres Unterfangen zu sein. Andererseits weiß jeder, daß die üblichen kurzen Pausengespräche mehr Mißverständnisse als Erfolg bringen – und: Letztlich bedeutet es mehr Mühe und Anstrengung, mit krankheitsnahen Zuständen fertig zu werden! **(1)**

4.2 Richtiges Verhalten kann Kopfschmerzen „überflüssig" machen!

Trotz aller Vorbeugung werden Schüler immer wieder in belastende Situationen geraten. Es läßt sich einfach nicht vermeiden, daß ein Kind vom Vater etwas anderes als vom Lehrer gesagt bekommt. Lampenfieber oder feuchte Hände bei Prüfungen wird es stets geben – aber es sollte nicht dazu kommen, daß ein Schulweg ohne Bauchweh undenkbar ist, keine Arbeit mehr ohne Zittern geschrieben wird, und Eltern und Kind keine ruhige Nacht mehr haben.

Schwierige Situationen müssen gemeinsam analysiert werden.

Deshalb sollte rasch auf Beschwerden reagiert werden, auch wenn sich herausgestellt hat, daß sie keine Krankheit als Ursache haben. Alle Beteiligten müssen sich erst einmal genauer über die Belastungen, die zu den Körperreaktionen führten, klar werden. Sie müssen überlegen, welche Situationen die Beschwerden heraufbeschwören. Kinder können nicht nur in Prüfungen, sondern auch auf Kritik mit körperlichen Symptomen reagieren: Sie versuchen z. B. die Kritik zu verdrängen und bekommen deshalb Vorwürfe gemacht. Darauf wollen sie sich rechtfertigen, ernten erneut Vorwürfe und „retten" sich durch das Kopfweh oder die Bauchschmerzen aus diesem Teufelskreis.

(1)
Lehrer und Eltern, insbesondere z. B. Elternbeiräte, sollten es sich zur Aufgabe machen, diese Treffen so zu gestalten, daß sie für die Beteiligten einen Gewinn bringen. Themen wie Hausaufgaben, Klassenarbeiten, Benotungen, Klassenordnung und ähnliches in einem anderen Rahmen als in der Schulklasse, mit einer netten Einladung und vielleicht einem kurzen Film oder Vortrag als Einleitung, könnten ein Anfang sein. Wenn das gelingt, wenn ein gemeinsamer Ausflug Lehrern, Schülern und Eltern das Kennenlernen erleichtert hat, dann kommt man vielleicht dazu, auch die Schwierigkeiten einzelner Kinder offen zu besprechen und gemeinsam Lösungsvorschläge zu erarbeiten.

Gerade das Thema Klassenarbeiten bedarf genauer Absprachen zwischen allen Beteiligten. Prüfungssituationen sind ein ganz spezifischer Anlaß für krankheitsnahe Zustände. Oft wird versucht, die Angst dadurch zu vermindern, daß man Arbeiten nicht mehr ankündigt. Das führt allerdings in vielen Fällen nur dazu, daß der Schreck und die darauffolgende Angst beim Schreiben der Arbeit noch viel größer wird. Mehr spricht für eine langfristige Planung der Prüfung, in der die genauen Inhalte festgelegt werden. Nur diese durchgenommenen Stoffe sollten dann in der Arbeit auftauchen. Dabei darf natürlich nicht von vornherein die Zeit zu Hause mit verplant werden, sondern die Stofffülle muß in der Schule „schaffbar" sein. Eltern dürfen nicht durch zusätzliche Hausarbeit den Effekt der Planung wieder über den Haufen werfen, und Schüler müssen lernen – und „gelehrt bekommen"! – wie man von der „Saisonarbeit" wegkommt, um weniger hektisch sein Arbeitssoll zu erfüllen.

Manchmal gelingt es, Klassenarbeiten zur Routine werden zu lassen. So berichtet eine Lehrerin, daß sie in der Grundschule jeden Morgen ein „Diktat" schreibt, das von den Kindern schon lange nicht mehr als Prüfung angesehen wird.

In ruhigen Gesprächen mit dem Kind muß man sich über Gefühle und Gedanken in diesen Situationen klar werden. Kinder können durchaus berichten, was den Beschwerden vorausgeht, wie ihnen zumute ist, und wo sie selbst die Ursachen vermuten. Alle Beteiligten müssen versuchen, zu neuen Verhaltensweisen zu kommen: Ziel muß es sein, das Kind zur Selbsthilfe fähig zu machen. **(1)**

Eltern und Lehrer können dem Kind zur Selbsthilfe verhelfen.

Leider lassen sich nicht alle Belastungen aus der Schule verbannen. Schüler können aber darauf vorbereitet werden, sich in schwierigen Situationen selbst zu helfen. Sie sollten in der Lage sein, sich gegen zu große Belastungen zu wehren und darauf zu drängen, daß Widersprüchlichkeiten geklärt werden.

Die Erwachsenen müssen ein Gespür dafür bekommen, wann sich eine solch verfahrene Situation erneut andeutet. Dann muß der Lehrer u. U. auf seine eigentliche Frage verzichten können und sich die „umständliche Antwort" des Kindes geduldig anhören.

Und Eltern sollten sich prüfen, ob sie ihrem Kind genügend Aufmerksamkeit in „unbeschwerten" Situationen geben und nicht immer nur dann, wenn es über die Kopfschmerzen klagt.

Kinder müssen lernen, falsche Selbsteinschätzungen aufzugeben. Sie fühlen sich manchmal ohne Grund hilflos und sehen sich als Versager. Sie glauben dann häufig zu unrecht, daß sie den Erwachsenen nichts mehr gut genug machen können. Eltern und Lehrer müssen diesen Schülern zu neuem Selbstbewußtsein verhelfen. Dies kann durch verschiedene Methoden geschehen:

Z. B. wird versucht, durch den Besuch von Spielgruppen den Kindern größeres Selbstvertrauen zu geben. Man hofft dabei, daß das Kind durch das Spiel erfährt, daß sein eigenes Handeln wirksam ist. Das Kind soll seine Gedanken, Gefühle, Handlungsweisen und die

(1)
Modell zur Erklärung von psychosomatischen Störungen für Patienten
(aus: FRANKE, A., 1981, S. 77)

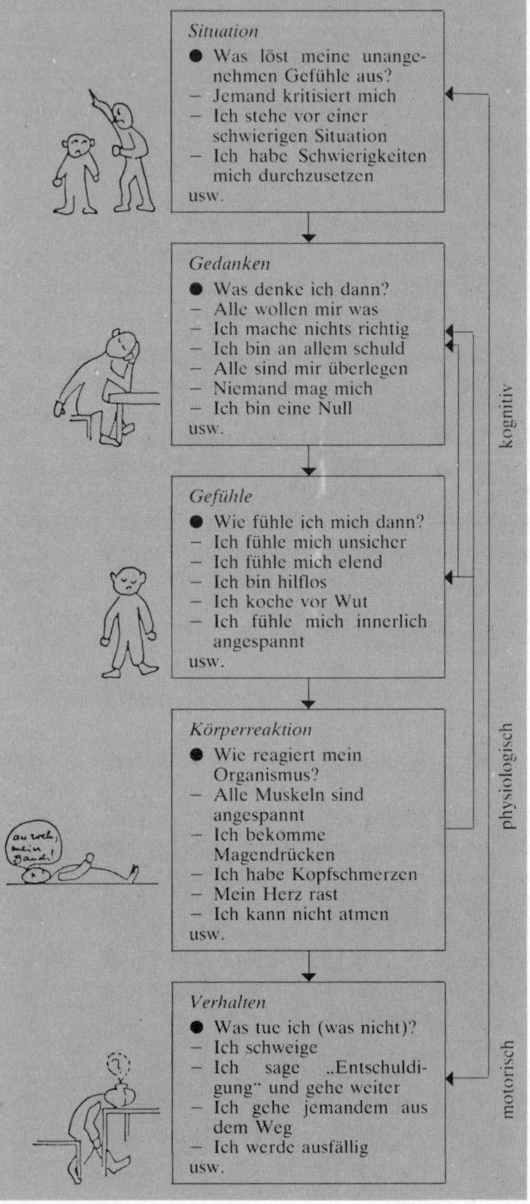

sie begleitenden Körperreaktionen registrieren und kontrollieren. Der Schüler erwirbt auf diese Weise Fertigkeiten, durch die er mit schwierigen Situationen fertig wird. Dazu gibt es auch gezielte Übungsprogramme, in denen das Kind z. B. lernt, besser mit anderen auszukommen, Ängste zu überwinden oder störende körperliche Reaktionen zu verlernen.

In der Schule müssen solche Übungen unterstützt werden. Dazu gehört z. B., daß der Lehrer sich genau überlegt, wie er allmählich und schrittweise die Anforderungen bei einem Kind erhöht. Er wird also planen, inwieweit er Fragen an das Kind stellen kann. Am Anfang sollte er sich ziemlich sicher sein, daß es die Antwort weiß. Daneben wird er Übungen unterstützen, in denen das Kind lernt, sich selbst Handlungsanweisungen zu geben.

Der Lehrer kann mit den Kindern Entspannungsübungen machen und sollte z. B. das Thema „Lernen lernen" in seinen Unterricht mit aufnehmen. Eltern und Lehrer sollten daran denken, daß Kinder mit krankheitsnahen Zuständen Zuwendung und Aufmerksamkeit vor allem auch in beschwerdefreien Situationen brauchen. **(1)**

Der Griff zur Tablette ist keine Selbsthilfe!

Der Griff zur Tablette ist demgegenüber zwar der einfachere, aber gefährlichere und letztlich unnütze Weg der Hilfe, besonders wenn eine organische Ursache durch gründliche Untersuchung ausgeschlossen ist.

Verständlich ist, daß Eltern die Schmerzen des Kindes lindern wollen – fraglich dagegen, ob sie das durch Medikamente erreichen. Besonders Kopfschmerz- und Schlaftabletten sind Beispiele für die Zweifelhaftigkeit dieses Vorgehens.

Helfen kann in schwierigen Fällen nur eine weitergehende, die psychischen Probleme umfassende Behandlung, die in enger Zusammenarbeit von Eltern, Lehrern und Fachleuten wie dem Psychologen und dem Arzt angegangen wird.

(1)

Gymnasium, 5. Klasse: Der Lehrer korrigiert eine Schülerin, die gerade eine kleine Geschichte wiedergibt. Es sprudeln dabei grammatische Fehler und unvollständige Sätze nur so aus ihr heraus: „Eß' dein Brot." Darauf der Lehrer, durchaus freundlich: „Marlis, das heißt, ‚iß': ‚Iß dein Brot'". Sie will hastig weitererzählen. Der Lehrer unterbricht abermals – welche grammatische Form das denn nun sei. Sie antwortet: „Herr D. ich wollte doch ‚Eßt euer Brot sagen.'" Der Lehrer insistiert: „Ja, aber welche Form ist das?" Marlis wiederholt noch einmal ihren Rechtfertigungsversuch für das ‚Eßt'. Der Lehrer wirkt ungehalten, will seine Frage nach der grammatischen Form beantwortet wissen. Marlis faßt sich an den Kopf. „Ich habe solche Kopfschmerzen." Der Lehrer unterläßt es verärgert, Marlis weiter zu drängen. Inzwischen hat die Nachbarin schon die Antwort gegeben.

Der Lehrer weiß, daß Marlis unter anfallsartigen Kopfschmerzen leidet, die dann gemeinhin über Stunden anhalten und mit anderen Symptomen, z. B. einer ausgeprägten Blässe, einhergehen. Sie war deshalb schon einmal in der Klinik, wo man Hinweise auf Migräne fand.

Im Gespräch mit Marlis stellt sich heraus, daß die Kopfschmerzen immer dann kommen, wenn sie kritisiert wird. Sie fühlt sich hilflos und in die Ecke gedrängt. Sie glaubt, daß sie wenig richtig macht und alle anderen „sowieso besser seien". Marlis verhält sich in solchen Situationen „entschuldigend": sie versucht, sich zu rechtfertigen, schafft es dabei jedoch nicht, auf die Kritik einzugehen oder einen Fehler auszubügeln.

Der Lehrer muß über Marlis' Probleme informiert sein. Dann erst kann er sich anders verhalten. Er sollte die Schülerin ruhig zu Ende erzählen lassen, bevor er wieder auf seine „grammatische Frage" kommt. Außerdem sollte er möglichst sicher sein, daß sie seine Fragen auch beantworten kann.

Marlis braucht Hilfe, damit sie mit kritischen Situationen besser fertig wird. Sie muß auf die Frage des Lehrers, der ihre Erzählung unterbricht, erst einmal antworten können. Sie muß es schaffen, sich gegen eine solche Unterbrechung zur Wehr zu setzen, aber auch soviel Energie haben, nicht nur die Geschichte zu erzählen, sondern dabei den Einwand des Lehrers zu berücksichtigen und den Fehler zu korrigieren.

4.3 Nur an Symptomen kurieren?

Es gibt Behandlungen, die darauf angelegt sind, möglichst schnell den auffälligen Zustand zu beseitigen. Das Kind soll durchschlafen, trocken bleiben, keine Schmerzen mehr spüren. Solchen Methoden – von der Kopfschmerztablette bis zur Klingelmatratze (s. u.) bei Kindern, die einnässen – wird meist mit Mißtrauen begegnet, weil man befürchtet, daß sie die Wurzeln des Übels außer acht lassen und auf Erfolge ohne langanhaltende Wirkung aus sind.

Mitunter kann es Situationen geben, in denen gute Gründe für ein solches Vorgehen sprechen. Man bezeichnet es als „symptomatische" Behandlung – so, als sei die Störung immer nur ein Teil eines größeren, festgefügten Krankheitsbildes. Das muß aber nicht sein: z. B. leidet nicht jedes Kind, das noch im Schulalter regelmäßig einnäßt, an einer gestörten Mutter-Kind-Beziehung. Zum anderen lassen sich „die eigentlichen Wurzeln" häufig gar nicht mehr herausfinden.

Gerade wenn Schwierigkeiten wie das Einnässen schon längere Zeit andauern, haben sie ein gewisses Eigenleben gewonnen. Losgelöst vom ursprünglichen Zusammenhang, der die Entwicklung heraufbeschwor, werden sie nur dadurch aufrecht erhalten, daß falsch mit ihnen umgegangen wird. Die Familiensituation ist stark belastet, das Miteinanderumgehen wird unerträglich. Das Kind kann nicht ins Landschulheim mitfahren, ja nicht einmal bei einem Freund übernachten. Eltern trauen sich nicht, das Kind unter fremder Beaufsichtigung zu lassen, da das Einnässen herauskommen könnte, und die Ehepartner geraten nicht selten darüber in Streit, wie man denn nun richtig reagiert, und wer an allem Schuld sei. **(1)**

Der Vorteil einer erfolgreichen, nur auf die Störung ausgerichteten („störungszentrierten") Behandlung ist in solch einer verfahrenen Lage, daß sie die Beschwerden rasch beseitigt und somit zur Entspannung der belastenden Folgewirkungen beiträgt: kein nächtliches Gewecktwerden mehr, kein

(1)
Ein Beispiel für eine Symptombehandlung ist das Bettnässer-Alarmgerät („Klingelmatratze"):

Das Kind schläft dabei auf einer flüssigkeitsempfindlichen Unterlage. Näßt das Kind ein, so wird ein elektrischer Stromkreis geschlossen, und eine Glocke ertönt. In anderen Fällen wird das Kind durch einen langanhaltenden Ton geweckt. Das Kind wird angehalten, bei diesem Ton aufzustehen und zur Toilette zu gehen.

Das Vorgehen und verschiedene Abwandlungen haben sich als wirksamste Methode erwiesen, das nächtliche Einnässen zu behandeln. Um die 70% aller Kinder werden mit Hilfe eines solchen Weckgerätes trocken, und zwar nach mindestens einem Monat ständiger Benutzung, gelegentlich erst nach drei oder vier Monaten. Neben anderen Maßnahmen wird das Kind noch zusätzlich angehalten, besonders viel Flüssigkeit zu sich zu nehmen, um die Blasenkontrolle mit der Unterstützung des Gerätes besonders gut zu erlernen. Eine vergleichbar wirksame Behandlung für das seltenere Tageseinnässen gibt es bislang nicht.

Dennoch muß klar gesehen werden, daß bei einem Drittel der behandelten Kinder innerhalb eines Jahres mit einem Rückfall zu rechnen ist. Dann muß – und darauf müssen Eltern und Kind vorbereitet sein – eine Wiederholung der Behandlung durchgeführt werden. Schwierigkeiten ergeben sich vor allem daraus, daß die Behandlung nicht lange genug fortgeführt wird. Etwa ein Drittel der Patienten bricht sie wegen zweifelhafter Erfolgsaussichten ab. Sicher spielen die nächtlichen Störungen für das Kind, evtl. die Geschwister und Eltern, eine entscheidende Rolle für den Abbruch. Vielleicht erscheint die Behandlung auf den ersten Blick unangemessen hart – in der Praxis wird sie aber von den meisten Eltern und Kindern nicht so empfunden. Der Erfolg überwiegt offensichtlich bei weitem mögliche Unannehmlichkeiten. Mitentscheidend sind die Gespräche zwischen dem Experten, der die Behandlung durchführt, und der Familie. Der Lehrer sollte ebenfalls informiert sein, z. B. um das „Unausgeschlafensein", das sich einstellen könnte, richtig einzuschätzen.

(Weitere Informationen zu diesem Thema finden Sie im Buch von STEGAT, H., 1973 und im Artikel von BERBALK, H./BAHR-CROME, U., 1980.)

störender Geruch, keine verschämte Ausrede bei einer Einladung ins Zeltlager. Dadurch wird der Mechanismus *„Störung – körperliche Reaktion – belastende Situation durch die körperlichen Beschwerden – Störung – . . .“* unterbrochen.

Außerdem ermöglicht oft erst eine solche Behandlung, daß auf andere Ursachen, Beziehungsstörungen oder Konflikte zwischen Elternhaus und Schule reagiert werden kann. Wenn der Umgang mit den Beschwerden selbst nicht mehr alle Energie braucht, sind Eltern oder Lehrer wieder für eine Aussprache zu gewinnen, die die auslösenden Faktoren des krankheitsnahen Zustandes aufdekken und beheben kann.

Allerdings haben auch störungszentrierte Behandlungen eine Reihe von Voraussetzungen. Eltern und Lehrer müssen mit dem Arzt oder Psychologen ein einheitliches Vorgehen abstimmen. Insbesondere müssen sie über die Zeitdauer informiert werden und ihre Erfolgserwartungen aufeinander abstimmen.

Meist sind ja alle mehr oder weniger von der Therapie betroffen. Der Lehrer muß unter Umständen darauf achten, daß ein Kind, das außerhalb des Unterrichts gelernt hat, sich zu entspannen, diese Fertigkeit auch im Unterricht im entscheidenden Augenblick anwenden kann. Die Geschwister müssen damit zurechtkommen, daß sie von der Klingelmatratze bei einer Enuretikerbehandlung mitgeweckt werden.

Alle Beteiligten müssen sich über den Fortgang der Behandlung, über Schwierigkeiten und Hindernisse auf dem Laufenden halten. Nur durch eine Zusammenarbeit, in der man sich gegenseitig Mut macht, verhindert man, daß die Bemühungen zu früh aufgegeben werden. **(1)**

(1)
Auszüge aus einem Gespräch mit einer Mutter, deren Sohn eine Spieltherapie abgeschlossen hat, und die selbst in therapeutischer Behandlung war:

„Frage:

Was haben Sie sich denn vorgestellt, was da so passiert in einer Therapie?

Mutter:

Das wichtigste war mir natürlich der Sohn . . . Im Anfang habe ich mir vorgestellt, daß der Frederic behandelt wird ohne mich. Ich habe geglaubt, daß ich da gar nicht viel mit zu tun hätte. Und vor allen Dingen habe ich mir nicht vorgestellt, daß die Sache so lange dauern könnte. Aber dann wurde mir mit der Zeit wohl klar, daß das ein langer Prozeß ist, so eine Therapie. Und Frau Sch. sagte auch immer: Das sind Anstöße, gehen muß man dann allein, so ähnlich, so habe ich es verstanden, und es war auch so. (. . .)

Frage:

Wie war das denn damals, als Sie dann plötzlich wahrgenommen haben, ich soll da jetzt plötzlich auch mitmischen, ich werde da jetzt auch gefordert. Was war denn das für ein Gefühl?

Mutter:

Ja, ich war erstaunt, aber ich war ja von Anfang an willens, alles zu tun, damit dieser Zustand verändert wird. Das wollte ich auf jeden Fall. Ich weiß noch, wie wir das erste Mal bei Frau Sch. waren, und sie sagte, er muß ja auch noch Hausaufgaben machen – und ich sagte: Da kümmere ich mich schon, das mache ich schon. Da sagte sie: Wieso müssen Sie das machen; wieso müssen Sie sich darum kümmern? Warum sagen Sie: Sie machen das schon? Das waren so die Anfangsgespräche, so die ersten Sätze, die mir zu denken gegeben haben. Daß ich überhaupt erstmal stutzig wurde. Wie ich das jetzt so erzähle – das war ja alles vorher für mich völlig unbekannt. Zuerst mal wurde ich bloß stutzig und dann allmählich, bei den ersten Gesprächen kam ich überhaupt erst dahinter, daß es auch an mir liegt und ich vor allen Dingen mein Verhalten erst einmal ändern muß – so die allerersten Schritte – ehe ich überhaupt wußte, was mit meinen Gefühlen los ist, habe ich schon lernen müssen, daß ich mich anders verhalten muß.“

(BLANK, R., 1978/79, S. 67 f).

5. Literatur

5.1 Einführende Literatur

ARBEITSGRUPPE OBERKIRCHER LEHRMITTEL – AOL (Hrsg.):
Handbuch zum Schulalltag
Reinbek 1982

BARKER, P.:
Grundlagen der Kinderpsychiatrie
Frankfurt 1981, 2. Aufl.

BLANK, R.:
Psychische Gefährdungen und Verhaltensauffälligkeiten im Kindesalter. Aktivierung von Selbsthilfepotentialen bei Eltern
(im Auftrag der Bundeszentrale für gesundheitliche Aufklärung) Köln 1978/79 (S. 67 f)

BOORAEM, C./FLOWERS, J./SCHWARTZ, B.:
Mein Kind weiß sich zu helfen. Selbstsicherheitstraining für Kinder. Ein Leitfaden für Eltern und Erzieher
München 1979

GERBER, G.:
„Umzug tut weh". Probleme in Schule und Familie – Eltern helfen ihren Kindern
Reinbek 1980

HOPF, H. H.:
Unser krankes Kind
Reinbek 1982

PATZOLD, U.:
Ärztlicher Rat für Patienten mit Kopf- und Gesichtsschmerzen
Stuttgart u. a. 1980

PETERSEN, G. u. a.:
Selbstsicherheitstraining für Kinder (8–12 Jahre)
Tübingen 1982

PÖSSIGER, G.:
Angst erkennen – Angst überwinden
München 1976

SCHABACKER, M. E.:
Gesundheitserziehung für die Praxis
Stuttgart 1980

SPECHT, F.:
Beanspruchung von Schülern. Kinder- und Jugendpsychiatrische Aspekte.
BMBW – Werkstattberichte 6, Bonn 1977

STEGAT, H.:
Enuresis. Behandlung des Bettnässens
Berlin u. a. 1973

TRAPMANN, H./LIEBETRAU, G./ROTTHAUS, W.:
Auffälliges Verhalten im Kindesalter. Bedeutung – Ursache – Korrektur. Handbuch für Eltern und Erzieher
Frankfurt 1981

ZIMMER, G. (Hrsg.):
Persönlichkeitsentwicklung und Gesundheit im Schulalter: Gefährdung und Prävention
Frankfurt u. a. 1981

5.2 Weiterführende Literatur

BACHMANN, K. D./EWERBECK, H./JOPPICH, G. (Hrsg.):
Pädiatrie in Praxis und Klinik, Bde. II und III
Stuttgart 1980

BERBALK, H./BAHR-CROME, U.:
Enuresis – Erscheinungsbild, Ätiologie und Therapie
In: SCHLOTTKE, P. F./WETZEL, H.:
Psychologische Behandlung von Kindern und Jugendlichen
München 1980, S. 271–290

BERG, I.:
Child, psychiatry and enuresis
In: *British journal of psychiatry,* 1981, S. 247 f

BRÄUTIGAM, W./CHRISTIAN, P.:
Psychosomatische Medizin. Ein kurzgefaßtes Lehrbuch
Stuttgart u. a. 1981, 3. überarb. u. erw. Aufl.

DÜHRSSEN, A.:
Psychogene Erkrankungen bei Kindern und Jugendlichen
Göttingen 1978, 12. Aufl.

FEND, H./HELMKE, A.:
Die Konstanzer Untersuchungen über Verbreitung und Bedingungen psychischer Risikofaktoren
In: ZIMMER, G. (Hrsg.),
Persönlichkeitsentwicklung und Gesundheit im Schulalter
Frankfurt u. a. 1981

FRANKE, A.:
Psychosomatische Störungen: Theorien und Versorgung
Stuttgart u. a. 1981

HARBAUER, H. u. a.:
Lehrbuch der speziellen Kinder- u. Jugendpsychiatrie
Berlin 1980, 4. neubearb. u. erw. Aufl.

ISLER, W.:
Zerebrovaskuläre Krankheiten
In: BACHMANN, K. D. u. a. (Hrsg.), a.a.O.,
S. 17.64–17.77

KEMMLER, R.:
Autogenes Training für Kinder, Jugendliche und Eltern
München 1975
Entspannungsübungen, geschrieben für Kinder und Eltern.

KRUSE, W.:
Einführung in das autogene Training mit Kindern. Ein Leitfaden für die Praxis
Köln-Lövenich 1980
Entspannungsübungen in der Gruppe für den Arzt.

KRUSE, W.:
Entspannung. Autogenes Training für Kinder
Köln-Lövenich 1977, 3. Aufl.
Entspannungsübungen in der Gruppe für Kinder ab 8 Jahren.

MINUCHIN, S. u. a.:
Psychosomatische Krankheiten in der Familie
Stuttgart 1981

RIES, H.:
Schlafstörungen im Kindesalter
In: *pädiatrische praxis,* 1982, S. 399–406

SCHAEFER, H.:
Plädoyer für eine neue Medizin, Warnung und Appell
München 1981
SCHAEFER, H.:
Der Krankheitsbegriff
In: BLOHMKE, M. u. a. (Hrsg.),
Handbuch der Sozialmedizin Bd. III
Stuttgart 1976, S. 15 – 31

SCHAEFER, H.:
Der Krankheitsbegriff
In: BLOHMKE, M. u. a. (Hrsg.),
Handbuch der Sozialmedizin Bd. III
Stuttgart 1976, S. 15 – 31

SCHÄFER, K.-H.
Rezidivierende Bauchschmerzen
In: BACHMANN, K. D. u. a. (Hrsg.), a.a.O.,
S. 19.70 ff.

SCHLANGE, H.:
Schlafstörungen
In: BACHMANN K. D. u. a. (Hrsg.), a.a.O.,
S. 19.21 ff.

SOVÁK, M.:
Kopfschmerz: Diagnose, Pathophysiologie, Pharmakotherapie, Biofeedback
Heidelberg 1980

SZASZ, T. S.:
The myth of mental illness
In: *American Psychology,* 1960, S. 113–118

TINSCHMANN, P.:
Anhaltendes Erbrechen
In: BACHMANN, K. D. u. a. (Hrsg.), a.a.O.,
S. 13.101 – 13.105

UEXKÜLL, T. v. (Hrsg.):
Lehrbuch der psychosomatischen Medizin
München 1979

WURST, F.:
Störungen des Eßverhaltens
In: BACHMANN, K. D. u. a. (Hrsg.), a.a.O.,
S. 19.18–19.21

ZIMMERMANN, U./EIGEL, Ch.:
„Plötzlich brach der Schulrat in Tränen aus. Verständigungstexte von Schülern und Lehrern"
Frankfurt 1980

Dieter Boßmann, Ulrich Stößel, Jürgen von Troschke

Riskante Lebensführung

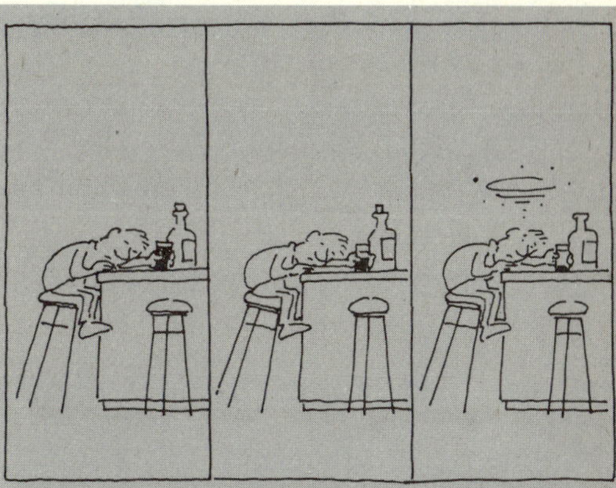

„Mit Drogen löst man keine Probleme" — *„Ich habe auch Probleme . . ."* — *„Nehme ich etwa Drogen?"*

„‚Sie haben einen verdammt guten Whisky im Büro'. Mit diesen Worten begrüßte kürzlich ein Minister den Kripo-Obermacher in der Fernsehsendung ‚Die Profis'. Und er ergänzte die Anerkennung mit dem bemerkenswerten Satz: ‚Sie gehören eben zu den zivilisierten Leuten'. (.)

In einer einzigen Dallas-Folge – das ist die mit den hohen Einschaltquoten – zählte ich beispielsweise zwei Dutzend harter Drinks, die sich die Familie des J. R. Ewing nacheinander einverleibte. War J. R. geschäftlich erfolgreich, sagte er: ‚Das war eine gute Woche. Darauf müssen wir einen trinken.' Kommt eine schlechte Nachricht, lehnt er Kaffee ab und meint: ‚Nein, ich brauch' was Alkoholisches', und hat die kleine Nichte Kummer, wird sie getröstet: ‚Hier, trink erst mal einen Schluck!'

Wären es nur die bösen Kriminellen, die im Fernsehen trinken, ließe sich daraus vielleicht noch eine abschrekkende Wirkung konstruieren. Die edlen Tropfen aber machen bei Gut und Böse gleichermaßen die Runde, und irgendwann einmal reagiert des Zuschauers Nachahmungstrieb. Notgedrungen: Denn was für die einen gut ist, kann für die anderen nicht schädlich sein. (.)

‚Was haben Sie denn, Sie zittern ja. Noch einen Whisky?', fragt Jean-Louis Trintignant seine Partnerin in Chabrols Film ‚Zwei Freundinnen'.

Ja, wenn das bei denen funktioniert mit der Beruhigung, warum nicht auch bei uns? Das große Zittern kommt erst viel später. Bei der Entziehungskur"

(BACKERT, W. G.: *Das große Zittern kommt ja erst später.* In: *Vorwärts* vom 24. 6. 1982).

1. Was hat riskante Lebensführung mit Krankheit zu tun?

Sie werden sich möglicherweise fragen, was die Themen *„Riskante Lebensführung"* und *„Kranke Kinder in der Schule"* miteinander zu tun haben.

Wie Sie sich erinnern, ging es ja bisher um die schulschwierige Situation von Kindern, die entweder chronisch krank oder behindert sind bzw. krankheitsnahe Zustände aufweisen. Dieser Text *„Riskante Lebensführung"* will darauf aufmerksam machen, daß Kinder und Jugendliche während ihrer Schulzeit immer besonderen gesundheitlichen Gefährdungen ausgesetzt sind und daß diese selten die Ursache allein im Verhalten des einzelnen haben, auch nicht ausschließlich in den sogenannten gesellschaftlichen Bedingungen. Deshalb wollen wir uns damit beschäftigen, welche Formen der Lebensführung in dieser Altersgruppe gesundheitliche Risiken mit sich bringen, nach Gründen fragen und mögliche Folgen beschreiben. **(1)**

Dabei soll allerdings nicht stehengeblieben werden. Genauso wichtig ist es nämlich, die Möglichkeiten, aber auch Grenzen aufzuzeigen, die dem Schüler, der Schule, dem Elternhaus und anderen gesetzt sind, solchen Risiken zu begegnen.

Hierfür gebrauchen wir den Begriff der *Gesundheitserziehung,* der im weitesten Sinne solche Maßnahmen umfaßt, die präventiv, d. h. vorbeugend und vorsorgend, Einfluß zu nehmen versuchen auf Wissen, Einstellungen, Verhalten sowie äußere Lebens- und Lernumstände. **(2)**

Was hat es eigentlich mit dem Begriff des Risikos auf sich? Als allgemeinbekannte Faktoren für Herz- und Kreislaufkrankheiten („Killer Nr. 1") werden z. B. gewöhnlich genannt:

- Tabakkonsum
- Ernährungsgewohnheiten
- Körpergewicht
- Bewegungsverhalten
- psychosozialer Streß
- berufliche Belastung.

(1)
Zum medizinischen Risikobegriff sagt H. Schaefer, ein bedeutender Sozialmediziner (In: BLOHMKE, M./SCHAEFER, H.: *„Sozialmedizin"*, Stuttgart 1978, S. 176):

„In der Tat enthält dieser Begriff zweierlei, was für die klinische Medizin neu war: Er machte eine völlig neue Sicht der Krankheitsentstehung möglich, bis hin zu einer geschlossenen Theorie der Krankheit, die es vordem auch nicht in Ansätzen gab; er zeigte, daß jeder Mensch zwar in der Gefahr steht, an bestimmten Noxen (d. h. krankheitserregenden Ursachen, A. d. V.) seiner Umwelt oder Eigenarten seines Verhaltens zu erkranken, daß diese Gefahr aber teils begrenzt, teils berechenbar wird, daß es also ein kalkulierbares Risiko gibt, das sich in einer Erkrankungswahrscheinlichkeit ausdrückt."

(2)
Ein Modell, das das Zusammenspiel verschiedener körperlicher, psychischer und sozialer Risikofaktoren in einer Hierarchie abbildet, stammt von H. Schaefer:

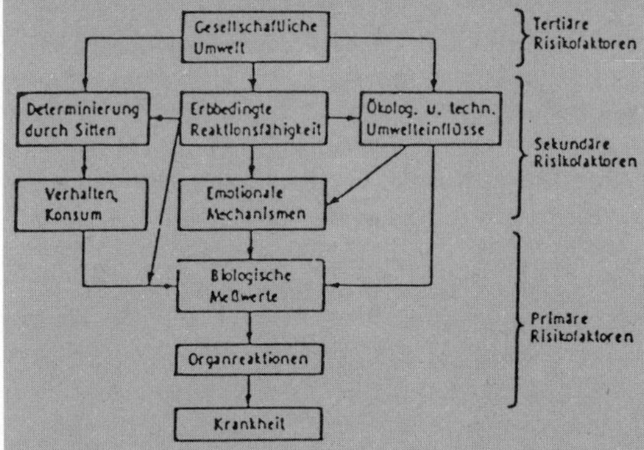

(aus: BLOHMKE, M./SCHAEFER, H.: *„Sozialmedizin"*, Stuttgart 1978, S. 182)

Für andere Krankheiten lassen sich ebenfalls einzelne Risikofaktoren benennen. Es muß schon jetzt prinzipiell gefragt werden, ob die Art unserer Lebensführung nicht häufig eine Gefahr für unsere Gesundheit darstellt. Dies wird niemand bestreiten, der die unmittelbaren Folgen etwa des hohen Alkohol- oder Tabakkonsums kennt. Jedoch sollte die Kenntnis bestimmter Risikofaktoren nicht dazu führen, ihr einzelnes Vorhandensein bereits als bedrohliche Lebensführung zu bezeichnen. Dafür wissen wir zu wenig über das komplexe Zusammenspiel körperlicher, psychischer und sozialer Faktoren im individuellen Gesundheits- und Krankheitsverhalten – selbst wenn wir mit hinreichender Genauigkeit sagen könnten, welche zusammenspielen, müssen wir uns vor einer vorschnellen Vereinfachung hüten. Die genannten Risikofaktoren sind jeweils an Krankheiten ermittelt, die überwiegend erst bei Erwachsenen auftreten: Riskante Lebensführung im Erwachsenenalter unterscheidet sich jedoch von dem der Jugendlichen hinsichtlich der Ursachen, der Erscheinungsformen wie auch des Umgangs mit entsprechenden Risiken. Vorbeugende Maßnahmen müssen sich zwar auch an den Krankheiten der Erwachsenen, vor allem aber an den Gesundheitsgefährdungen von Kindern und Jugendlichen im Schulalter orientieren.

2. Was ist eigentlich ein gesundheitliches Risiko?

Medizinisch kann man dies leicht beantworten: Es ist die Wahrscheinlichkeit, eine der Krankheiten des Kindes- und Jugendalters zu erleiden bzw. an ihr zu sterben.

Aus *psychologischer* Sicht kann man feststellen, daß jede Persönlichkeit anders mit Risiken umgeht. Ob z. B. ein übergewichtiger Schüler im Sportunterricht eine Sprungübung mitmacht, bei der er sich eigentlich für überfordert hält, hat wesentlich damit zu tun, ob Angst oder Selbstvertrauen in dieser Situation vorherrschen. **(1)**

(1)
Zur Verdeutlichung ein Beispiel:

„Zur Person: Jochen hat vor einigen Wochen das Abitur abgelegt. Er ist auf künstlerischem Gebiet sehr talentiert und beabsichtigt, auch einmal beruflich in dieser Richtung tätig zu sein. In einem Gespräch, von dem anschließend ein Gedächtnisprotokoll angefertigt wurde, hielt er eine Art Rückschau auf den Sportunterricht seiner 13jährigen Schülerzeit:

Jochen leidet als Kind an einer Schilddrüsenunterfunktion; er ist zu dick, dazu körperlich sehr klein. Während des Sportunterrichts werden ihm seine körperlichen Nachteile schmerzlich bewußt. Der ständige Eindruck zu versagen und die darauf bezogenen Bemerkungen der Mitschüler lassen ihn deren Nähe meiden und bringen ihn mehr in den Umkreis der Mädchen seiner Klasse, die sich als wesentlich toleranter und verständnisvoller erweisen. Während der Pubertät erlebt er die sich jetzt besonders entfaltende Überlegenheit der Jungen so deutlich, daß er sich nun völlig in sich zurückzieht und dabei einen tiefen ‚Körperhaß', wie er es nennt, entwickelt, den er bis heute noch nicht losgeworden ist. Jochen wird zum Grübler, er versucht, ‚sich zu analysieren'. Zeitweise nimmt er Drogen. In seiner künstlerischen Tätigkeit glaubt er, über seine Probleme hinwegzukommen. Das gelingt nur zum Teil, denn sein Wunsch nach Leistung im sportlichen Bereich ist groß; Jochen betont, daß er diesbezüglich erfolgreiche Mitschüler ungemein bewundert hat. Noch heute träumt er von einer Karriere als Rennfahrer, was sich auch in vielen Motiven seiner Bilder niederschlägt.

Jochen hat seinen Sportunterricht als ununterbrochene Folge persönlicher Niederlagen erlebt. Seine Enttäuschung hierüber richtet sich in erster Linie gegen sich selbst, dennoch ist die Anklage gegen Mitschüler herauszuhören. Seine Bilder, mit denen er seine körperlichen Mängel sublimiert, zeigen seinen Selbsthaß und seine Aggressivität auf plakative Weise.

Sein Traum von der Rennfahrerkarriere spiegelt den Wunsch nach Erfolg im Sport wider: Die starke Maschine vermag einen schwachen ‚ungeeigneten' Körper zu ersetzen bzw. zu ergänzen.

Die Maschine macht sozusagen ‚gleichberechtigt', körperliche Unterlegenheit tritt in den Hintergrund" (STORF, V., 1982, S. 62 f).

Wenn sich Kinder und Jugendliche riskant verhalten, so ist dies in der Regel außerdem ein *gesellschaftlicher* Umstand. Der Jugendliche zum Beispiel, der sein Mofa im Slalom durch den Verkehr bugsiert, gefährdet meist nicht nur sich selbst, sondern auch andere. Passiert ein Unfall, so können sich die körperlichen oder seelischen Folgen nachhaltig auf die Familienbeziehungen, die Persönlichkeitsintegration in der Schule oder auch auf das Freizeitverhalten auswirken.

Halten wir fest: Medizin, Psychologie und Soziologie tragen jeweils aus ihrer Perspektive zur Beschreibung des Risikobegriffs bei. Grundsätzlich lassen wir uns in dem Maße auf gesundheitliche Risiken ein, in dem wir dies kalkulieren können; z. B.: Ein Großteil der starken Raucher „qualmt", weil er das damit verbundene Risiko für berechenbar hält: Wenn 90% aller starken Raucher nicht an einem Lungenkrebs sterben, so beträgt das direkt zu veranschlagende Risiko lediglich 10%. **(1)**

Dagegen wird der Jugendliche, der zunächst Rauschmittel konsumiert und dann auf Heroin umsteigt, mit nahezu 100%iger Wahrscheinlichkeit suchtkrank.

Aber auch dies sollte nicht unerwähnt bleiben: Jede Operation, ob vorbeugend oder heilend, bedeutet einen Eingriff in den menschlichen Körper, für den es keinen 100%igen Risikoausschluß gibt.

Dies gilt selbst für die vieltausendfach durchgeführte Mandeloperation bei einem Kleinkind sowie manche Untersuchungs- und Diagnoseverfahren in der Präventivmedizin, so etwa bei der Krebsfrüherkennung.

Beschäftigen wir uns nun mit den Ursachen von gesundheitlich bedenklichem Verhalten, die nicht eindeutig zu benennen sind: Daß jemand raucht, kann seinen Grund in einer raucherfreundlichen Erziehung haben, in der liebgewordenen Gewöhnung, in der physischen und psychischen Abhängigkeit, in

(1)
Aber selbst dieses vermeintliche „Rest"risiko wird offenbar von manchen in Kauf genommen – so meint jedenfalls der 15jährige Hauptschüler Uwe:

„Ich schätze, daß ich mit 50 sterben werde. Weil ich ganz schön viel rauche und das mit 9 Jahren angefangen habe. So stelle ich mir meine Zukunft vor."

(BOSSMANN, D.: *„Zukunftserwartungen der Jugend"*, Tübingen 1982, S. 146).

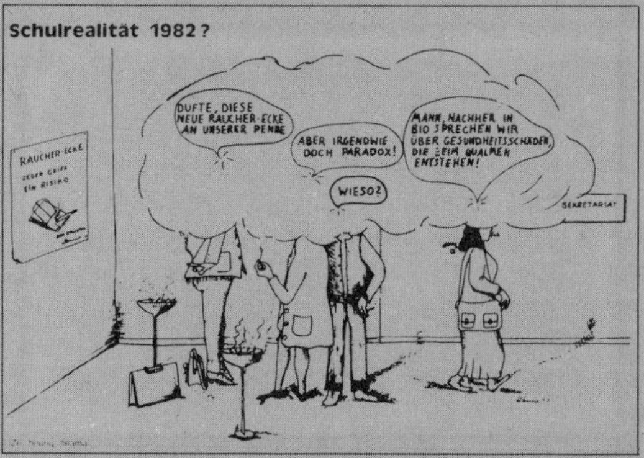

„Dufte, diese Raucherecke."
„Aber irgendwo paradox."
„Wieso?"
„Also, nachher in Bio sprechen wir über Gesundheitsschäden, die beim Qualmen entstehen!"

(*Schleswig-Holsteinische Schule* 5/82, S. 101)

sozialen Zwängen (der Jugendliche, der trinkt, will z. B. zeigen, daß er viel – nach Möglichkeit mehr – verträgt als der Durchschnitt der Gleichaltrigen). **(1)**

In bestimmten gesellschaftlichen Gruppen (z. B. bei Arbeiterkindern auf der einen und Schülern aus „gehobenen" Wohnvierteln von Beamten- oder Selbständigenfamilien auf der anderen Seite) ist riskantes gesundheitliches Verhalten unterschiedlich ausgeprägt. Daraus folgt, daß auch die sozialen Bedingungen mitzuberücksichtigen sind: Ob Hauptschüler früher oder häufiger rauchen als Gymnasiasten, ob Suchtmittelverbrauch im Zusammenhang mit erfolgreichen oder nichterfolgreichen Schulkarrieren steht, weist auf die gesellschaftliche Problematik hin. Riskantes gesundheitliches Verhalten ist häufig ein Lösungsversuch bei psychischen und sozialen Konflikten.

Wenn wir uns bewußt oder unbewußt riskant verhalten, so geschieht dies immer in der Auseinandersetzung unserer persönlichen mit der gesellschaftlichen Einschätzung. Individuell vollzieht sich dies weitgehend an für uns kalkulierbaren Gewinn- bzw. Verlustwerten. Die gesellschaftliche Bewertung kann sich in Vorschriften, Erlassen und vom Gesetzgeber ausgesprochenen Empfehlungen niederschlagen (Zeitungen, Zeitschriften, Ratgeber etc. tun ein Übriges). Dennoch können all diese Maßregeln uns oft nicht hindern, uns anders zu verhalten. Dies gilt für unsere Ernährung, unseren Genuß- oder Suchtmittelkonsum, aber auch für unser Auftreten im Verkehr oder in Konfliktsituationen. Selbst eine direkte Strafandrohung (z. B. beim Alkohol am Arbeitsplatz) verhindert nicht völlig, daß wir doch trinken oder uns entsprechende „offizielle" Gelegenheiten dazu schaffen.

(1)
Ein 17jähriger Schüler in einem Beitrag für die *„Gießener Allgemeine"* vom 6. 9. 1980:

„Drei Hauptversuchungen gibt es; und die schlimmste davon ist auch noch legal: der gesellschaftliche Zwang. Ich habe bisher noch keinen Nicht-Kinderfilm im Fernsehen gesehen, der ohne Alkohol ausgekommen wäre (außer den Nachrichten). Und fast genauso ist es mit einer Zigarette. Welcher Angehörige eines Ermordeten käme aus, ohne erst einmal eine . . . [Marke] oder einen . . . [Marke]? Schaut man sich dann noch die Werbeplakate überall an, so gibt es nur eine logische Schlußfolgerung: Rauchen ist chic, Trinken ebenfalls, und außerdem hilft beides gegen schlimme Schocks – wie der ‚Alte' ja zeigt. Läßt sich davon die Mehrheit vernünftiger Jugendlicher nicht überzeugen, tritt dann noch die Mehrheit der Raucher auf den Plan: ‚Komm rauch' eine, du wirst sehn, es ist wirklich toll!' Schon ist aus der Minderheit eine Mehrheit geworden, aber immer noch eine aktive.

Das bringt natürlich Probleme mit sich. Hm, Probleme, Moment mal: Was macht John Wayne, wenn ihm Ballermann-Fred seine Braut geklaut hat? Ja klar, erst einmal in die Bar, nach drei Doppelten sitzt das Schießeisen doppelt so locker – viel mehr Aussicht auf einen Treffer. ‚Doch halt – John Wayne ist doch an Lungenkrebs gestorben!' ‚Das kommt doch nicht vom Trinken, also sei ruhig, ich geh' jetzt erst einmal in die . . . [es folgt der Name eines Lokals]'. Gegen Probleme hilft also Whisky. Doch ich habe ja in Latein schon wieder 'ne 5. Vielleicht sollte ich das nächste Mal über Kümmel und Korn zielen?

Der Jugendliche von heute ertränkt seine Probleme in Alkohol – was dann wieder neue Probleme mit sich zieht. Man sucht also nach stärkeren ‚Problemabschußkanonen' – wie Haschisch und schließlich Heroin . . .".

Eine Kleinanzeige, die 1979 im *„Reutlinger Generalanzeiger"* erschien:

„Ich bin ein 13 Jahre alter Junge und suche einen netten Freund. Nichtraucher, Nichttrinker, zur gegenseitigen Hilfe bei Schul- und Privatproblemen."

3. Vom Umgang mit Risiken

Wichtig ist, dem einzelnen – aber auch gefährdeten Gruppen – Hilfestellung zu geben, damit sie sich selbst für eine bestimmte Lebensführung entscheiden. D. h. einzelne oder auch mehrere Betroffene müssen in die Lage versetzt werden, sich so viel Wissen und Fähigkeiten anzueignen, daß sie weitgehend souverän beurteilen können, in welchen Grenzen sie ein gesundheitliches Wagnis eingehen wollen. Ob also ein Schüler, der im Unterricht über die Folgen des Tabakkonsums aufgeklärt wurde, pro oder contra bevorzugt, bzw. ob er nur wenig raucht, sollte er allein entscheiden.

Oft jedoch geht es gar nicht um das *Wollen,* sondern um das *Müssen.* Die gesundheitlichen Gefahren eines Schichtarbeiters z. B. lassen sich selten durch persönlichen Willen, sondern meist nur durch veränderte Arbeitsbedingungen einschränken.

Gleiches gilt für viele Situationen im Schulleben. Schüler haben eben keinen Einfluß darauf, wie Sitz- oder Schreibmöbel gestaltet sind, sondern müssen sich mit dem zufrieden geben, was ihnen vorgesetzt wird. Oder: Der Schüler, der seinen Lehrer als Gesprächspartner auch in außerschulischen Belangen erleben möchte, kann dies zwar wollen, hat aber nur bedingt Wirkung darauf, daß auch der Lehrer dies will.

Wir haben die Problematik der riskanten Lebensführung noch recht allgemein beschrieben und dabei auf Beispiele zurückgegriffen, die kennzeichnend für das Erwachsenenalter sind, und sie solchen aus dem Schulalltag gegenübergestellt. Damit sind Fragen angetippt, auf die wir als Erwachsene eine Antwort suchen sollten, bevor wir uns Gedanken darüber machen, wie wir auf Probleme Jugendlicher eingehen können. **(1)**

(1)
Solche Fragen, die sich an unsere Erfahrungen mit uns selbst und anderen richten, sollten sein:

- Was an meinem Verhalten würde ich als riskant bezeichnen, was nicht?
- Mit welchen gesundheitlichen Gefährdungen/Beeinträchtigungen möchte ich leben, mit welchen nicht?
- Bin ich mit meinem Gesundheitsverhalten zufrieden, erlebe ich mich als gespalten, oder bin ich selbst sehr unzufrieden damit?

Aber auch dies sollten wir uns fragen:

- Belasten mich Dinge meiner Umgebung, machen sie mich krank?
- Wie gehe ich mit Problemen am Arbeitsplatz um?
- Befolge ich eigentlich Ratschläge, Empfehlungen in Bezug auf meine Gesundheit, die ich anderen gebe?
- Wie bewußt nehme ich eigentlich wahr, daß mein erzieherisches Verhalten oft etwas anderes bewirkt, als ich u. U. gewollt habe?

Jeder einzelne Punkt mag Gesprächsstoff genug geben. Weitere Fragen sind denkbar – und wenn möglich, sollte eine Antwort auf sie gesucht werden, bevor wir daran gehen, sog. riskantes Verhalten von Kindern und Jugendlichen im Schulalter zu beschreiben, zu erklären und ggf. zu beeinflussen.

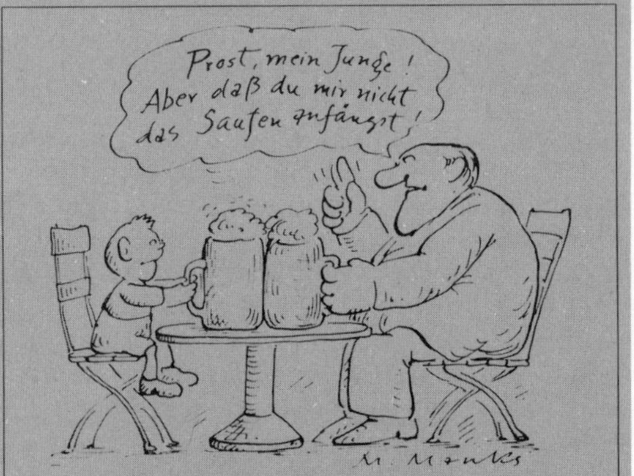

(Karikatur von MARCKS, M. in *spielen und lernen* 12/79)

4. Was Statistiken zu Gesundheitsgefährdungen im Schulalter besagen – und was nicht!

Aus Statistiken der Jahre 1977 und 1978 kann man z. B. entnehmen, daß die Hälfte der Opfer tödlicher Kraftfahrzeugunfälle jünger als 35 Jahre war. **(1)**

Aber offen bleibt, wieviele der tödlich verunglückten Jugendlichen aufgrund eigenen Verschuldens den Unglücksfall verursacht haben oder passiv in das Geschehen verwikkelt wurden.
Glaubt man Presseberichten, dann nehmen in den letzten Jahren Selbsttötungen von Kindern und Jugendlichen bedrohlich zu. Tatsächlich aber, so hat der Psychologe A. Schmidtke (1981) herausgefunden, sieht es doch etwas anders aus. Von einer „alarmierenden Zunahme", so seine Kernaussage, kann keine Rede sein. Die Anzahl der Selbsttötungen von Kindern und Jugendlichen läßt sich natürlich nicht unabhängig von der Gesamtzahl dieser Altersgruppe bewerten. Man muß also danach schauen, ob es eine relative Zunahme gegeben hat. Hierbei wird dann deutlich, daß ein im Durchschnitt ungünstigerer Trend für die 15- bis 19jährigen (insbesondere männlichen) Jugendlichen feststellbar ist. **(2)**

So wie Unfälle mit und ohne Todes- oder Verletzungsfolge verlaufen können, gibt es auch für Suizidversuche solche Unterschiede, wobei hier die Grauzone der statistischen Erfassung um ein Vielfaches höher ist als bei vollendeten Selbsttötungen. **(3)**

Die Statistik der Todesursachen im Kindes- und Jugendalter beleuchtet eine Seite des Problems, die der gesundheitlichen Gefährdungen die andere:
- 150 000 sind alkoholsüchtig, das Einstiegsalter liegt bei 11 Jahren.
- Die Zahl der Abhängigen von harten Drogen wird auf 60 000 bis 80 000 geschätzt. Ein Drittel davon sind Kinder.

(1)
Zur zahlenmäßigen Bedeutung der Unfälle:
„Bei jungen Menschen waren Kraftfahrzeugunfälle die häufigste Todesursache: ¼ aller Kinder im Alter von 1 bis unter 15 Jahren, die 1978 starben, wurden Opfer eines Kraftfahrzeugunfalls. Von den 2348 Sterbefällen der 15- bis 20jährigen wurde sogar jeder 2. durch einen Kraftfahrzeugunfall verursacht" *(Wirtschaft und Statistik* 7/80, S. 478).

(2)
„Von 1950 bis 1978 schwanken danach die Suizide (d. h. die Selbsttötungen, Anm. d. Verf.) von Kindern bis 9 Jahre zwischen 0 und 3. Daraus läßt sich kein Trend erkennen, sondern nur feststellen, Suizide von Jungen und Mädchen bis zum Alter von etwa 10 Jahren sind ein sehr seltenes Ereignis. Bei den Altersgruppen von 10–24 Jahren dagegen stellt der Suizid im Vergleich zu den sonstigen Todesfällen (hauptsächlich Unfälle) eine der häufigsten Todesursachen dar, und hier läßt sich auch ein Anstieg der Suizide feststellen. Für die einzelnen Altersstufen und Geschlechter fallen die Absolut- und Relativzahlen sowie die Trends jedoch verschieden aus. Während z. B. für die männlichen Schüler der Altersgruppe 10 bis 14 Jahre, bezogen auf die Absolutzahlen der Suizide, für die Zeit von 1968 bis 1978 ein Ansteigen um 82% errechenbar ist, beträgt dieser Anstieg für die Relativzahlen ‚nur 49,4%'. Für die Altersgruppe 15–19 Jahre betragen die Werte entsprechend 88% und 50%, für die Altersgruppe 20–24 Jahre 50% und 24%."

(SCHMIDTKE, A., 1981, S. 8).

(3)
Es bleibt dahingestellt, inwieweit die von der Bundesregierung in ihrer Psychiatrieenquete veröffentlichte „realistische" Schätzung des Verhältnisses von Suiziden zu Suizidversuchen von 1:8 bis 1:10 für Jugendliche zutrifft. Andere Autoren zweifeln dies als überhöhte Schätzung an.

Zahlenangaben haben eine wichtige Funktion. Sie weisen auf etwas hin, rütteln auf, stoßen etwas an. Welche Einzelschicksale dahinter stehen, wird nur relativ selten bekannt. Obwohl wir gerade hieraus sehr viel mehr lernen; ein Beispiel: Die Zahl der meist jugendlichen Toten mit Überdosis an Rauschgiften lag 1979 bei 600. Sie ist im Jahre 1981 auf knapp 400 gesunken. Man könnte sich nun auf den Standpunkt stellen, den jugendlichen Drogenkonsum endlich in den Griff bekommen zu haben. Doch solche Zahlen beleuchten immer nur einen Momentausschnitt aus Situationen, die nur im Zusammenhang mit Lebensläufen zu sehen sind. Daher ist es für unsere Fragestellung wichtig, nicht nur auf die Endstufen (meist charakterisiert durch die Zahl der Selbsttötungen oder Drogentoten), sondern auf die sog. Vorläuferbedingungen solcher „Karrieren" zu achten. **(1)**

5. Das gesundheitliche Risiko, ein Schüler zu sein

In einer Großstadt erbaute man erst vor wenigen Jahren eine „moderne" Schule: Unterricht in fensterlosen, vollklimatisierten Räumen bei Neonlicht und umgeben von weißgetünchten Wänden. „Seelenlose Zellen", charakterisierte ein Kommentator in der Lokalzeitung.

Ich kenne die betreffende Schule nicht; will aber meiner Phantasie freien Lauf lassen, wie es vermutlich dort weiterhin aussieht:

Wahrscheinlich sind sämtliche Gebäude abstandsgleich in einem riesigen Komplex angeordnet; alles komplett in eintönig grauem Waschbeton. Die wenigen klotzigen Türen und sprossenlosen Fenster sind in einheitlichem Metallic und passen sich damit dem sonstigen, allgegenwärtigen Grau in Grau an. Lediglich verschiedenfarbige und -formatige Schmierereien, meist destruktiven Inhalts („Schule ist doof"), verschaffen dem Betrachter geringe optische Abwechslung.

Davor, auf einem winzigen Fleckchen zertretenen Grüns, befindet sich die obligatorische,

(1)

„Dies alles geschieht nicht irgendwo, sondern mitten unter uns: in unseren Familien, bei unseren Freunden und Bekannten, bei uns selbst. Wo sollten sie auch sein:

- die 6 Mio. Bundesbürger, die täglich mehr als 40 Gramm Alkohol, z. B. 1½ bis 3 Liter Bier oder 8 bis 15 Gläser Dopppelkorn trinken?
- die 25% der Erwachsenen, die ständig Schmerzmittel verwenden?
- die 30% der Patienten von Internisten und Allgemeinärzten, die mit einem Rezept für Beruhigungsmittel die Sprechstunde verlassen?

Das ist das Umfeld unserer Kinder und Jugendlichen, prägend und auslösend für eine eigene süchtige Karriere.

Damit wird deutlich, daß wir das Drogenproblem nicht als isolierte und exotische Erscheinung einer Minderheit betrachten können, als ein Problem, das grundsätzlich lösbar ist, wenn nur die richtigen Strategien angewendet werden und das notwendige Geld zur Verfügung gestellt wird. Wir müssen Abschied nehmen von allen Überlegungen und Vorschlägen, die so einleuchtend einfach mit einem Mehr an Therapie, einem Mehr an Aufklärung oder einem Mehr an Strafe die Lösung des Problems suggerieren. Wir werden uns mit dem Gedanken anfreunden müssen, daß 50 000 Heroinfixer nur das Spiegelbild von uns allen sind, die wir unsere süchtigen Strebungen ausleben mit Trinken und Rauchen und anderen Befindlichkeitsmanipulationen durch chemische Substanzen.

Unser Umgang mit Suchtmitteln steht zur Debatte: unsere Konsumentenhaltung, die bei jeder Mißbefindlichkeit zur Tablette greifen läßt, unsere Unfähigkeit, Leid und Schmerz anders als eine Betriebsstörung des Organismus zu begreifen, unser unkritischer Umgang mit Alkohol und Nikotin. Hier gilt es zunächst anzusetzen. Wenn es überhaupt eine Lösung des Drogenproblems gibt, dann über diesen Weg. Es ist ein schwieriger Weg, ein schmerzlicher Prozeß, denn wir sind persönlich getroffen und gefordert. Wir sollten davon Abschied nehmen, das Drogenproblem bei anderen zu suchen. Wir alle haben zur Drogenabhängigkeit junger Menschen beigetragen, wir alle sind zur Hilfe aufgerufen. Beginnen können wir bei uns selbst."

(SCHMIDTOBREICK: *„Drogenabhängigkeit bei jungen Menschen"*. In: *Jugendwohl* 7/8, 1980, S. 261).

rostfreie Aluminiumfigur (mit roten Tupfern aus Farbbeuteln); daneben ein wie ein nach Weihnachten weggeworfener und seitdem liegengebliebener Tannenbaum wirkender Zierstrauch.

Der Schulhof läßt einen Rekruten während des Heimaturlaubs automatisch die Hände an die Hosennähte verirren; meinte er doch im ersten Moment auf seinem Kasernenhof zu stehen: „modern" asphaltiert; mehr Verbotsals Gebotsschilder; nur auf den zweiten Blick nicht mit Busunterständen verwechselbare, triste und sterile Pausenhallen; links und rechts mickerwüchsige Bäume; genau vier rückenlose, mit unbeholfenen Pornos und Sprüchen völlig verritzte Bänke für schätzungsweise 1500 Schüler; daneben wiederum (graue) Müllcontainer (wenigstens der herausguckende Unrat ist farbig . . .).

Beschreiben wir es weiter mit „Faust", wo ein Schüler, seinen Unterrichtsraum betrachtend, zu Mephisto sagt: „In diesen Mauern, diesen Hallen/ will es mir keineswegs gefallen/ Es ist ein gar beschränkter Raum/ man sieht nichts Grünes, keinen Baum/ Und in den Sälen, auf den Bänken/ Vergeht mir Hören, Sehen und Denken". **(1)**

Von innen möchte ich mir diese „fiktive" Schule erst gar nicht ansehen; jede Wette: technisch superperfekt; seelisch total defekt.

Die Kapitelüberschrift lautete: *„Das gesundheitliche Risiko, ein Schüler zu sein"*. Zur Antworterleichterung können wir z. B. die Schulsportmisere, nicht kindgemäßes Schulmobiliar, die täglichen Schulbusquälereien der Kinder und viele Dinge mehr auflisten.

Schulen sind heute zum zentralen sozialen Aufenthalts- und Lebensraum von Kindern und Jugendlichen geworden (wo sie durchschnittlich 15 000 Stunden ihres Lebens verbringen). Wo Schul„leben" nicht möglich ist, *kann* Schule *ein* krankmachender Umstand sein – vor allem im Zusammenwirken mit Belastungen aus der familialen, schulischen und außerschulischen/außerfamilialen Lebenswelt.

(1)

Schüler beschreiben Mißstände, die an ihren Schulen herrschen (*Die Zeit* 30/74):

„In den Klassen sind die Wände in einem katastrophalen Zustand. Sie könnten gut einen neuen Anstrich gebrauchen. Die Vorhänge hängen nicht da, wo sie hingehören, sondern liegen auf der Fensterbank. Die Stühle und Bänke wackeln. (. . .) In solchen Klassen vergeht einem einfach der Spaß am Lernen (. . .)". (Monika Mania, 14 Jahre)

„Es müßte darauf Rücksicht genommen werden, daß die Anatomie eines jugendlichen, noch heranwachsenden Körpers eine ganz andere ist, als sich dies so mancher Schulinterieurhersteller vorstellt. Der heutige Jugendliche wird im Durchschnitt 1,80 Meter lang, vorwiegend jedoch bewegen sich die Körpergrößen über 1,90 Meter hinaus: im Wachstum befindliche Rükkenlängen also, für die jede Schule inklusive ihrem bestenfalls für Liliputaner geeigneten Mobiliar eine Traktur bedeuten muß." (Kurt Meister, 20 Jahre)

„Die Oberstufler haben einen eigenen Raucherhof; wir dürfen nicht einmal laufen, Hüpfkästchen spielen, Gummitwist springen, Seilchen hüpfen oder Ball auf dem leerstehenden Sportplatz spielen. Auf den Sportplatz dürfen wir deshalb nicht, weil keine Aufsicht da ist." (Maria Kraft, 12 Jahre)

Traumschule Guido 9 Jahre alt

Die Schule muß weg: muß ein Schwimmlad geben.
Es muß keine Hausaufgaben
ale Kinder dürfen den Lehrer in
Asch treten. Die Schol moß als
Eilschule benotst wen die Lehrer
more vernackt wen.

(BOSSMANN, D.: *„Probleme des Schulalltags,"* Frankfurt u. a. 1980, S. 21)

6. Schülerkarrieren – Gefährdetenkarrieren?

Wie kompliziert es häufig ist, Ursache und Wirkung in Verbindung mit Schulschwierigkeiten und riskanter Lebensführung festzustellen, mögen uns einige authentische Fälle verdeutlichen. **(1)**

– **Beispiel 1: Mit 11 Jahren ein Trinker?**

„Über die Meistersingerstraße in Essen-Steele torkelt eine Gestalt, jetzt stolpert sie über den Bordstein, stürzt und bleibt regungslos liegen. Peter P., 14 Jahre altes Mitglied der Rockergruppe ‚Atlantis', hat mal wieder ein' zuviel hinter die Kiemen gekippt. ‚Bei Alfred' um die Ecke kommt er langsam wieder zu sich, nachdem er den Inhalt von ‚acht braunen Granaten der Stern-Brauerei', die er sich mit seinen Freunden ‚reingezogen' hat, auf der Toilette unter Krämpfen wieder losgeworden ist. Es ist ein schwindsüchtig wirkender Knirps, der da nach durchzechtem Tag gegen 22 Uhr hilflos und schwankend auf dem Tresenhocker sitzt und an einer Flasche Selterswasser nuckelt. ‚Schlucken' sagt er im reinsten Tegtmeier-Deutsch, ‚dat tu ich schon, seit ich elf bin. Zuerst nur ab und zu heimlich nache Schule oder wenn Feiertag war. Später, als die vonne Atlantis mich aufgenom ham, da blieb kein Wochenende trokken.' Vor drei Monaten mußte Peter P. nach mehrmaligem Sitzenbleiben die Sonderschule verlassen. ‚Am Arbeitsamt ham die nur gelacht, als die hörten, dat ich Tierpfleger werden will. Dat ist kein richtiger Beruf, ham se gesagt, und überhaupt is keine Arbeit da für mich. Nur für Siebzehnjährige hätten se Hilfsarbeit, da sollte ich mich ma gedulden.' (. . .) Drei große Essener Jugendgangs – die Steppenwölfe, Santana und Atlantis – führen hier vor allem an den Wochenenden Kleinkriege. Die Anführer, zwischen 16 und 18 Jahre alt, beziehen ihre Autorität durch ihr beachtliches Trinkvermögen (‚16 Halbe sind am Freitagabend immer drin'). Peter P. schildert das ‚Vereinsleben': ‚Wir treffen uns nachmittags

(1)
Auch diese Fälle sind authentisch:
„Goethe war, milde ausgedrückt, ein Starktrinker. ‚Andere verschlafen ihren Rausch, meiner steht auf dem Papier', schrieb er. Er hat sein ganzes Leben getrunken: Schon als Siebzehnjähriger becherte er ausgiebig in Weinstuben, und als Vierundsiebzigjähriger ließ er sich, zur Kur in Marienbad weilend, 150 Liter seines geliebten Weines von den Hängen des Mains nachschicken.
Trinker waren Sokrates, Seneca, Alkibiades, Cato, Caesar, Rembrandt, Gluck, (Wein, Branntwein, starb an Alkoholvergiftung), Händel, Grabbe, Jean Paul, Scheffel, Reger, Beethoven (starb bekanntlich an alkoholischer Leberzirrhose). (. . .)
So vertrank E. T. A. Hoffmann sein ganzes Vermögen und hinterließ trotz seiner Honorareinnahmen und seines Gehaltes als Rat am Berliner Kammergericht bei seinem Tod 1822 (er wurde sechsundvierzig Jahre alt) einen Berg Wirtschaftsschulden.
Der Komponist Igor Strawinsky ließ kein Glas ungeleert und trank mit Wodka, Whisky und Cognac alle seine Freunde und Feinde unter den Tisch. Bis kurz vor seinem Tod im neunundachtzigsten Lebensjahr.
Ernest Hemingway trank, bis er sich eine Kugel in den Kopf schoß. Er hatte allen versprochen, die 120 000 Mark des Literaturnobelpreises in Alkohol umzusetzen.
Ein großer Weintrinker war Zeit seines Lebens Carl Zuckmayer, es tranken Wilhelm Busch und Gerhart Hauptmann, Mark Twain, Theodor Storm und Hans Fallada, der in seinem letzten Buch ‚Der Trinker' seine Erfahrungen als Alkoholiker schilderte. (. . .)
Bismarck leerte vor Reichstagsreden eine Flasche Champagner ‚in einem Zuge', um sich in die rechte Stimmung zu bringen. Churchill trank gerne und viel Whisky (die Churchill-Familie ist mit Alkoholikern reich gesegnet), und Stalin liebte den Wodka sehr" (KLEVER, U.: „*Wodkatrinker riechen nicht*", *Kölner Stadt-Anzeiger* v. 18./19. 11. 1979).

Hilfe finden Eltern und Jugendliche bei allen Drogenberatungsstellen (Adressen im Telefonbuch unter Beratungsstelle für . . ., Suchtgefährdetenstelle, Erziehungsberatung). Informationen und auch Adressen von Fachkliniken verschicken kostenlos:
Deutsche Hauptstelle gegen die Suchtgefahren (DHS) Bahnhofstraße 2, Postfach 109, 4700 Hamm;
Bundeszentrale für gesundheitliche Aufklärung, 5000 Köln 91, Postfach 93 01 03.
Die Kosten für Entziehungskuren und notwendige Therapien übernehmen die Krankenkassen.

im Park oder am Einkaufszentrum und holen uns erst ma wat zu schlucken – meist Bier, manchmal ist auch ne Flasche Korn dabei. Wenn wir dann nach ne Weile alle so schön pralle sind, gehn wir auf Tour, suchen uns den ersten besten Steppenwolf – nich zu groß und nich zu klein – und haun ihm eine vor de Murmel, bisser naß is.'
Wenn der 14jährige Peter P. betrunken nach Hause kommt, dann empfängt ihn ein meist ebenso betrunkener Vater: ‚Erst schimpft der Alte wien Weltmeister, und dann kloppt er mich mit seinem Gürtel durch. Aber wennze besoffen bis, dann spürse die Schläge nich so.' Trotz der schon fast täglichen Sauftouren seines Sohnes ist Vater P. 37, von Beruf Maurer und entsprechend massig gebaut, mit seinem Peter ‚im Ganzen zufrieden'. ‚Wir waren doch früher auch keine Engel', sagt er, ‚und heutzutage ist die Jugend nun mal schneller entwickelt als in unsere Tage.' Seine handgreiflichen Erziehungsmaßnahmen begründet der Vater von sechs Kindern – alle jünger als Peter – lautstark so: ‚Erzogen werden muß in jedem Fall, dat is meine Pflicht als Familienoberhaupt.' Mutter P. hingegen macht die Entwicklung ihres Ältesten Sorgen. Sie glaubt, daß das schlechte Beispiel ihres Mannes, der ‚schon von Berufs wegen' viel trinkt, Peter negativ beeinflußt. ‚Wat wollen Se da machen', sagt die zierliche Frau, ‚da verprügelt er den Jungen zweimal die Woche, weil der trinkt, und dabei is er doch selber dauernd besoffen'"
(HOLZACH, M., in: *zeitmagazin* 50/74. **(1)**
Zu Peter P. ließe sich vieles fragen: Welche Rolle spielt möglicherweise die schulische Abstiegskarriere für seinen Alkoholismus? Oder: Wie ist das Verhalten seines Vaters ihm gegenüber zu bewerten? Und schließlich: Muß oder kann man die Clique der Jugendgang verantwortlich machen?

– **Beispiel 2: 16 Jahre und drogenabhängig**

„Wir haben eine Tochter, Diplom-Bibliothekarin, einen Sohn (18), 12. Klasse Gymnasium, und eben unser Sorgenkind Thomas (16).

(1)
Geburtstagsfeier bei Familie N.

„Herr N. hat heute Geburtstag. Er wurde 40 Jahre alt, und weil das eine runde Zahl ist, hat man gebührend gefeiert. Jedenfalls ging es hoch her.

Wir befinden uns im Wohnzimmer der Familie N. Das Fest ist schon vorbei, außer Kurt S., einem engen Freund und Arbeitskollegen von Hans N., sind alle Gäste gegangen. Nun sitzt die Familie noch etwas zusammen und unterhält sich. Herr N. gibt mit der Menge an, die er angeblich trinken kann, ohne umzufallen und zieht seinen Sohn Peter damit auf, daß der immer nur Cola will. Er findet, daß ein richtiger Mann auch Alkohol vertragen muß. Deshalb soll Peter endlich mal etwas ‚für Männer' probieren.

So langsam scheint sich die Unterhaltung in der Familie zu einem handfesten Streit zu entwickeln, weil der Vater seinen Sohn ständig damit aufzieht, daß der nur Cola trinken will . . ."

(BUNDESZENTRALE FÜR GESUNDHEITLICHE AUFKLÄRUNG: *„Gesundheitserziehung und Schule,"* Stuttgart 1980, S. 300).

„Eine Woche lang durchstöberte Hausmeister Gunter P. an einer Freiburger Grundschule die Abfallkörbe im Pausenhof. Was er fand, bestätigte einen schlimmen Verdacht: sieben Weinbrand-, elf Wein- und 23 Bierflaschen förderte er zutage, dazu ein Dutzend sogenannter Flachmänner und neun leere Magenbitter-Fläschchen. Alles zusammen Reste des Konsums von 190 Grundschülern zwischen sechs und zwölf Jahren. Alles in einer Woche.

Der Papierkorb-Test des Hausmeisters ließe sich nicht nur nach seinen Worten, sondern auch nach besorgter Ansicht der Verantwortlichen im Lande ‚an jeder Schule mit demselben, ähnlichen oder gar schlimmeren Ergebnis machen!' Aufmerksam geworden war Hausmeister P. durch ‚aufgekratzte' und ‚high' wirkende Gruppen von Jungen und Mädchen: Denen sah man an, daß sie zu tief ins Glas geschaut hatten! Das traurige Ergebnis wird durch Statistiken belegt: Immer mehr und immer jüngere Jugendliche suchen den Geist, der aus der Flasche kommt."

(*diakonie-report* 5/79, S. 8).

Bis zum April 1977 glaubten wir, eine harmonische, fröhliche Familie zu sein. Thomas besuchte das Gymnasium mit gutem Erfolg ohne besonderen Ehrgeiz und ohne besondere Anstrengungen, war beliebt bei Lehrern und Schulkameraden, und ein aufmerksamer Sohn, der aber auch nicht immer das wollte, was seine Eltern wollten, eine vollkommen normale Entwicklung in seinem Alter, die keinerlei Anlaß zu Besorgnis gab.

Bis dann die Wende kam. Mir fiel Anfang des Jahres eine zunehmende Veränderung seines Wesens auf, und nach detektivischer Kleinarbeit kam mir der Verdacht, daß Haschisch die Antwort sein könnte. Ich fragte Thomas und bekam auch bereitwillig die Bestätigung, daß er seit seiner Geburtstagsparty rauche. Und damit begann für uns eine Ochsentour. (. . .)

Mit zunehmendem Drogenkonsum und den sich damit zwangsläufig ergebenden Verhaltensmustern – Schulabbruch, Aggressionen bis zu Tätlichkeiten uns gegenüber, Stehlen, Verstoß gegen das BTM-Gesetz (= Betäubungsmittelgesetz, Anm. d. Verf.), Abbruch aller Beziehungen zu Familie und Verwandtschaft, Dealen, vollkommene körperliche Verwahrlosung – wurden wir immer verzweifelter. Wir wandten uns im März 1978 an das zuständige Jugendamt und baten um eine, wenn unumgänglich, zwangsweise Einweisung, um überhaupt einmal feststellen zu lassen, ob der Verfall der Persönlichkeit unseres Sohnes auf Konsum von Drogen oder anderen psychischen Störungen beruhe, und ihn, ggf. zu einer Therapie zu motivieren.

Dieser Kampf mit dem Jugendamt dauert jetzt schon 9 Monate, in denen von einem durchaus hilfsbereiten und freundlichen Sozialarbeiter immer wieder das Drogenproblem verharmlost und die Pubertätsschwierigkeiten dramatisiert werden."

(SCHAEFERS, Chr., 1980, S. 48).

Zum drogenabhängigen Thomas lassen sich wiederum eine Reihe von Fragen stellen. **(1)**

(1)
Schulen und ihre Leitungen sind oft von folgenden Vorstellungen getragen:

„Wir haben das Problem bereits im Griff!
Wir haben Kontaktlehrer und Drogenberatungslehrer, die sich aufklärend an die Schüler wenden.
Vorträge und Diskussionen in den einzelnen Klassen führen dazu, daß die Schüler Bescheid wissen.
Eine Zusammenarbeit mit den Eltern wird gelegentlich gepflegt, namentlich wenn die Eltern um Rat bitten.
Mit der Drogenberatungsstelle oder gar mit der Polizei wollen wir nichts zu tun haben.

Die gesamte Einstellung ist durch eine gewisse Weltferne gekennzeichnet, ebenso wie übrigens die der Befürworter des neuen Gesetzes, die den Wahlspruch Therapie statt Knast im Munde führen. Sie sind bereit, nur ein täter-zentriertes Denken anzuerkennen, aber die Opfer nicht zu berücksichtigen. Die Opfer sind diejenigen, die von den Dealern beliefert werden, die noch im Versuchsstadium stecken, einem Probierkonsum huldigen und die im Zusammenhang mit den Diskussionen gefährdet sind.

So spricht man vielfach davon, daß Schulen geradezu ein Umschlagplatz für Drogen geworden seien, oder daß auch manche Schulen als ‚jugendgefährdende Orte' angesehen werden"

(BECKER, W.: *„Das Drogenproblem in der Schule."* In: *Jugendwohl,* 7/8, 1980, S. 283).

Einstieg in die Drogen-Karriere

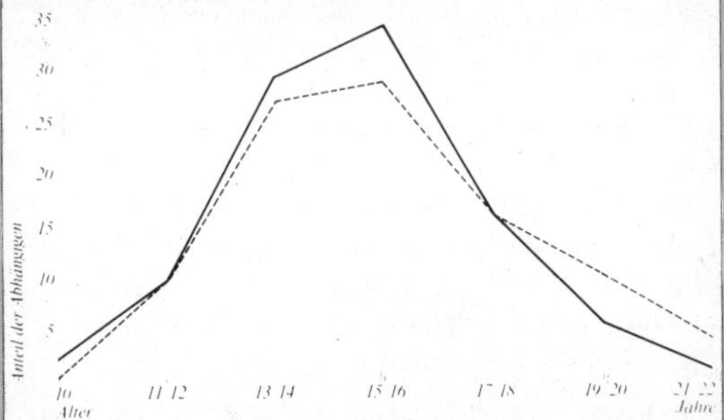

Wo liegen die kritischen Zeitpunkte für den Beginn des Einstiegs in eine Suchtentwicklung? Zu welchem Zeitpunkt kumuliert die früheste konkrete Suchtgefährdung? Als beste Indikatoren stellten sich bei der TUdrop-Untersuchung zwei Merkmale heraus: Der erste Konsum von Cannabis (durchgezogene Linie) und der erste vom Jugendlichen selbst als kritisch erlebter Kontakt zu Drogenkonsumenten (gestrichelte Linie). Die Ergebniskurven weisen bei beiden Merkmalen eine eindeutige Spitze im Alter von 15 Jahren auf, die Spanne von 12 bis 18 Jahren (frühe Adoleszenz) bildet den Rahmen für die kritischsten Entwicklungsphasen von über 90 % der heute Heroin-Abhängigen.

(Quelle: *bild der wissenschaft* 10/81)

Kann man angesichts der positiven Lernsituation von Thomas die Schule als Verursacher seines Drogenkonsums verantwortlich machen? Oder: Inwieweit zeigt ein solcher Erfahrungsbericht aus Elternsicht nur die eine Seite der Wahrnehmung des Problems? Und schließlich: Wie kann man die Hilfsangebote von Institutionen werten?

– **Beispiel 3:**
Peter (12), Maria (8), Johannes (10) nehmen „Medizin" bei Schulproblemen

„Peter, 12 Jahre, aggressiv und streitsüchtig, prügelt sich wiederholt mit seinen Freunden und Schulkameraden, widerspricht ständig seinen Eltern und Lehrern. Aufgrund der Aussage der Mutter beim Arzt, Peter sei das große Sorgenkind der Familie, verschreibt dieser Neuracen.

Maria, 8 Jahre, holt jeden Morgen ihre Klassenkameradin Elke von zu Hause ab. Elke ist immer ein wenig langsam, und so erlebt Maria oft, wie Elke nach dem letzten Schluck Milch noch eine kleine Tablette schluckt. Auf Marias Frage: ‚Du, bist Du krank?', schüttelt Elke den Kopf. ‚Warum nimmst Du aber dann jeden Morgen eine Tablette?' Daraufhin erfährt Maria von Elkes Mutter: ‚Maria soll mal eine gute Ärztin werden und die Tablette hilft ihr, eine gute Schülerin zu sein'.

Auf dem Elternsprechtag erfahren die Eltern von Johannes, 10 Jahre, daß ihr Sohn sich ständig in Bewegung befindet, Unruhe in der Klasse erzeugt, Mitschüler beim Lernen stört, unkonzentriert arbeitet und in den Leistungen auch stark zu wünschen übrig läßt. Der Rat des Lehrers, sich doch einmal mit einem Arzt in Verbindung zu setzen, wird von den Eltern befolgt. Der Hausarzt verordnet Encephabol-Saft zur ‚Förderung der Konzentrationsfähigkeit'." (VOSS, R., 1982, S. 34). **(1)**

Wir haben an vorangegangener Stelle über Alkohol- und Drogenmißbrauch bei Kindern bzw. Jugendlichen gesprochen.

(1)
„In Hamburg haben von 790 Schulanfängern im Alter von 5–7 Jahren 17,3 Prozent ein- oder mehrmals Psychopharmaka erhalten (Dittmann u. a. 1981).
Eine andere Hamburger Untersuchung belegt, daß in der Praxis des Allgemeinmediziners 35 Prozent, in der kinderärztlichen Praxis 38 Prozent und beim Nervenarzt 30 Prozent der Kinder mit Psychopharmaka behandelt werden (Asam, Karrasz 1979). Beim Allgemeinmediziner wurden dabei Psychopharmaka an erster Stelle bei Schul- und Konzentrationsstörungen verabreicht!
Entsprechend deutlich sind die enormen Aufwendungen im Bereich der Werbung für Psychopharmaka oder andere Medikamente, die eindeutig auf den Bereich Schul- und Familienerziehung abzielen.
»ENCEPHABOL-Saft behebt die Schulkrise. ENCEPHABOL-Saft baut bei Schulkrisen die Hauptsymptome ab, speziell Konzentrationsschwäche, Lernstörungen, rasche Ermüdbarkeit und Kontaktschwierigkeiten.«
Deutlich ist auch das offensive Eintreten der Befürworter der Psychopharmakatherapie bei Schul- und Erziehungsproblemen, das zugleich auch immer mit einer Abwertung psychotherapeutischer Maßnahmen verbunden ist. So wird die Behandlung von hyperkinetischen Kindern mit Psychoanaleptika wie folgt propagiert:
‚Das Kind wird ausgeglichener, umgänglicher, hilfsbereiter, weniger mürrisch. Es packt freiwillig Dinge an, die getan werden müssen, seien es Hausaufgaben, seien es außerschulische Tätigkeiten. Es räumt plötzlich ohne Verlangen sein Zimmer auf . . . Kurz: Das Medikament ermöglicht es dem Kind, seine Impulse besser zu steuern, es kann besser und länger aufpassen, es verhält sich im sozialen Bereich angemessener, und auch die Überaktivität wird etwas reduziert' (Eichsleder, W., Merkblatt zur Behandlung mit Psychoanaleptika)"
(VOSS, R., 1982, S. 35 f).

Pro Tag und tausend Einwohner werden z. B. mittlerweile zwischen 150 und 250 Tagesdosen an Beruhigungstabletten (Tranquilizer) verbraucht – dies ganz sicherlich nicht nur von Schülern. Erwarten nicht auch und vor allem ständig mehr Erwachsene vom rasch abwechselnden Griff von der Aufputsch- zur Beruhigungspille für und gegen alles, zu jeder Zeit, die Lösung aller Probleme? Etikettieren wir, d. h. die Eltern, Lehrer, Ärzte, nicht immer schneller (und damit bequemer?) sogen. abweichendes Verhalten von Kindern bzw. Jugendlichen medizinisch? „Therapieren" wir Schul- und Erziehungsprobleme nicht voreilig mit Psychopharmaka statt Erziehung? **(1)**

– **Beispiel 4:**
Wolfgang (17), Mitglied einer Jugendsekte

Wolfgang (17) war weder ein besonders „guter" noch ausgesprochen „schlechter" Schüler. Er hatte keine Schwierigkeiten, in der Realschule mitzukommen. Unter den Mitschülern gab es niemanden, mit dem er befreundet war; allerdings einige, die ihn belächelten: Wolfgang rauchte nicht, trank nie einen Tropfen Alkohol und hatte keine Freundin. Seine Eltern hoben ihn gegenüber den Geschwistern lobend als Vorbild hervor: „So brav, zuverlässig und ordentlich wie der Wolfgang – ach, wäre das schön!"

Wenige Wochen vor seinem 18. Geburtstag verließ er am Dienstagnachmittag die elterliche Wohnung in Köln, um sich aus der Stadtbibliothek ein Buch zu entleihen. Auf dem Weg dorthin wurde er in der Schildergasse von einem etwa gleichaltrigen Mädchen mit den Worten: „Jesus liebt Dich!" angesprochen. Ein anderer junger Mann kam hinzu und erzählte Wolfgang, daß er „Jesus voll und ganz in sein Herz gelassen" habe. Das Mädchen lud ihn ein, doch in ihre „christliche Wohngemeinschaft" mitzukommen: „Dort kannst Du die Liebe finden, nach der Du schon immer gesucht hast."

(1)
„Wir haben Mittel gegen alles! Eßt, trinkt, raucht, kauft, verfügt, nehmt, seht, hört und schluckt. Und was läßt sich am leichtesten, am schnellsten und am unauffälligsten schlucken? Natürlich, Medikamente. Tabletten und Pillen gegen jede Mißstimmung, gegen jede Schwäche. Schluckt Euphorie, schluckt sexuelle Potenz, schluckt Schlaf und Seelenruhe. Ist doch alles da, in Schachteln, Döschen oder Fläschchen. (. . .)

Die Apotheken und Drogerien sind übervoll, und der Konkurrenzkampf ist hart. In den Arztpraxen mangelt es nicht an dicken Rezeptblöcken – notfalls kann auch die Helferin aufschreiben. Auch hier werden Arbeitsplätze und Einkommen gesichert. Hier gibt's sogar noch Wachstum. Die Produktions- und Umsatzzahlen, soweit sie überhaupt bekannt werden, können sich sehen lassen. Die Tatsache, daß unter den 100 Präparaten, mit denen die Apotheken in der Bundesrepublik im ersten Halbjahr 1979 die höchsten Umsätze erzielten, mindestens dreizehn sind, deren Gebrauch nach Feststellungen von Pharmakologen und Suchtforschern süchtig machen kann, paßt ja durchaus ins Gesamtbild.

Dieses Gesamtbild aber trägt düstere Farben: Die Zahl der Medikamentenabhängigen wächst von Jahr zu Jahr. Gegenwärtig wird sie in der Bundesrepublik auf 200 000 bis 500 000 geschätzt. Dabei ist die Dunkelziffer extrem hoch anzusetzen, weil Medikamentenabhänge ihre Sucht sehr lange und sehr gut verbergen können und weil sie selbst in medizinischen und psychiatrischen Facheinrichtungen häufig nicht oder viel zu spät erkannt werden"

(LEHMANN, A.: *Pillensucht. Innenweltverschmutzung: Das große Geschäft.* In: *BZ* vom 27. 2. 1982).

Wolfgang ging mit in die Wohnung und blieb. Wenige Tage darauf erhielten seine Eltern aus München eine Karte: „Bitte sucht mich nicht. Ich weiß jetzt, was Glück ist und bin bei Menschen, die mich lieben und die ich liebe." Wolfgang war Mitglied einer der kaum noch überschaubaren Jugendsekten geworden. **(1)**

Nicht immer können Jugendliche (und nicht nur diese Altersgruppe) bei der ersten, betont freundlichen Kontaktaufnahme sofort erkennen, ob man es mit einer Jugendsekte zu tun hat. Selbst wenn man als Angesprochener „angebissen" hat, wird man noch eine Zeitlang im Unklaren gelassen. KLAUS PETER CREAMER und MICHAEL DICKENBERGER (1982, S. 53) haben in ihrem Buch über Jugendsekten ein paar gemeinsame Merkmale herausgearbeitet:

- In allen Jugendsekten gibt es gottähnliche Autoritäten, patriarchalische Führergestalten, denen als sichtbares Zeichen des Glaubens große materielle Opfer gebracht werden (so gehört es z. B. bei der Vereinigungskirche zum „guten Brauch", das persönliche Guthaben einzubringen).
- Die Altersstruktur der Gruppenmitglieder liegt meist zwischen 18 und 25 Jahren [die Jünger der Meditationssekte TM und der Bhagwan-(Poona-)„Bewegung" sind zum Teil erheblich älter].
- Die Gruppen bauen sich eigene Wertmaßstäbe und Normen auf (an die sich weder die Gurus selbst noch deren Unterführer halten).
- Wer als Vollmitglied in einer Wohngemeinschaft der Sekte lebt, gibt in der Regel sämtliche Kontakte zu Eltern, Freunden etc. auf, es sei denn, sie ließen sich missionieren. Es zählt nur noch die neue Gemeinschaft.
- Selbstkritik oder Selbstzweifel sind verpönt. Ein Elitebewußtsein dagegen wird planmäßig anerzogen und offen zur Schau getragen. Damit Kritik, Zweifel, ketzerische Fragen erst gar nicht aufkommen, wird gedankliches Abschweifen durch ein rand-

(1)
Hier die Kurzbeschreibung der „wichtigsten" Jugendsekten:

- Die „Vereinigungskirche e.V." ist der bundesdeutsche Ableger einer aus Südkorea stammenden Erweckungsbewegung und will alle Religionen und alle Menschen dieser Welt vereinen. Besonderes Kennzeichen ist ihr Antikommunismus. Materialismus und Atheismus kommen vom Teufel. „Die Welt hat sich von Gott abgewandt und befindet sich in einem fast ausweglosen Zustand – Das Christentum zerfällt, und der Kommunismus übernimmt die Stelle Gottes" (ein Flugblatt der „Moonies").
- Die „Internationale Gesellschaft für Krishna-Bewußtsein (ISKCON)" entstand aus alten indischen Bhakti-Kulturen, die die Krishna-Jünger ohne Abstriche in Amerika und Westeuropa vorzuleben und durchzusetzen versuchen.
- Die „Kinder Gottes" verehren den im Untergrund lebenden David „Moses" Berg. Bekannt wurde diese Gruppierung insbesondere durch pornostrotzende Mo-Briefe, in denen weibliche Sektenmitglieder angehalten werden, mit „Männern, die Gottes Liebe brauchen", Geschlechtskontakt aufzunehmen.
- Die „Scientology-Church" ist die Erfindung des früheren Science-Fiction-Autors Lafayette Ron Hubbard. Um junge Mitglieder zu werben, bieten diverse Unternehmen, z. B. „Narconon" Drogen-„beratung"; „ZIEL", (Zentrum für individuelles und effektives Lernen) höchst fragwürdige Patentrezepte zur Lösung von Schulproblemen an (Informationen über die Gebaren der Scientologen von Aktion Bildungsinformation [ABI], Alte Poststraße 5, 7000 Stuttgart 1).

IQ TEST
PROBLEME LÖSEN
Ein kostenloser Intelligenztest und Persönlichkeitstest soll Ihnen zeigen, wie Sie Probleme besser sehen und lösen können. Keine Verpflichtungen. Diese Woche täglich im
TEST CENTER
der Scientology Kirche Deutschl. e.V.
8 München 2, Lindwurmstraße 29,
Ecke Rothmundstraße
So.—Fr. 13.30—22.00 Uhr
Sa. 10.00—18.00 Uhr

„Probleme lösen", damit wirbt die Scientology in Anzeigen

volles Tagesprogramm praktisch unmöglich gemacht. **(1)**

- Je größer der Druck von außen, desto intensiver ist die Geschlossenheit der angegriffenen Glaubensgemeinschaft. **(2)**

- Das Aussteigen ist schwer:

  „Ausdrücke, wie ‚Gehirnwäsche', wie sie gern von Elterninitiativen benutzt werden, um das Spektakuläre der Fälle zu signalisieren, sind sicherlich fehl am Platze. Auch die oft kolportierte ‚psychische Gewaltanwendung', mit der abtrünnige Mitglieder gehalten werden sollen, entspringt eher flinken Phantasien als harter Realität. Doch ist die Situation der möglichen Aussteiger alles andere als angenehm. Mit viel Überzeugungsarbeit, und das den ganzen Tag lang, wird den Abtrünnigen klargemacht, daß ihr Aussteigen deutlich zeigt, wie unwürdig sie sind, an den wahren Ideen der Sekten teilzuhaben. Korrigierbar sei dies durch vermehrten Einsatz (Schulungen, etc.). Dabei sollte man die Überzeugungsfähigkeit einzelner führender Sektenmitglieder nicht unterschätzen. Es ist auch nicht einfach, eine ehemals freiwillig getroffene Entscheidung (Eintritt in eine Sekte), die gegen den Widerstand der Familie etc. ertrotzt wurde, so ohne weiteres wieder rückgängig zu machen. Auch haben sich die Verhältnisse, die zum Eintritt in die Sekte führten (Religiosität, Arbeitslosigkeit, Perspektivlosigkeit, Kriegsangst, Systemzweifel etc.) nicht radikal geändert."

Die Kontakte zu ehemaligen Freunden, Freundinnen, Verwandten, Lehrern, Eltern wurden von den Sektenmitgliedern seinerzeit radikal gekappt. Das Zurückfinden in die wenig erfreuliche Realität, der man geglaubt hatte durch Eintritt in eine Sekte entgangen zu sein, ist für junge Sektenmitglieder, die zudem Schulausbildung oder Berufsausbildung abgebrochen haben, äußerst schwierig.

(1)
Der übliche Tagesablauf in der Vereinigungskirche:

5.30	Aufstehen
6.00	40 Min. Gebet
7.00	Frühstück
7.30	Abwaschen, Aufräumen
8.00	Studieren (die „Göttlichen Prinzipien")
9.00–19.00	Missionieren
19.30	Abendessen (oft auch mit „Kontakten", d. h. Personen, mit denen man auf der Straße Kontakt gewonnen hatte)
23.00–24.00	Schlafengehen; davor 40 Minuten Gebet

Für die einzelnen Abende gilt folgende Einteilung:
Montag: „Kontakte" anschreiben
Dienstag: „Meister"-Reden lesen
Mittwoch: Studierabend mit „Kontakten"
Donnerstag: „Familien"-Abend für die „Kontakte"
Freitag: Briefe schreiben, Eigenstudium.

(2)
„Die sogenannten neuen Jugendreligionen sind keine Sekten im klassischen Sinn, da sie keine Abspaltungen von bestehenden Glaubensgemeinschaften, sondern Neuschöpfungen der vergangenen dreißig Jahre sind. Ihnen allen gemeinsam ist der Synkretismus, der Mischcharakter, sind sie doch aus Elementen verschiedener Weltreligionen zusammengesetzt und mit philosophischen Leitsätzen angereichert und bieten eine ganz pragmatische Lebenshilfe an. Diese besteht zu einem großen Teil darin, daß die Realität vereinfacht dargestellt und dadurch gleichsam eine bessere Bewältigung derselben versprochen wird. Die Flucht aus einer komplexen Welt in eine übersehbare lockt gerade junge Menschen aus der Großstadt, wo auch sämtliche der neuen Kulte entstanden sind. Sie beantworten Bedürfnisse, die aus der Isolation und aus der Perspektivenlosigkeit vieler moderner Menschen erwachsen und die offensichtlich nicht mehr überall von Familie und Kirche befriedigt werden . . . Strukturell verwandt sind sich alle Jugendreligionen in folgenden Punkten: Von zentraler Wichtigkeit ist die Figur des Gründers, eine charismatische, meist im Reichtum lebende, mythenumwobene, aber noch lebende Person männlichen Geschlechts. Orientierungshilfe ist ein mehr oder weniger einfaches, geschlossenes theoretisches Gebäude, das die jeweils lebenswichtigen Fragen zu beantworten versteht"
(*Neue Zürcher Zeitung*, zit. nach: *Frankfurter Allgemeine Zeitung* vom 28. 7. 81).

Nicht nur „Verrückte“ oder „Null-Bock-auf-nichts“-Jugendliche sind empfänglich für die „Heilslehren“ der verschiedenen Gruppierungen:

„In einer Untersuchung von Wolfgang Kuner (Politikwissenschaftler an der Universität Tübingen) wurde festgestellt, daß Mitglieder aus drei Jugendsekten (Kinder Gottes, Vereinigungskirche, Ananda Marga) mindestens ebenso ‚normal‘ sind, wie Nichtmitglieder. Für viele hat die Mitgliedschaft (. . .) sogar einen therapeutischen Effekt“ (CREAMER, K. P./DICKENBERGER, M., 1982, S. 75 ff.).

Mag das letztzitierte Untersuchungsteilergebnis auch Zweifel aufwerfen, so bleiben dennoch Fragen offen, z. B.:

Sind Jugendsekten vielleicht deswegen so attraktiv, weil sie Alternativen für Sinnerfüllung, Geborgenheit, Wärme, verheißen? Sind wir in dieser Hinsicht nicht in der Lage, entsprechende Perspektiven aufzuzeigen, vorzuleben? Nehmen wir die Probleme Jugendlicher in Schule, Ausbildung und Beruf eigentlich ernst genug? Wischen wir nicht manchmal die Zukunfts- und besonders Kriegsängste Jugendlicher leichterhand vom Tisch?

Es hätten auch andere Werdegänge geschildert werden können: etwa ein 14jähriger, der am Tag ein bis zwei Schachteln Zigaretten raucht; Jugendliche, die in Gangs, in den Terrorismus aussteigen; oder aber Schüler, die eine Selbsttötung versuchen. **(1)**

Wir könnten auch ganz alltägliches Verhalten vorstellen, dessen gesundheitliche Folgen

(1)

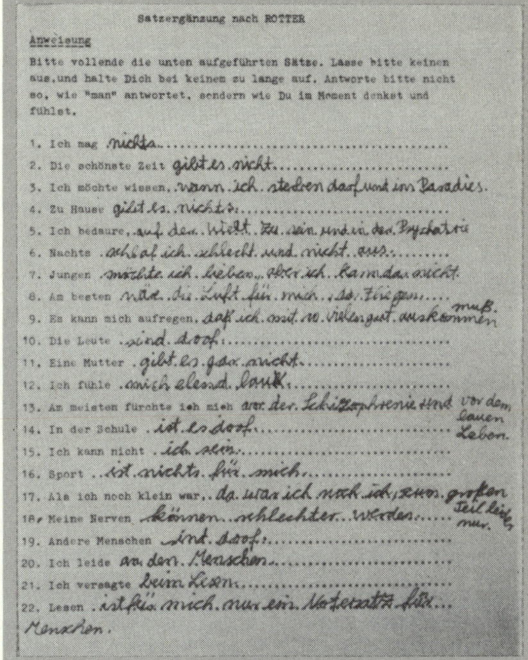

Satzergänzung nach ROTTER

Anweisung

Bitte vollende die unten aufgeführten Sätze. Lasse bitte keinen aus, und halte Dich bei keinem zu lange auf. Antworte bitte nicht so, wie "man" antwortet, sondern wie Du im Moment denkst und fühlst.

1. Ich mag nichts.
2. Die schönste Zeit gibt es nicht.
3. Ich möchte wissen, wann ich sterben darf und ins Paradies.
4. Zu Hause gibt es nichts.
5. Ich bedaure, auf der Welt zu sein und in der Psychatrie
6. Nachts schlaf ich schlecht und nicht aus.
7. Jungen möchte ich lieben, aber ich kann das nicht.
8. Am besten wär die Luft für mich, zu fliegen....
9. Es kann mich aufregen, daß ich mit so vielen gut auskommen muß.
10. Die Leute sind doof.
11. Eine Mutter gibt es gar nicht.
12. Ich fühle mich elend krank.
13. Am meisten fürchte ich mich vor der Schizophrenie und vor dem ganzen Leben.
14. In der Schule ist es doof.
15. Ich kann nicht ich sein.
16. Sport ist nichts für mich.
17. Als ich noch klein war, da war ich noch ich, zum großen Teil leider nur.
18. Meine Nerven können schlechter werden.....
19. Andere Menschen sind doof.
20. Ich leide an den Menschen.
21. Ich versagte beim Lesen.
22. Lesen ist für mich nur ein Notersatz für Menschen.

Testbogen, ausgefüllt von einer Dreizehnjährigen, die eine Selbsttötung versucht hat. (STERN 43/78) nur allzu bekannt sind: Eß- und Fernsehsucht, die Besessenheit, dauernd arbeiten und lernen zu müssen, überspitzter Geltungs- und Karrieretrieb; und wir hätten erwähnen können, daß mangelnde Zukunftsperspektiven das gesundheitliche Wohlbefinden gefährden können und damit zum Risikofaktor werden.

Bei der Suche nach den Ursachen gesundheitlicher Gefährdung kommt es zunächst immer darauf an, den Einzelfall zu sehen. In der Summe solcher Schicksale zeigt sich aber, daß Probleme nicht nur eine individuelle, sondern auch eine soziale Komponente haben.

MÖRTL, G. (1981, S. 137) nennt Schulschwierigkeiten im Zusammenhang mit Suizid- und Drogengefährdung:

„1. Lernprobleme, schulische Überforderung und enttäuschter Ehrgeiz, häufige Konflikte mit den Eltern;
2. Angst vor dem Zeugnis;
3. ein gestörtes Verhältnis Lehrer/Schüler bzw. Schüler/Lehrer, Enttäuschung von einer Lehrperson, Prügel, Spott u. ä. seitens des Lehrers und Aktualisierung von frühkindlichen Trennungsängsten bei plötzlichem Lehrerwechsel;
4. Entmutigung durch ständige Mißerfolgserlebnisse;
5. gestörte Beziehungen zu Mitschülern, Verdächtigungen, Streit, Prügel und geprügelt werden, Spott und Auslachen;
6. Verzweiflung über Rückversetzungen (von einer höheren Schulstufe oder -art in eine niedrigere) oder Einweisung in die Sonderschule." **(1)**

Diese und andere Klassifizierungsversuche von Schulschwierigkeiten berücksichtigen als Risikomerkmal:

Familie: z. B. Vollständigkeit, Festigkeit der elterlichen Beziehung, Familiengröße, Geschwisterkonstellation, Berufstätigkeit der Eltern, Wohnsituation, soziale und wirtschaftliche Verhältnisse.

(1)
Ein anderer Versuch, individuelle Risikofaktoren aus den Konzepten klassischer Präventionsmaßnahmen abzuleiten, stammt von S. SCHMIDTCHEN (1981, S. 102 f.):

„*Risikofaktoren für eine gesunde Gefühlsentwicklung*

- Unterdrückung von Gefühlsäußerungen durch andere. (. . .)
- Zu wenig Vorbilder für eine gefühlsoffene Lebensweise.
- Einschnürung der Kinder mit bestimmten Gefühlen: z. B. einengende Liebe, überstarke Behütung, Haß, Eifersucht, Desinteresse etc.
- Verhinderung, Gefühle spontan, situationsimmanent im Hier und Jetzt erleben zu können, Separierung der Gefühle vom aktuellen Handeln. (. . .)
- Keine Bezugsperson, die dem Kind Liebe, Wertschätzung und Fürsorge entgegenbringt.
- Vorliegen von Gefühlen der Minderwertigkeit, der Depression und Resignation, der Angst, des Desinteresses, der Deprivation etc. (vgl. Langmeier und Matejcek 1977).

Risikofaktoren für eine gesunde Motivationsentwicklung

- Nichtbefriedigung zentraler Lebensbedürfnisse wie Ernährung, Schlaf, Schutz vor Gefahren, Ruhe, Hygiene etc.
- Unterdrückung von Motiven der Zufriedenheit, des körperlichen und seelischen Wohlbefindens, der Sicherheit, der Akzeptierung, des Geliebtwerdens, des Identifikationsstrebens, der Neugierde etc. durch Eltern, Lehrer und Umgebung.
- Das Kind nicht erleben lassen, ein Verursacher seines Handelns zu sein. (. . .)
- Unterdrückung der Motive des Kindes nach Selbstverwirklichung. (. . .)

Risikofaktoren für eine gesunde Sozialentwicklung

- Gestörte familiäre Kommunikation, die sich durch Nichtbeachtung von Kommunikationspartnern, untransparente Regeln, widersprüchliche Argumente etc. äußert.
- Eine desinteressierte, nicht beeinflussende Umwelt. (. . .)
- Eine zu nachgiebige, tolerierende Erziehung. (. . .)
- Verhinderung von Fertigkeiten der Interessenformulierung und Interessendurchsetzung durch Unterdrückung der Kinder.
- Keine Vorbilder und kein Übungsfeld für partnerschaftliche Konfliktlösungen. Die Kinder lernen nicht, sozialintegrativ zu leben."

Schule: Zugehörigkeit zu einer bestimmten Schulart, Leistungsstand, Sitzenbleiben, Auf- und Abstufung in Kurssystemen.

Status: Stellung unter Gleichaltrigen.

Neben diesen eher objektiven Indikatoren sind auch solche wichtig, die die zwischenmenschliche Ebene betreffen. Hierzu gehören in der Familie die elterlichen Erwartenshaltungen und Leistungsanforderungen, die Umgangsformen ebenso wie die Beziehungsstrukturen.

Für die Schule gehört dazu, wie sich im Verhältnis Lehrer/Schüler Anspruchsniveau, Vertrauen und Partnerschaft gestalten. Innerhalb der Gleichaltrigen-Gruppe gilt, inwieweit die dort vorherrschenden Normen, das soziale Integriertsein etc. ausgebildet sind.

Gesundheitliche Gefährdungen sind also einerseits abhängig von Familie, Schule und Umwelt, zum anderen davon, wie Eltern, Schüler, Lehrer und andere Bezugspersonen miteinander umgehen.

7. Gesundheit und Erziehung – Gesundheitserziehung?

Gibt es Möglichkeiten, mit Gefährdungen fertig zu werden, mit ihnen zu leben, ihnen zu begegnen?

Umrissen ist damit eine Aufgabe, die in den letzten Jahren zunehmend intensiver unter der Bezeichnung *„Gesundheitserziehung“* diskutiert wurde.

Begrifflich gesehen haben wir es mit einer Zusammenziehung zweier Bereiche zu tun, die jeder für sich genommen höchst unterschiedlich erklärt werden können: Zum einen ist es Gesundheit, für die wir so viele Umschreibungen haben, wie Menschen sich ein Selbstkonzept davon entwerfen. **(1)**

(1)
Es dürfte sich lohnen, häufiger darüber nachzudenken, wie wir Gesundheit für uns ganz persönlich definieren.

Gesundheit ist für mich ....

....

....

....

....

Die Weltgesundheitsorganisation (WHO) hat Gesundheit als „den Zustand vollkommenen körperlichen, geistigen, seelischen und sozialen Wohlbefindens und nicht allein als Abwesenheit von Krankheit“ definiert.

Zum anderen gibt es offizielle Definitionen, die Gesundheit als einen Zustand sehen, bei dem man noch nicht von einer krankhaften Normabweichung sprechen kann.

Der zweite Teil des Wortes wird durch Erziehung geprägt. Hier dürften wir uns schnell einig werden, daß Erziehung nicht neutral beschreibbar ist, sondern immer auch Partei nimmt für ein bestimmtes Konzept. Es ist deshalb nur folgerichtig, daß es für Gesundheitserziehung eine Vielzahl von Definitionen gibt.

Für die Schule gibt es schon seit Jahrzehnten Forderungen, Erziehung zur Gesundheit zu betreiben. Dabei hat es sich oft gezeigt, daß die sog. Experten, d. h. Lehrer, Ärzte, Eltern, andere Vorstellungen hatten, als sie sich tatsächlich realisieren ließen oder aber als sie von Schülern als Betroffene geäußert wurden. Ein Beispiel hierfür ist eine Erhebung aus der Schweiz. Dort wurde ermittelt, welche erwünschte Priorität einzelne gesundheitserzieherische Bereiche in der Schule haben sollten und welche tatsächliche Priorität (= Häufigkeit und Intensität, mit der ein Thema abgehandelt wird) sie im Unterricht besitzt. **(1)**

Die Tabelle zeigt zweierlei: Gesundheitserziehung kann nicht reduziert werden auf Frage etwa der Körperpflege oder der Ernährung, sondern muß sich auf soziale (d. h. letzten Endes gesellschaftliche) Aspekte erstrecken.

Ein anderes wichtiges Resultat liegt im Vergleich der erwünschten mit den wirklichen Prioritäten: Während z. B. „Mentale Gesundheit" (Persönlichkeitsprobleme, Konfliktbewältigung, Streß und -anpassung, Selbstvertrauen, Arbeit und Freizeit) einen zweiten Rang unter „erwünscht" einnimmt, erfährt sie real nur Platz 8.

Ein ebenfalls auffallendes Fazit dieser Tabelle ergibt sich bei Tabak, Alkohol, Drogen:

Während unter 10 Bereichen dieser Themen nur der 9. Rang als erwünscht angegeben wird, rangieren sie tatsächlich auf Platz 1.

(1)
Diese schweizerische Erhebung dürfte auch für bundesrepublikanische Verhältnisse Gültigkeit haben:

	erwünschte Priorität	tatsächl. Priorität
Zwischenmenschliche Beziehungen (Beziehungen zu anderen, Vorurteile, Beziehungsprobleme und ihre Verarbeitung)	1	3
Mentale Gesundheit (Persönlichkeitsprobleme, Konflikt und Konfliktbewältigung, Streß . . .)	2	8
Bewegung, Haltung, Schlaf (Bewegungsmangel, körperliche Leistungen, Haltungsprobleme, Schlaf und Schlafmangel)	3	4
Körperpflege und Gesundheitsschutz (körper- und zahnhygienische sowie medizinische Prophylaxe)	4	2
Ernährung (gesunde und falsche Ernährung, Überernährung, Unterernährung usw.)	5	5
Umwelt und Gesundheit (Einwirkung von Lärm, Licht und Umweltverschmutzung und die damit verbundene soziale Verantwortung)	6	7
Sexualerziehung (partnerschaftliche Beziehung zwischen gleichem und fremdem Geschlecht . . .)	7	6
Unfallerziehung (Arten und Ursachen von Unfällen, Vermeidungsmöglichkeiten)	8	9
Tabak, Alkohol, Drogen (Wissen, Werte, Einstellungen . . .)	9	1
Gesundheit der Gemeinschaft (Einrichtungen im Gesundheitswesen, Arzt, Arztbesuch, Spital, Selbstbehandlung, soziale Verantwortung, abweichendes Verhalten)	10	10

(*Schweizerische Ärztezeitung/Bulletin des medecins suisses*, 11/1980).

Gerade dies zeigt, daß allgemeine Zielvorgaben der Gesundheitserziehung und ihre Umsetzung unter dem Druck der alltäglichen Probleme in die Gefahr geraten können, zu politisch motivierten Krisenbewältigungsstrategien umfunktioniert zu werden.
Gesundheitserziehung ist aber nicht nur Krisenmanagement, sondern wesentlich auch Bewußtseinsarbeit. Ihr kommt prinzipiell die Aufgabe zu, Gesundheitswissen zu verbreiten, Gesundheitswerte, -verhalten und -einstellungen ebenso für den einzelnen wie auch für seine Umgebung erfahrbar und veränderbar zu machen. Gesundheitserzieherische Bewußtseinsarbeit zielt auf eine erhöhte Kompetenz und kann nicht als Unterrichtsfach neben anderen gedacht werden (in dem es möglicherweise Noten für besonders gutes oder besonders schlechtes Gesundheitsverhalten gäbe), sondern ist vielmehr als Prinzip zu verstehen, d. h. als ständige Bereitschaft, Inhalte von gesundheitlicher Bedeutung anzusprechen und, soweit sie mit den direkten zwischenmenschlichen Beziehungen im Unterricht zusammenhängen, dort auch ausagieren zu können. Solche Gesundheitserziehung baut nicht allein auf das Vorhandensein spezieller Lehrpläne zu bestimmten Themen, sondern will darüber hinaus Erfahrungsräume außerhalb des unterrichtlichen Stoffgebietes öffnen.
Nicht der moralisierend erhobene Zeigefinger, der die schlimmsten Krankheiten bei gesundheitlichem Fehlverhalten an die Wand malt, ist Leitmotiv, sondern die Offenheit, mit der Probleme körperlicher, psychischer, geistiger und sozialer Art in der Schule oder mit ihrer Hilfe aufgearbeitet werden. **(1)**

8. Über das „Wie" von Gesundheitserziehung

Einige wenige Beispiele, die sicherlich so nicht in jeder Schule oder Klasse wiederholbar sind und schon gar nicht sämtliche Methoden und Inhalte von Gesundheitserziehung repräsentieren:

(1)

Totale Werbeverbote helfen nicht

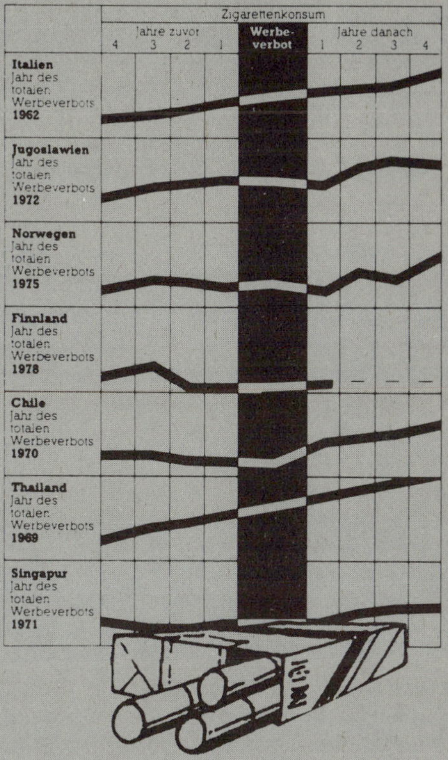

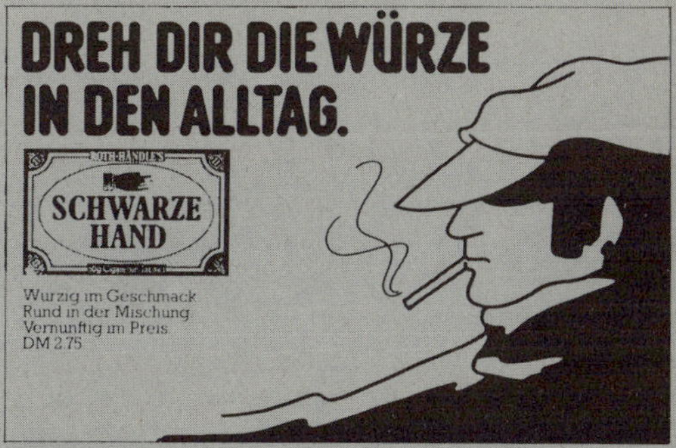

Wie würden Sie eine Werbeanzeige für Zigaretten oder Alkohol in Text und Bild aufmachen, die gleichzeitig für (Genuß) und gegen (gesundheitlicher Schaden) ein Produkt sprechen soll?

– **Beispiel 1:**
Gesundheitserziehung als Körpererfahrung

Damit Lehrer und Schüler es schaffen, Tag für Tag ein Maximum an Lernzielen bei einem Minimum an Spannungen zu realisieren, hat H. Adam ein Trainingsprogramm für den Unterricht in der Orientierungsstufe (also den Jahrgängen 5 und 6) entwickelt und erprobt. **(1)**

Sie versteht dabei unter Entspannungsmaßnahmen alle Strategien, die der Lehrer im Unterricht einsetzt bei

„– nervöser Unruhe
– Hypermotorik
– Lernunlust
– Konzentrationsmangel
– Unaufmerksamkeit
– Ermüdung
– Überanstrengung
– Haltungsverkrampfung
– Reizbarkeit der Schüler".

(ADAM, H., 1981, S. 92)

Sie zeigt anhand der Akupressur auf, daß sich bestimmte gesundheitserzieherische Absichten verwirklichen lassen.

Auch wenn die Überprüfung der Fernziele schwerfallen dürfte, gibt es sehr interessante Anregungen dafür, wie Schüler und Lehrer mit Belastungs- und Anspannungssituationen, die sich gesundheitlich auswirken, in der Schule umgehen können.

– **Beispiel 2:**
Drogenprävention durch Familienseminare

FESER, H. (1979, S. 112) berichtet von einem Projekt, bei dem Eltern, Lehrer und Schüler u. a. folgendes klären wollten:

„– Inwieweit sind Schule und Elternhaus von Drogen, Rauchen, Trinken und Arzneimittelmißbrauch betroffen?

(1)
Müdigkeit abbauende Übungen

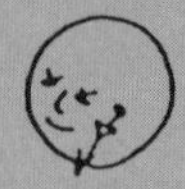

1. Ertaste mit Zeige- und Mittelfinger die Pulsschlagader 3mal von oben nach unten leicht massieren
2. dasselbe rechts und links am Ohr beginnend

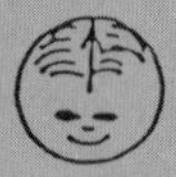

3. auf der Schädelmitte massieren, von Mitte Stirn bis Nacken
4. Vertiefung in der Nackenmitte am unteren Ende der Schädelbasis 4mal je 5 sec. pressen
5. Kopfmuskeln 3 cm rechts und links von diesem Punkt von oben nach unten massieren.

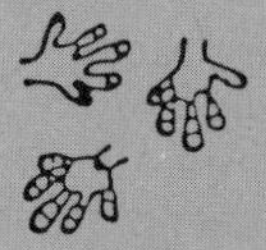

6. Standpunkte:
   1. Falte des kleinen Fingers innen
   Fingernagel des kl. Fingers
   Daumenballenfurche beim Übergang zum Handgelenk innen

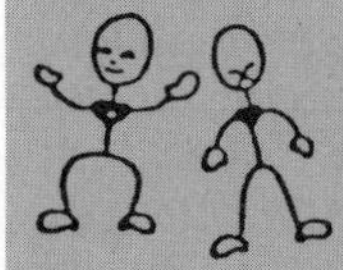

Erkenne Dich selbst!
Morgenmuffel – Frühaufsteher
Zähle nach dem Erwachen Deine Herzschläge.
Wieviele Herzschläge zählst Du während eines Atemzuges?

Angstabbau – Streß – Komplexe

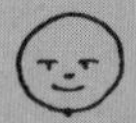

1. Kinnspitze unter dem Unterkieferknochen
2. Massiere den Punkt am Ende des Brustbeins

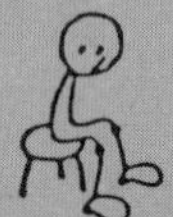

3. „Punkte des göttlichen Gleichmutes"
   3 cm unter den Kniescheiben außen

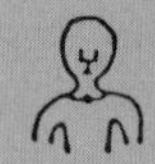

4. Mittelfingernagelwurzel
   Daumenstärke stark massieren
5. „Chaba-ex", Vertiefung unter der Kehle zwischen den Schlüsselbeinen leicht anhaltend pressen

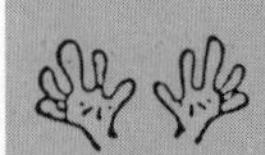

6. Pulsstellen an den Handgelenken kräftig massieren

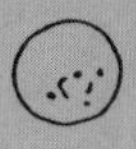

7. „Du-mae"-Punkte
   2 cm hinter den Ohrläppchen am Ansatz des langen Halsmuskels leicht massieren

(ADAM, H., 1981, S. 94 f).

– Was können Erwachsene in ihrer Erziehungsverantwortung tun, um Drogenmißbrauch bei sich selbst einzuschränken?
– Wie reagieren Lehrer bzw. Eltern richtig beim Mißbrauchsverhalten junger Menschen?"

Feser leitet daraus Lernziele ab:

„– Die Teilnehmer des Familienseminars (Eltern, Schüler, Lehrer) lernen sich gegenseitig kennen.
– Die Teilnehmer erkennen Beziehungen zwischen Drogenkonsum, Alltagsleben und Erziehung.
– Die Teilnehmer setzen sich mit Problemen der Vorbeugung gegen Drogenmißbrauch in Schule und Familie auseinander."

Feser beschreibt diesen Versuch (ausführlicher im Buch *„Klassenfamilie")* als einen erfolgversprechenden Weg. **(1)**

Man wird abwarten müssen, inwieweit sich ein solches Konzept durchsetzen läßt und ob es auch jene Eltern, Lehrer und Schüler anspricht, die nicht nur präventive, sondern möglicherweise bereits therapeutische und rehabilitative (nachgehende) Hilfe benötigen. Begrüßenswert ist in jedem Fall, daß es mit solchen Seminaren in aller Regel gelingt, neue Formen der Begegnung und des gegenseitigen Kennenlernens zu finden (die Grundlage einer effektiven Prävention sein müssen).

Drogenprophylaxe sollte allerdings nicht auf den außerschulischen Bereich beschränkt bleiben:

H. Schwehn und Chr. Sterzing (1981, S. 35 f) sind Angehörige des Drogenvereins Mannheim und plädieren aufgrund ihrer Erfahrungen für eine Integration der Sozialpädagogik und -arbeit in der Schule. Sie betrachten es als deren Aufgabe,

„Modelle" zu entwickeln und soziale Lernfelder zu erschließen, indem sie Impulse gibt:

– für die Wiederbelebung der pädagogischen Dimension in der Schule;
– für soziales Lernen in der Schule, das zur Aufnahme und Verarbeitung von Wissen motivieren könnte;

(1)

„Durchführung: Die ziemlich persönlich formulierte Einladung an die Teilnehmer beschreibt Anfahrtswege und die Tagungsstätten. Dabei handelt es sich um Familienbildungs- bzw. -ferienhäuser, die in landschaftlich reizvoller Umgebung gelegen sind.

Als Anlage wird das Programm des Familienseminars mit den vier Arbeitseinheiten beigefügt. Sie können z. B. wie folgt gestaltet werden:

Die Teilnehmer erfahren durch die Einladung auch, daß die ihnen mitgeteilten Lernziele ziemlich allgemeine Vorgaben sind, die mit ihnen in schrittweiser Abstimmung des methodisch-didaktischen Vorgehens erarbeitet werden sollen. (. . .)

Als Teilnehmer können sich Mütter und Väter sowie Schüler und Schülerinnen einer Schulklasse und ihre Geschwister anmelden. Neben dem Klassenlehrer nimmt gelegentlich der eine oder andere Lehrer der Klasse teil. Bei einer Elternbeteiligung von beispielsweise 40 Personen, dem Klassenlehrer und 24 Schülern sowie 15 Geschwistern sind neben dem Referenten ein Tagungsleiter und zwei bis drei pädagogische Mitarbeiter (z. B. Studenten der Pädagogik oder Sozialpädagogik) für die Durchführung des Familienseminars notwendig.

Zu Beginn des Familienseminars, noch bevor alle Teilnehmer eingetroffen sind, findet die Vorbesprechung des pädagogischen Teams statt. Darin sind neben den vorgenannten pädagogischen Kräften noch die Schüler- und Elternvertreter sowie der Klassenlehrer vertreten. (.) Die Team-Mitglieder verteilen sich bei Gruppenarbeit auf die einzelnen Gruppen und nehmen als Moderatoren nicht-direktiv auf die Umsetzung der jeweiligen Aufgabe Einfluß.

Bei der vorgenannten Teilnehmerzahl können sechs Gruppen gebildet werden, die im Anschluß an die gemeinsame Arbeit im Plenum durch spezielle Aufgabenstellungen miteinander ins Gespräch kommen können. Die beiden Kindergruppen (jüngere Geschwister der Schüler) werden von je einem pädagogischen Mitarbeiter übernommen. Damit erhalten die teilnehmenden Kinder für die Dauer des Familienseminars einen Gesprächspartner und Betreuer in allen persönlichen und Sachfragen.

Im Anschluß an jede einzelne Arbeitseinheit berichten die Mitarbeiter des pädagogischen Teams in der Teambesprechung, und die folgende Arbeitseinheit wird durch Diskussion und Gruppenentscheid vorbereitet"

(FESER, H., 1981, S 113 f).

- für die Entschulung der Schule, indem durch Einbeziehung der Schule in ein umfassendes Konzept von Stadtteil- und Gemeinwesenarbeit die Lebenswirklichkeit der Schüler in das schulische Lernen einbezogen werden könnte;
- für die Anerkennung der sozialen Problemstellung sowohl der, die die Schüler in die Schule mitbringen, als auch der, die durch die Schule hervorgerufen wird;
- für eine offensive Sozialpädagogik als präventive Jugendarbeit in der Schule, die der beginnenden Desintegration vorgreifen könnte, bevor Schüler auffällig werden;
- für die Arbeit mit Gefährdeten in der Schule."

Suchtprophylaxe in der Schule kann sich nicht ausschließlich auf illegale (z. B. Kokain, Heroin, Haschisch) und nicht-illegale Drogen (Medikamente, Alkohol) beziehen. Im Vordergrund stehen nicht Suchtstoffe, sondern Suchthaltungen. Unter diesem Ansatz sieht PRIEBE, B. (1981, S. 42) seine Vorstellungen, die sich an folgenden Zielen für Lehrer orientieren:

„– Die Fähigkeit, Schüler, Kollegen und Schulleitung bei der Identifizierung suchtfördernder Faktoren in der Schule und bei der Prävention von Suchthaltungen zu beraten.
- Die Fähigkeit, beim Auftreten von Suchtstoffauffälligkeiten in der Schule gemeinsam mit Kollegen, Eltern, Fachstellen und evtl. den betroffenen Schülern Verhaltenskonzepte zu entwerfen und durchzuführen.
- Die Fähigkeit und Bereitschaft zur Zusammenarbeit mit anderen Beratungsstellen."

Entsprechend sind die Inhalte der Konzeption auf die Methode der Selbsterfahrung abgestellt: mein eigenes Verhalten als Lehrer beim Umgang mit Abhängigkeiten, bei der Konfliktanalyse und -lösung, bei der Entwicklung und Durchführung von prophylaktischen Lernstrategien zur Verbesserung sozialer Interaktionen. **(1)**

(1)
Was Selbsterfahrungsgruppen an Reflexion über sich selbst auslösen können, wird aus einer Schilderung über *„Erfahrungen aus einer Lehrer-Supervisionsgruppe"* deutlich:

„Ein Lehrer: ‚Ich habe ein Stückchen mehr über mich erfahren. Es ist mir noch heute wichtig zu wissen, wie mich damals meine Kollegen sahen. Ich habe, so empfinde ich es, dadurch ein Stückchen mehr Identität gewonnen, um einmal ein modernes Wort zu gebrauchen. Weiterhin empfinde ich den Kollegen gegenüber, die bis zum Schluß an den Sitzungen teilnahmen, eine größere menschliche Nähe. Sie sind mir einfach vertrauter als die meisten anderen Kollegen. Mit ihnen kann ich noch heute leichter über berufliche und private Probleme sprechen. Besser gesagt, ich kann heute über meine Schwierigkeiten in der Schule mit Kollegen reden. Damit meine ich, ich kann sie zugeben, ohne dabei Angst zu haben, einen Verlust zu erleiden. Was mein Verhalten gegenüber Schülern betrifft, so sind zwei Erfahrungen für mich wichtig geworden:

1. Ich habe bei ihnen gelernt, daß ein Schüler in seinem Verhalten mir gegenüber in Wirklichkeit meist nicht mich meint, sondern vielleicht seinen Vater. Das hat mir sehr geholfen, solche Situationen durchzustehen, ohne mich betroffen einzuigeln.

2. Sie sagten mir, daß ich in meinem Verhalten den Schüler oft verunsichere, weil ich auf der einen Seite dem Schüler sehr partnerschaftlich begegne, auf der anderen Seite aber wieder Gehorsam, Unterordnung verlange. Meine Erfahrungen haben das bestätigt, ohne daß ich in der Lage wäre, dies vorausplanend zu ändern. Ich merke es meist erst an den Reaktionen meiner Schüler oder meiner eigenen Kinder. Aber ich merke es!' (. . .)

Eine weitere Lehrerin: ‚Ja, für mich hat sich etwas geändert. Ich bin im Gespräch mit Schülern und ‚anderen Menschen' weniger zwanghaft. Ich stehe nicht mehr so unter Druck, mir ein Bild zu machen und zu überzeugen, sondern habe Möglichkeiten entwickelt, andere sich selbst darstellen zu lassen, andere dazu zu bewegen, sich selbst zu deuten und situationsgerechte Verhaltensweisen zu finden. Ich kann andere in ihrem Anderssein besser akzeptieren.'"

(KIPPHAN, H.: *„Erfahrungen aus einer Lehrersupervisionsgruppe"* In: *Prävention* 3/80, S. 98 f).

Solche Modelle sollten allerdings nicht die Sicht für die tatsächliche Stellung des Beratungslehrers in der Schule verstellen.
„In diesem Geflecht von ‚pädagogischem Eros' und Angst ist auch der Drogenberatungslehrer angesiedelt. Jeder weiß, daß er überfordert ist. Er kann die Erwartungen, die Eltern, Kollegen, Schulverwaltung und Wissenschaftler an ihn stellen, nicht erfüllen. Das wissen auch die Schüler. Sie wissen genau, daß mit einem solchen Amt noch mehr Verlegenheit in die Schule einzieht. Sie wissen, daß damit weitere Reglementierungen kommen werden, denn ein Amt verlangt nach einer Struktur. Sie wissen, daß sie letztlich Schuld daran sind, wenn der Drogenberatungslehrer nicht zu seiner Zufriedenheit und der der offiziellen funktioniert. Sie wissen, daß er ein Loch stopfen soll, das von anderen mitverursacht wird, von denen nämlich, die das System Schule, so wie es heute ist, mitgeschaffen haben. Sie spüren, daß eine andere Schule eher helfen könnte. Wenn wir den Kontakt zu Kindern und Jugendlichen nicht verloren hätten, wüßten wir, wie diese sich eine andere Schule vorstellen. Es wäre wahrscheinlich eine Schule, die nicht weniger leisten würde, sondern mehr, die Leistung gestattete, die durch Neugier, Faszination und Selbstbestimmung vieles in den Schatten stellte, was normal mühsam eingetrichtert wird. Es wäre eine Schule, die nicht weniger Leben berücksichtigen würde, sondern mehr. Es wäre eine humane Schule" (PFLUG, B.; *„Drogenberatungslehrer – keine Raufbolde, Querköpfe, Exoten"*. In: *Prävention* 3/81, S. 90 f). **(1)**

So fremd vielleicht solche Gedanken klingen mögen, so wichtig sind sie für das, was man „Veralltäglichung" der Gesundheitserziehung durch Lebensnähe nennen könnte.
Gesundheitserziehung in der Schule ist nicht ausschließlich aufklärerisches, kognitives Geschehen, sondern muß sich in Lernprozessen vollziehen, die sich auch anderen Erfahrungen öffnet, als sie der Schulalltag bietet.

(1)
Wenn Sie Zeit, Lust, Interesse haben: Bitte notieren Sie ein paar Stichpunkte zum Thema „humane Schule":

....

....

....

....

Der Pädagoge H. v. HENTIG (1976, S. 30 f) meint hierzu:

„Die Alten scheinen . . . den Jungen überhaupt nicht mehr überzeugend sagen zu können, wozu eine Kultur gut ist, in der Auschwitz und Vietnam passieren konnten, in der man fast alles Unheil vorhersagen und fast keines verhindern kann, in der die Maßnahmen das Gegenteil des Beabsichtigten hervorbringen: Schule erzeugt Unlust am Lernen, das Gesundheitswesen erzeugt Krankheit, Rüstung erzeugt Unsicherheit, zunehmender Reichtum erzeugt zunehmende Verwahrlosung, zunehmende Kommunikation erzeugt zunehmende Leere und Langeweile – ja, wie will man erklären, wozu eine Kultur gut ist, in der fast niemand mehr zuversichtlich ist! Wenn aber die Vermittlung eines solchen ‚Sinnes' nicht mehr gelingt, wird die nächste Generation die Kraft und die Hingabe nicht mehr aufbringen, die jede Kultur braucht; die Jungen werden sie fallen lassen wie eine Bananenschale – und viele tun das schon jetzt."

– **Beispiel 3:**
Lebensnahe Gesundheitserziehung: Klassenfahrt als Abenteuerreise

Bei dieser Klassenfahrt handelt es sich um eine bewußt geplante Abenteuerreise, die von der Überlegung getragen war, „das Bedürfnis Jugendlicher, sich in Ernstsituationen zu erfahren, sich Belastungen und Wagnis auszusetzen, in denen sie Verantwortung übernehmen können . . ., ein Schritt in der Entwicklung Jugendlicher (ist), Identität zu finden, Selbstwertgefühle aufzubauen und Autonomie zu gewinnen."
(OBENDIEK, I., 1981, S. 55 f). **(1)**

In diesem Bericht wird gezeigt, wie Schüler lernen, mit bestimmten Risiken und Herausforderungen eigener und auch der Gesundheit anderer umzugehen: selbst für die Ernährung sorgen, mit körperlichen Belastungen fertig werden, Schlafmöglichkeiten organisieren, sich um das Wohl der Pferde kümmern. Dies waren einige Schülererfahrungen, daß Arbeit Freude macht, wenn sie sinn- und erlebnisträchtig ist.

Es ließen sich noch viele Beispiele für die schulische Gesundheitserziehung aufzeigen: angefangen von Unterrichtseinheiten über Ernährungsgewohnheiten, Körperhygiene, Impfprophylaxe, Erste Hilfe u. v. a. m.

Wenn wir über Gesundheitserziehung sprechen, sollten wir nicht einseitig von der Medizin, Biologie, Psychologie, Soziologie oder Pädagogik ausgehen. Dies heißt auf der anderen Seite, daß alle entsprechenden Bemühungen und Maßnahmen nur vorstellbar sind in einem Konzept, das folgenden Grundsätzen Rechnung trägt:

- Gesundheitsverhalten ist alltägliche (Lehrer-, Schüler-, Eltern-) Lebensweise und nicht nur Reaktion auf eingetretene Befindlichkeitsstörungen und Krankheiten.
- Ursachen gesundheitlicher Gefährdungen sind selten allein individuell begründet, sondern müssen auch die Umgangsmöglichkeiten des einzelnen berücksichtigen.

(1)
„Klassenfahrt: Mit dem Planwagen durchs Sauerland

Ausgangspunkt für die Abenteuerreise war die Lehrerüberlegung, ‚das Bedürfnis Jugendlicher, sich in Ernstsituationen zu erfahren, sich Belastungen und Wagnis auszusetzen, in denen sie Verantwortung übernehmen können, ist ein Schritt in der Entwicklung Jugendlicher, Identität zu finden, Selbstwertgefühle aufzubauen und Autonomie zu gewinnen.' (. . .)

Eigenständiges Umgehen mit Pferden, selbständiges Kutschieren, Selbstverpflegung in freier Natur waren ein Angebot, miteinander Erfahrungen in Realsituationen zu machen, die für die Entwicklung Jugendlicher und auch für den Gruppenprozeß der Klasse wichtig sind. (. . .)

Wochen vor der Fahrt tagte die Planungsgruppe, bestehend aus den drei Lehrern und acht Schülerinnen. Sie kümmerten sich um die Planung der Fahrt. Z. B. entwarfen Schülerinnen einen Zettel für empfohlenes Reisegepäck. Da mußte gut überlegt werden, denn viel Stauraum gab es im Planwagen nicht. Eine andere Gruppe plante das ‚Klassengepäck'. Es bestand u. a. aus Bällen, Seilen, Taschenlampen, drei Kühltaschen – sie sollten den Kühlschrank ersetzen – drei großen Thermoskannen, einem Buch über Sternbilder, einem Buch über Vögel und einem Klappfahrrad, um möglicherweise im Wald schnell Hilfe holen zu können. Ein Schüler organisierte die Anreise für die Eltern, die sich bereit erklärt hatten, Schüler und Gepäck nach Gevelinghausen zu bringen. Andere Schüler organisierten mit ihren Eltern einen Informationsabend für alle Eltern der Klasse, auf dem sie belegte Brötchen und Bier servierten. Wieder andere Schüler kümmerten sich um die Zusammenstellung fester Gruppen für jeden Planwagen. Sie waren für die Pflege der Pferde und die Ordnung im und am Wagen verantwortlich. Für die Verpflegung während der Fahrt war die Kochgruppe zuständig. Sie bestand aus zwei Jungen, sechs Mädchen und einer Lehrerin. Vor der Fahrt stellte diese Gruppe einen Speiseplan auf, kalkulierte die Kosten für die Verpflegung – eingeschlossen ein großes Abschiedsessen in einem Wirtshaus in Gevelinghausen – und machte den Großeinkauf der Lebensmittel"

(OBENDIEK, I., 1981, S. 55 f).

– Nicht nur das, was offiziell unter dem Namen Gesundheitserziehung in Schulen und Elternhäusern thematisiert ist, gehört hierzu, sondern auch das, was sich wie ein heimlicher Lehrplan durch das Verhalten von Bezugspersonen zieht, ohne daß es ausdrücklich so benannt wird.

Wir sollten deshalb abschließend feststellen, daß riskante Lebensführung verkürzt beschrieben wird, wenn man einseitig ihre Konsequenzen in den Vordergrund stellt, ohne dabei die Beziehung von gestörter Persönlichkeits- bzw. Sozialentwicklung und Gesundheit zu reflektieren. Die Familie ist ein Ursachenkomplex für gesundheitliche Gefährdungen, die Schule ein zweiter. Es tut deshalb not, sich den Appell des Psychologen R. TAUSCH (1980, S. 82) zu Herzen zu nehmen:

„Vieles von dem, was Schüler im späteren Leben fachlich und persönlich benötigen, wird ihnen nicht auf der Schule geboten, z. B. Kenntnis über ihren eigenen Körper und seine Gesunderhaltung, Verständnis für sich selbst, Verständnis und Kenntnis über zwischenmenschliche Beziehungen, etwa der Partnerschaft, über Entspannungsvorgänge wie Autogenes Yoga oder dynamische Meditation. Trotz eines sog. Reifezeugnisses sind manche Schüler auf diesen seelischen und zwischenmenschlichen Gebieten Analphabeten – wenn wir uns in Schüler wirklich einfühlen, und wenn wir sie wirklich zu fördern suchen, dann werden wir erkennen: 13 Schuljahre bis zur Hochschulreife stellen ein großes beeinträchtigendes Risiko für die seelische Gesundheit, die Kreativität und das Gefühlsleben dar.

Dabei werden die langen Jahre zu einem Teil mit dem Lernen von Stoffen zugebracht, die die meisten später nicht benötigen. Wir werden verstehen, daß eine 10- bis 13jährige Schulzeit mit überwiegender Kopfarbeit ohne tägliche sportliche Aktivitäten und meist ohne jegliche handwerkliche Arbeit über Jahre hindurch eher krankmachend ist."

9. Literatur

Die Literatur zur Theorie und Praxis der Gesundheitserziehung in Elternhaus, Schule und anderen Einrichtungen hat mittlerweile ein Ausmaß erreicht, das man fast als desorientierend bezeichnen könnte. Die Auswahl, die wir getroffen haben, erhebt deswegen nicht den Anspruch, alle Materialien berücksichtigt zu haben. Sie ist vielmehr zu verstehen als eine Orientierung für diejenigen, die sich mit den Ursachen, Erscheinungsformen und Lösungsstrategien gesundheitlicher Gefährdungen von Schülern und Jugendlichen auseinandersetzen möchten.

Diese Literatur soll eine eher grundsätzliche Hinführung zum Problem gesundheitlicher Entwicklung und Gefährdung im Schulalter liefern:

BETRIFFT: ERZIEHUNG:
„Schulstreß", 6/77

BIERMANN, G. (Hrsg.):
Kinder im Schulstreß
München 1977

BUNDESZENTRALE FÜR GESUNDHEITLICHE AUFKLÄRUNG:
Die Entwicklung der Drogenaffinität Jugendlicher unter Berücksichtigung des Alkohol-, Medikamenten- und Tabakkonsums. Trendanalyse für die Jahre 1973/1976/1979
Studie des Instituts für Jugendforschung, o. J.

FEND, H./HELMKE, A.:
Die Konstanzer Untersuchungen über Verbreitung und Bedingungen psychischer Risikofaktoren
In: ZIMMER, G. (Hrsg.), a.a.O. S. 82–99

HENTIG, H. v.:
Was ist eine humane Schule?
München 1976

HUMANISTISCHE UNION (Hrsg.):
Was unsere Kinder seelisch krank macht . . . Bericht einer Tagung in Wiesbaden 1981
(Brauhäusstr. 2, 8000 München 2)

MEINHARDT, J.:
Schule als Risikofaktor
In: *Zeitschrift für Allgemeinmedizin,* 1976, S. 462

MÖRTL, G.:
Formen des Aussteigens
In: *Sozialwissenschaftliche Informationen für Studium und Unterricht,* 3/81, S. 132–138

REUTER, U./HÖCHER, G.:
Schüler und Gesundheit
Stuttgart 1977

SCHMIDTCHEN, S.:
Ableitung individueller Risikofaktoren aus den Konzepten klassischer Präventionsmaßnahmen
In: ZIMMER, G. (Hrsg.), a.a.O., S. 100–104

SCHMIDTKE, A.:
„Von alarmierender Zunahme kann keine Rede sein."
In: *Medical Tribune,* Nr. 44/1981, S. 44

TAUSCH, R.:
Chancen und Risiken für Kinder heute. In: *Prävention,* 3/1980, S. 77–83

ZIMMER, G. (Hrsg.):
Persönlichkeitsentwicklung und Gesundheit im Schulalter
Frankfurt u. a. 1981

Einen Einstieg in den Themenbereich Gesundheitserziehung in Elternhaus und Schule ermöglichen diese Veröffentlichungen:

BACH, H.:
Aufgaben, Probleme und Prinzipien der Zusammenarbeit zwischen Ärzten und Pädagogen
In: *Zeitschrift für Heilpädagogik,* 3/1976, S. 136–145

BUNDESMINISTERIUM FÜR JUGEND, FAMILIE UND GESUNDHEIT (Hrsg.):
Einstellungen und Praktiken von Eltern im Feld der gesundheitlichen Erziehung ihrer Kinder
(Band 25 der Schriftenreihe des BMJFG), Stuttgart 1975

BUNDESVEREINIGUNG FÜR GESUNDHEITS-ERZIEHUNG (Hrsg.):
Schule und Gesundheitserziehung
Bonn 1980

BUNDESVEREINIGUNG FÜR GESUNDHEITS-ERZIEHUNG (Hrsg.):
Gesundheitserziehung als Aufgabe des Schulgesundheitsdienstes
Bonn 1981

DEUTSCHE HAUPTSTELLE GEGEN DIE SUCHTGEFAHREN (Hrsg.):
Prävention, Möglichkeiten und Grenzen bei Suchterkrankungen
Hamm 1980

FESER, H. (Hrsg.):
Drogenerziehung. Ein praktisches Handbuch
Ulm 1978

FESER, H.:
Drogenmißbrauch bei Eltern, Lehrern und Schülern. Vorbeugung durch Familienseminare
In: *Prävention,* 4/1979, S. 110–117

FESER, H.:
Klassenfamilie
Ulm 1980

FUCHS, W.:
Richtziele zur Gesundheitserziehung in der Schule
In: *Die Deutsche Schule,* 7/8–1978, S. 459–472

HARTUNG, K.:
Arzt und Lehrer
In: *Öffentliches Gesundheitswesen,* 1980, S. 455–462

KICKBUSCH, I./TROJAN, A. (Hrsg.):
Gemeinsam sind wir stärker. Selbsthilfegruppen und Gesundheit
Frankfurt 1981

MOELLER, M. L.:
Anders helfen – Selbsthilfegruppen und Fachleute arbeiten zusammen
Stuttgart 1981

MUELLER-NIENSTEDT, H. R.:
„Gesund sein – wie lerne ich das?"
Diese Lesemappe ist erhältlich über: Schaffhauserrheinweg 55, CH-4058 Basel

STÖSSEL, U.:
Kooperation mit Schulen
In: TROSCHKE, J. v./STÖSSEL, U. (Hrsg.):
Möglichkeiten und Grenzen ärztlicher Gesundheitsberatung
Freiburg 1981

TROSCHKE, J. v.:
Gesundheitserziehung in der Schule
In: *Deutsches Ärzteblatt,* 1976, S. 963 ff.

Die folgende Literatur ist unter dem Gesichtspunkt einer fallbezogenen Analyse gesundheitlicher Gefährdungen im Kindes-, Jugend- und Erwachsenenalter ausgesucht. Sie enthält Untersuchungen, Fallberichte und Schüler- und Erwachsenenbiographien:

CHRISTIANE F.:
Wir Kinder vom Bahnhof Zoo
Hamburg o. J.

CREAMER, K. P./DICKENBERGER, M.:
Wer's glaubt wird selig. Jugendsekten
Weinheim und Basel 1982

FISCHER, C./ROBERTS, Th.:
Süchtig. Die gefährliche Illusion
München/Zürich 1980

GEISLER, W.:
„. . . damit alles ein bißchen leichter wird." Alkohol und Alkoholismus
Weinheim 1981

KARIN Q.:
„Wahnsinn, das ganze Leben ist Wahnsinn"
Ein Schülertagebuch
Bensheim 1979, 2. Aufl.

KÖRNER, W.:
Drogenreader
Frankfurt 1980

NULLMEYER, H.:
Ich heiße Erika und bin Alkoholikerin
Frankfurt 1980

SCHAEFERS, Chr. (Hrsg.):
Notausgänge. Berichte, Protokolle, Analysen
Hannover 1980

VOSS, R.:
Ein Löffelchen Schulerfolg
Auswüchse der Psychopharmakatherapie bei Schulproblemen
In: *betrifft: erziehung,* 9/1982, S. 35–41

Unter dem Gesichtspunkt, im weitesten Sinne als Gesundheitserziehung aufzufassende Ansätze zur Gestaltung des Schulalltags anhand von Beispielen vorzustellen, sind diese Publikationen ausgewählt:

ADAM, H.:
Entspannungsmaßnahmen im Unterricht der Orientierungsstufe
In: *Prävention,* 3/1981, S. 92–96

GREDLER, B./VUTUC, Ch.:
Unfälle im Kindes- und Jugendalter – Analyse und Möglichkeiten der Intervention
In: *Prävention,* 4/1979, S. 102–107

JASSER, R.:
Alkoholprävention in der Hauptschule
In: *Prävention,* 4/1981, S. 124–128

OBENDIEK, I.:
Klassenfahrt. Mit dem Planwagen durchs Sauerland
In: *betrifft: erziehung,* 5/1981, S. 55–59

SCHWEHM, H./STERZING, C.:
Sucht oder Sehnsucht. Plädoyer für eine pädagogische Drogenprophylaxe in den Schulen
In: *betrifft: erziehung,* 7/8–1981, S. 32–36

STORF, V.:
Sportschwache Schüler – „Hintern hoch, Du nasser Sack"
In: *betrifft: erziehung,* 2/1982, S. 58–63

Lydia Seus, Ulrich Stößel, Jürgen von Troschke

Angst vor der Krankheit

Zu 1.
Im ersten Kapitel wird der Bezug des Themas zu uns selbst dargestellt.

Obwohl kranke Kinder im Mittelpunkt stehen, kommt auch immer wieder die Sichtweise der Erwachsenen zur Sprache, da sich die beiden Ebenen nur künstlich trennen lassen.

Von Krankheit und Angst der Kinder sind die Erwachsenen in deren Umgebung mitbetroffen. Sie müssen sich damit auseinandersetzen und werden dabei auch mit ihren eigenen Ängsten vor Krankheit konfrontiert.

Zu 2.
Wir versuchen, uns in die Situation von kranken Kindern zu versetzen, zu verstehen, was es für sie bedeutet, krank oder behindert zu sein. Dazu kommt dann wieder die Perspektive von Eltern und Lehrern, deren Alltag ebenfalls durch die Krankheit ihrer Kinder oder Schüler verändert wird. Zu diesem Alltag gehört auch die Angst.

Zu 3.
Nachdem wir uns in dem vorangegangenen Kapitel mit Ursachen von Angst beschäftigt haben, gehen wir jetzt auf ihre Folgen ein.

Angst kann sich lähmend auswirken, sie kann verhindern, daß wir uns mit Schwierigkeiten auseinandersetzen und sie bewältigen.

Zu 4.
Anhand von verschiedenen Beispielen zeigen wir, wie Kinder und Erwachsene mit ihrer Angst vor Krankheit, Behinderung oder krankheitsnahen Zuständen fertig geworden sind. Die vorgestellten Bewältigungsversuche sind auch auf andere Situationen übertragbar.

1. Angst vor der Krankheit – sind wir nicht alle davon betroffen?

„Ich habe zuerst nicht daran gedacht, wie mich das mitnehmen könnte. Ich hatte einfach Angst vor dem Thema Krebs. Ich habe zuerst mal nach allen möglichen Ausreden gesucht, um das Thema nicht bearbeiten zu müssen. Aber dann hab ich mir gesagt: Wenn ich mich dem Thema nicht stelle, dann stelle ich mich mir selber nicht. Ich darf vor mir selber nicht fliehen. Das ist eine Erfahrung, der ich mich nicht entziehen darf und durch die ich reifer werde. Um mich den Krebspatienten überhaupt stellen zu können, bin ich dann zu einer Krebsvorsorgeuntersuchung gegangen. Und dann bin ich ein bißchen beruhigter in das Projekt hineingegangen. So komisch das klingt, die Untersuchung hat mich nur zum Teil beruhigt. Wenn ich abends nach den Dreharbeiten plötzlich allein war und das ganze Geschehen des Tages, die vielen Gespräche mit Krebskranken überdacht habe, dann kam auch bei mir die Angst. Ich habe dann auch Schmerzen gespürt an den Stellen, die die Patienten geschildert haben. Die gleichen *Symptome* traten bei mir auf, obgleich ich doch wußte, ich bin untersucht worden vor drei Monaten."
(TAUSCH, A.-M., 1981, S. 12 f).

Diese Aussage stammt von einer Redakteurin, die einen Dokumentarfilm über Selbsthilfegruppen von Krebskranken und ihren Angehörigen machte.

Sie ist ein Beispiel dafür, wie die Angst vor Krankheit uns in unserem Lebensgefühl bedroht, bevor die Krankheit selbst in unser Leben eingegriffen hat.

Die Angst vor Krebs ist ein Gefühl, das viele kennen. Diese Krankheit ist noch immer mit vielen Tabus und Vorurteilen belastet. Sie taucht sehr oft in den Medien auf, wobei aber nicht weiterführende Informationen im Vordergrund stehen, sondern irgendwelche Sensationsmeldungen, meist im Zusammenhang mit Prominenten. Auch die Begegnung mit körperbehinderten Menschen rührt an unsere Ängste, wir könnten selbst einmal die Betroffenen sein; wir selbst könnten krank oder behindert sein. **(1)**

Da stellt sich einem unwillkürlich die Frage: „Wie können denn Kranke mit ihrer Angst fertigwerden, wenn es Gesunden schon so schwerfällt?"

Und weiter: „Wie sollen Kinder ihre Angstgefühle bewältigen, wenn sich Erwachsene von ihnen überwältigen lassen?"

Der Studientext „Angst vor der Krankheit" handelt von Kindern, von ihren Eltern und Lehrern, die alle mit Angst vor Krankheit konfrontiert sind: von Kindern, die betroffen sind, die lernen müssen, mit ihrer Krankheit und ihrer Angst davor, umzugehen; von Eltern und Lehrern, die ihre Angst, Unsicherheit und Vorurteile im täglichen Umgang mit kranken Kindern überwinden lernen, und nicht zuletzt handelt der Studientext von uns allen.

Mit der Angst vor Krankheit müssen wir auch dann umgehen lernen, wenn wir selbst nicht krank sind oder mit kranken Kindern leben. Denn, wenn man sich mit Krankheit bei anderen beschäftigt, wird man auch immer, ob gewollt oder ungewollt, mit seiner eigenen Situation konfrontiert und damit, wie man selbst mit seinen Ängsten vor Krankheit umgeht.

In den bisherigen Studientexten zum Thema dieses Bandes *„Kranke Kinder in der Schule"* wurden viele Beispiele vorgestellt, wie in der Schule nicht nur gesunde, sondern auch kranke, behinderte und gesundheitlich gefährdete Schüler zusammenleben. Dabei ist deutlich geworden, daß Schulkinder mit sehr unterschiedlichen gesundheitlichen Beeinträchtigungen oder Gefährdungen fertig werden müssen.

Alle Kinder, die wir in den beiden Texten *„Chronische Krankheiten"* und *„Körperbehinderungen"* kennenlernten, nahmen aufgrund ihrer Krankheit bzw. gesundheitlichen Ver-

(1)
Unsere Begegnung mit körperbehinderten Menschen ist nicht nur von Angst geprägt, sondern auch von Unwissenheit, Scheu, Mitleid.

Bernd Noeth, Bildungsreferent und Karikaturist, hat dies einmal folgendermaßen dargestellt:

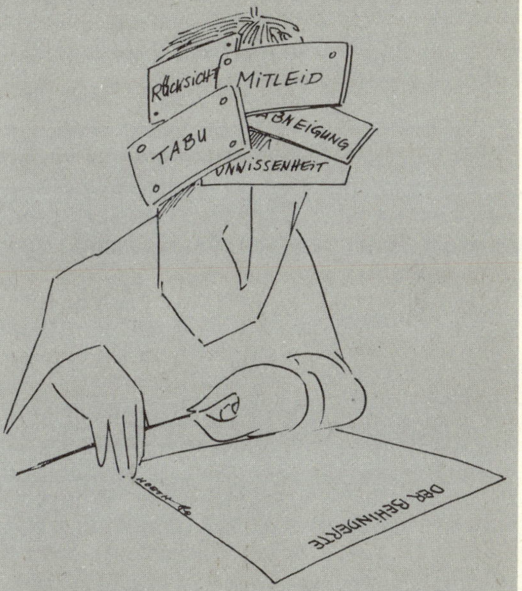

Der behinderte Karikaturist

(BUNDESARBEITSGEMEINSCHAFT DER CLUBS BEHINDERTER UND IHRER FREUNDE e.V. [Hrsg.], 1981) fassung eine besondere Stellung in der Schule ein. Wir sind darauf eingegangen, inwieweit ihre Sonderstellung zu Problemen bei ihnen selbst, aber auch bei Bezugspersonen ihrer Umgebung führte (Mitschüler, Lehrer, Eltern). Dabei ist eines deutlich geworden: Die Schwierigkeiten, die durch die Krankheit oder Behinderung eines Schülers entstehen, betreffen nicht nur ihn, sondern alle Menschen in seiner Umgebung.

Zum anderen wird es Ihnen beim Lesen der Texte in diesem Buch bestimmt auch so gegangen sein, daß Sie oft Ärger, Mitgefühl, Betroffenheit verspürt haben. Denn wenn es um kranke oder behinderte Kinder geht, werden nicht nur unsere intellektuellen Fähigkeiten angesprochen, sondern vor allem unsere Gefühle.

2. Kranke Kinder (in der Schule)

Um uns zunächst noch einmal zu vergegenwärtigen, wie viele chronisch kranke und behinderte Kinder Regelschulen, also nicht Sonderschulen, besuchen, sei auf Angaben verwiesen, die von dem Kinderarztehepaar Michael und Renate Hertl stammen. Danach sind – abgesehen von den gesunden – sprachbehinderte Kinder, Kinder mit einem Anfallsleiden (z. B. Epilepsie) und organischen Herzkrankheiten sowie sehbehinderte Kinder in Regelschulen am häufigsten anzutreffen. Seltener hingegen trifft man in der Regelschule Kinder etwa mit einer Schwerhörigkeit, mit Leukämie oder anderen Krebsarten oder aber einer Blutgerinnungsstörung. (Vgl. HERTL, M./HERTL, R., 1979, S 28 f.) **(1)**

Zwei Entwicklungen für das Ausmaß chronischer Krankheiten und Behinderungen sind noch hervorzuheben: Ansteckende Infektionskrankheiten sind zurückgegangen, andererseits haben die chronischen Krankheiten und Behinderungen zugenommen.

(1)
Genaue Zahlen über die Häufigkeit von chronisch kranken und behinderten Schülern in Schule und Kindergarten liegen nicht vor. Wir halten exakte statistische Angaben auch nicht für notwendig. Wichtig ist, daß jeder Lehrer damit rechnen muß, selbst einmal ein chronisch krankes oder ein behindertes Kind in seiner Klasse zu haben. Von daher ergibt sich auch für ihn die Frage: „Welche besonderen Schwierigkeiten und Probleme haben diese Kinder, und wie kann ich ihnen am besten helfen?"

Über Ursachen und Zusammenhänge dieser Tendenz haben wir Sie im Studientext *„Chronische Krankheiten"* näher informiert. Zu dieser Entwicklung kommt eine Zunahme der krankheitsnahen Zustände und der riskanten Lebensführung, die sich z. B. in der Zahl drogenabhängiger Kinder und Jugendlicher ausdrückt. **(1)**

(1)
Wir möchten Ihnen diese Zahlen noch einmal ins Gedächtnis rufen:

- 150 000 Kinder und Jugendliche sind alkoholsüchtig; das Einstiegsalter liegt bei 11 Jahren,
- die Zahl der Abhängigen von harten Drogen wird auf 60 000 bis 80 000 geschätzt; davon ein Drittel Kinder.

Näheres über diese und weitere Gefährdungen können Sie im Studientext *„Riskante Lebensführung"* nachlesen.

2.1 Was bedeutet es für ein Kind, krank zu sein?

Wichtiger als Statistiken und Zahlen ist in unserem Zusammenhang die subjektive Erlebnis- und Gefühlswelt, die Frage: „Wie erlebt ein Kind seine Krankheit, wie wird es damit fertig?"

Einige wesentliche Ergebnisse hierzu stammen aus der Arbeit von Anna Freud und Thesi Bergmann, die sich aus psychoanalytischer Sicht um die Frage nach den Auswirkungen körperlicher Krankheit auf das Seelenleben des Kindes gekümmert haben:

„Daß heute die Macht der Gefühle über den Körper mehr oder weniger allgemein anerkannt ist, heißt andererseits nicht, daß das Gleiche auch für den umgekehrten Vorgang gilt. Es ist keineswegs leicht, die ärztliche Welt davon zu überzeugen, daß körperliche Vorgänge für das psychische Leben des Kindes von Bedeutung sind. Bei aller Anerkennung, daß Ärzte und Krankenschwestern sich in ihren Handlungen von medizinischen oder chirurgischen Notwendigkeiten leiten lassen müssen, vertreten wir im folgenden die Ansicht, daß nicht nur alle Einzelheiten einer Krankheit, sondern auch jeder ärztliche Eingriff und jede Pflegehandlung, so wohltätig sie für den Körper auch sein mögen, häufig genug für das Gefühlsleben des Kindes von nachteiliger Wirkung sein können."

(FREUD, A./BERGMANN, T., 1977, S. 92 f.)

Aus diesem Zitat wird deutlich, daß die Krankheit eben nicht nur ein körperlicher Prozeß ist, sondern daß sie auch psychisch auf das kranke Kind einwirkt. Die Art, wie das Kind auf seine Krankheit reagiert, bestimmt daher auch wesentlich den Krankheitsverlauf. Für kleine Kinder besteht oft kein Unterschied zwischen Schmerzen und anderen Leiden, die durch die Krankheit selbst oder durch die Behandlung entstehen.

„Verständnislos, hilflos und passiv muß es beide Arten von Erfahrungen über sich ergehen lassen. Nicht selten sind die Leiden der zweiten Art diejenigen, die die größere *affektive* Bedeutung für spätere Nachwirkungen oder für die psychische Schädigung des Kindes in der Krankheitsperiode haben.“

(FREUD, A.; BERGMANN, T., 1977, S. 109)

Es kommt auch immer wieder vor, daß kleine Kinder ihre Krankheit als Strafe empfinden und Schuldgefühle haben. Auf diese in ihren Augen „Ungerechtigkeit“ reagieren sie dann mit Wut und Rachegefühlen.

Besonders Schmerz wird oft als Angriff empfunden, dem man mit Angst begegnet, aber auch mit Aggression. Überhaupt erlebt das Kind auch bei harmlosen Krankheiten Angst und Furcht intensiver als die meisten Erwachsenen. Ein Ort, wo dies besonders deutlich wird, ist das Krankenhaus.

Krank zu sein bedeutet für viele Kinder, für längere Zeit oder sogar regelmäßig zur Behandlung ins Krankenhaus zu müssen. Sie müssen sich zeitweilig von ihren Eltern und Geschwistern trennen. Zu der Angst vor Schmerzen und den Behandlungsmethoden kommt dann noch die Trennungsangst. **(1)**

Nicht immer können Eltern ihre Kinder auf eine solche Situation vorbereiten, und die Kinder sind deshalb um so stärker auf Verständnis und Einfühlungsvermögen auf seiten der Ärzte und des Pflegepersonals angewiesen.

(1)
Viele Kinder haben Angst, ihren Eltern könnte etwas zustoßen, sie könnten verlorengehen und das Kind allein im Krankenhaus zurücklassen.

„Es gilt, in dem kranken Kind das Vertrauen zu erwecken, daß zur verabredeten Zeit, wenn möglich, am nächsten Tag, die Mutter wiederkommen wird. Kinder, die in gesunden Zeiten die Erfahrung machen konnten, die Eltern vorübergehend zu entbehren, sie aber bald wieder bei sich zu haben, werden auch im Krankenhaus ruhiger auf die Wiederkehr vertrauen. Dabei spielt die versprochene Zeit des Besuches eine entscheidende Rolle. 5 Minuten Verspätung können schon Panik auslösen. Das Kind wird beruhigt Stunden bis zur verabredeten Zeit warten, wird diese aber nur um wenige Minuten überschritten, kann es schnell verzweifeln.“

(HAAS, G., 1981, S. 16)

Einer der Autoren dieses Textes, der Freiburger Medizinsoziologe Jürgen von Troschke, hat eine Zusammenfassung von Untersuchungsergebnissen über Angst und Furcht von Kindern vor der Medizin vorgenommen und kommt zu folgendem Ergebnis:

„Zusammenfassend läßt sich festhalten, daß die in der Kindheit gelernte Angst vor dem Arzt, der Krankenschwester und dem Krankenhaus bis ins Erwachsenenalter anhält. Diese diffuse Angst vor medizinischen Institutionen und Organisationen, die sich in spezifischen Furchtobjekten konkretisiert, muß sich nachhaltig auf das Gesundheits- und Krankheitsverhalten auswirken. Die Angst des Patienten vor denjenigen, die ihm helfen wollen, und ihren „Instrumenten", wirkt sich negativ auf die *Interaktion* und den Heilerfolg aus."

(TROSCHKE, J. v., 1974, S. 91). **(1)**

2.2 Jedes Kind erlebt Krankheit unterschiedlich

So wie man zwischen verschiedenen Arten von Krankheit und der mit ihnen verbundenen Belastungen unterscheidet, so kann auch je nach Art der Erkrankung das Erleben der damit verbundenen Zustände unterschiedlich sein. Es ist vorstellbar, daß ein zuckerkrankes Kind seine Krankheit sowohl in körperlicher wie in sozialer Hinsicht als Belastung verspürt. Ein anderes Kind hingegen kann in dieser Krankheit einen Gewinn sehen etwa der Art, daß es dadurch mehr Zuwendung und Aufmerksamkeit bekommt. Wenn wir also im folgenden von den Betroffenen sprechen, so meinen wir damit nicht nur die Tatsache, daß es von Krankheit, Behinderung und krankheitsnahen Zuständen Betroffene gibt, sondern daß wesentlich dazu gehört, *wie* sie betroffen sind.

Es gibt Kinder, die sich möglichst unauffällig, d. h. angepaßt, zu verhalten suchen, weil man das von ihnen erwartet.

(1)
Im Krankenhaus

„Abends beim Fernsehen hatte ich plötzlich Magenschmerzen. Wir dachten, es wäre eine Blasenerkältung. Aber das stellte sich am nächsten Tag ganz anders dar. Wir fuhren gleich zum Arzt, und der schickte uns zu einem anderen Arzt, der mich röntgen sollte. Ich mußte sofort ins Krankenhaus, denn ich sollte um 13 Uhr operiert werden. Als ich dann im Krankenhaus war, bekam ich erst einmal ein Zimmer. Da lag schon ein Kind in einem Bett. Ich bekam ein Nachthemd, das sich sehr hart anfühlte. Als ich im Bett war, merkte ich, daß es im Zimmer komisch roch. Außerdem waren die Wände ganz kahl. Lange hatte ich nicht Zeit zum Betrachten, denn jetzt kam die Schwester mit den Spritzen und wollte mir Blut abnehmen. Aber als ich die Spritzen sah, schrie ich. Dreimal stach sie daneben, weil ich so zappelte. Plötzlich schrie die Schwester, aber nicht ohne Grund, ich hatte ihr in den Finger gebissen. Fünf Minuten später kam ein Arzt und gab mir noch eine Spritze. Dann wurde ich auf den Flur geschoben. Ich hatte fürchterliche Angst, denn ich kannte ja niemanden. Endlich, nach ungefähr zehn Minuten, wurde ich in den Operationssaal gefahren. Es ging durch einige Gänge, dann raus, und dann wieder in ein Haus. Immer noch hatte ich Angst. Schließlich ließen sie mich vor einer Tür stehen. Auf einmal ging die Tür ganz schnell auf, ein großer dicker Mann kam zu mir und sagte: „Du nichts gegessen hast?" Ich antwortete: „Nein, aber ich habe Tee getrunken." Dann kam endlich mein Arzt und sagte: „Wir können dich nicht operieren!" Dann war ich wieder alleine auf dem Flur. Eine kurze Zeit merkte ich nichts mehr, ich sah nur noch verschwommene Gesichter, dann merkte ich noch einen Stich und schlief ein. Als ich aufwachte, war ich überall festgebunden, denn ich hing am Tropf, es drückte überall und ich hatte Durst. Man holte mir Zitronenstäbchen, die ich lutschen konnte. In derselben Nacht kam noch ein Mädchen ins Zimmer, das von einem Pferd getreten worden war. Am anderen Tag haben die Ärzte den Tropf abgemacht. Das Mädchen und ich haben noch viel Quatsch gemacht. Zum Beispiel die Schwestern mit Bananenschalen beworfen, und als der Arzt hereinkam, rutschte er darauf aus.

Ich möchte trotzdem nicht mehr ins Krankenhaus, aber man muß ja, wenn man gesund werden will."

Meike W., 11 Jahre

(*forum*, Heft 19, 1982, S. 16)

Wieder anders empfinden Kinder, die nicht eigentlich krank, wohl aber aufgrund verschiedener Ursachen gefährdet sind (z. B. übergewichtige Schüler, drogen- oder suchtgefährdete Schüler, Schüler aus gestörten Familien etc.). Da diese Schüler das gesundheitsgefährdende Verhalten nicht nur in, sondern auch außerhalb der Schule entwickeln, erleben sie dieses häufig nicht so sehr als persönliche Schulschwierigkeit, wie das chronisch kranke und behinderte Kinder tun.

Wie Kinder Krankheit erleben, hängt also sehr stark davon ab, wie sie die Reaktionen ihrer Bezugspersonen z. B. ihrer Eltern, Lehrer und Ärzte wahrnehmen. **(1)**

Folgende Faktoren können im Erleben von Krankheit eine Rolle spielen.

Im Lebenskreis Elternhaus:

- Einstellungen der Eltern zur Krankheit des Kindes;
- Wissen der Eltern über die Krankheit in ihren Einzelheiten;
- soziale Unterstützung des kranken Kindes durch andere Familienmitglieder (Großeltern, Geschwister, nähere Verwandte, Nachbarn etc.);
- Erleben der Umgangsformen mit Krankheiten bei den anderen Familienmitgliedern;
- Verhalten der Eltern in bezug auf die Wahrnehmung therapeutischer Angebote (durch Ärzte, Schwestern und andere medizinische Berufe);
- Erleben der durch die eigene Krankheit hervorgerufenen Beeinträchtigung des Familienlebens.

(1)
Dies gilt vor allem für Kinder, die an einer tödlichen Krankheit leiden und instinktiv viel schneller aus dem Verhalten der Eltern, Freunde, Schwestern und Ärzte schließen, wie es um sie steht, als die nahestehenden Menschen es wagen würden, darüber zu sprechen.

Dabei haben Kinder oft das Bedürfnis, über ihre Todesängste zu sprechen und können es dann nicht, weil sie glauben, ihre Eltern schonen zu müssen.

„Bis in die letzten Phasen seines Lebens, als er große Atemnöte hatte und nicht mehr liegen konnte, glaubte die Mutter, daß er nicht ahne, wie hoffnungslos sein Zustand sei. Die todunglückliche, verzweifelte Mutter versuchte immer fröhlich zu sein, wenn sie bei ihm war, und weinte sich draußen bei uns aus. Eltern und Sohn machten Pläne für Reisen und Ferien. Umgekehrt wußte Peter recht gut, wie krank er war. Den Schwestern und mir gegenüber erlaubte er sich zu stöhnen und seine Schmerzen zu äußern. Wir hatten den Eindruck, daß er sehr wohl an den tödlichen Ausgang seiner Krankheit dachte. Aber wenn die Mutter kam, sagte er, es ginge ihm gut. Er glaubte, sie schonen zu müssen und verbarg seine Ängste vor ihr.

Dieses gegenseitige Versteckspiel aus Liebe, um dem anderen nicht weh zu tun und auch aus Unfähigkeit, das Unfaßbare zu begreifen, war völlig festgefahren. Noch als die Mutter uns gegenüber äußerte, sie könnte nur noch um ein schnelles, sanftes Ende beten, reagierte sie mit Zurückziehen auf seinen ersten Versuch, ihr seine Angst anzuvertrauen. Als sie Peter eines Nachts weinend fand, und er wohl sprechen wollte, hat sie ihm gesagt: „Du brauchst doch keine Angst zu haben. Es wird doch alles wieder gut.“ Da konnte er nichts mehr sagen. Sie sprach zu mir davon am nächsten Morgen und bat mich zu versuchen, ihm das Sprechen zu erleichtern. Es gelang mir nicht.“

(HAAS, G., 1981, S. 135).

Im Lebenskreis Schule:

- Wissen, Einstellungen und Verhalten von Lehrern und Mitschülern gegenüber dem kranken Kind;
- Erlebnis der eigenen schulischen Lern- und Leistungssituation und ihre Erklärung in Abhängigkeit von der Krankheit;
- Erfahrungen mit eigenen Versuchen, anderen den Umgang mit der eigenen Krankheit leichter zu machen.

Im Freizeitbereich:

- Erlebnis der Betätigungsmöglichkeiten in der Freizeit;
- Erlebnis des Aufbaus von Sozialkontakten in der Freizeit;
- Erlebnis des Einbezogenseins in die Freizeitaktivitäten anderer.

Erfahrungen bei der medizinischen Behandlung: **(1)**

- Erlebnis der Behandlungsatmosphäre in Krankenhäusern, Arztpraxen und anderen therapeutischen Einrichtungen;
- Erlebnis des ärztlichen Personals und des Pflegepersonals;
- Erlebnis der Räumlichkeiten in der Klinik;
- Erlebnis der konkreten Behandlungsmaßnahmen.

Im Alltag des Kindes treten diese Erlebnisräume natürlich nicht so abgegrenzt voneinander auf, wie wir das hier dargestellt haben, sondern sie überschneiden sich und wirken sehr stark aufeinander ein.

Bei allen Erfahrungen, die Kinder mit ihrer Krankheit gemacht haben, war Angst oft ein ständiger Begleiter.

Dabei unterscheidet sich das Erleben von Angst bei Kindern sicher von dem, wie Erwachsene Angst erleben.

(1)
Wie beängstigend die erste Begegnung mit der Klinik und der medizinischen Behandlung auf Kinder wirken kann, schildert Gisela Haas:

„Das Kind, denn um Kinder geht es in diesem Falle, – wenn auch vieles für alle kranken Menschen ebenso zutreffen mag – das Kind wird also aufgenommen. Im ersten Fall ist die persönliche Begegnung, ein Erstgespräch mit dem Arzt vorausgegangen. Dann fängt die Untersuchungsmaschinerie an zu laufen: EEG, EKG, Szintigramm, Computertomographie, Sonogramm, Röntgen, lauter fremde unheimliche Wörter. Die Wege zu den verschiedenen Untersuchungen sind oft weit, verschlungen, führen über Lifte und Kellergänge. Manches Kind glaubt, in diesen Labyrinthen schon verloren zu sein, ehe es den geheimnisvollen Ort der jeweiligen Untersuchung erreicht. Dort wird es womöglich von einer Stimme aus dem Lautsprecher empfangen, statt von einer freundlichen Schwester. Auch wenn eine Schwester oder, im günstigsten Falle, die Mutter den kleinen Patienten begleitet, ist diese tönende Anonymität unheimlich. Ich habe beobachtet, daß einige Kinder nach solchen, manchmal stundenlangen Untersuchungsexkursionen wie verstört in ihre Zimmer zurückkehrten. Wenn ich sie fragte, ob irgend etwas dabei weh getan hätte, konnten sie es meistens verneinen. Malten sie aber ihre Erlebnisse, so wurden ihre ausgestandenen Ängste plötzlich sichtbar.

(HAAS, G., 1981, S. 25 f)

2.3 Was bedeutet es für die Umwelt, mit einem kranken Kind zu leben?

So wie das Kind als Betroffener von Krankheit in bestimmter Weise Angst vor Krankheit haben kann, trifft dies, wenn auch in anderer Form, für die Personen zu, die mit dem kranken Kind zu tun haben. Wenn wir uns an die einzelnen Erfahrungsräume erinnern, die wir für das kranke Kind aufgezeigt hatten, so lassen sich in gleicher Weise Ängste der betroffenen Bezugspersonen bzw. Bezugsgruppen benennen.

In unsystematischer Aufzählung, die man sicherlich noch ergänzen kann, ergeben sich folgende Ängste von Eltern kranker bzw. gefährdeter Kinder:

- die Angst der Eltern vor körperlichen oder geistigen *Anomalien* ihrer Kinder;
- die Angst der Eltern vor eigener Überforderung durch die Pflege des kranken Kindes;
- die Angst der Eltern vor eigenem Fehlverhalten in Problemsituationen;
- die Angst der Eltern vor den Vorurteilen anderer;
- die Angst der Eltern, die falsche medizinische Behandlungsart zu wählen;
- die Angst der Eltern vor Aussonderung ihres kranken Kindes aus der Normalschule;
- die Angst der Eltern . . .? **(1)**

Lehrer als weitere Bezugsgruppe von kranken oder gefährdeten Schülern können in ihrer besonderen Rolle und im Rahmen der Institution Schule Ängste gegenüber dem kranken Kind entwickeln, die sich zum Beispiel in folgenden Formen ausdrücken:

- Angst vor zu spätem Erkennen der gesundheitlichen Störung;
- Angst vor fehlerhaftem Verhalten in Problemsituationen (epileptisches Kind mit Anfall im Unterricht, Unfall im Sportunterricht, drogenabhängiger Schüler);

(1)
Die Angst der Eltern vor einer Überforderung durch die große Belastung . . .

„In einem anderen Fall konnten wir verfolgen, wie auch die Mutter unter der Doppelbelastung immer elender wurde, und wir fast den Eindruck bekamen, die Kranke in dieser Familie ist die Frau. Heidis Mutter wurde immer dünner, sie konnte nachts nicht mehr schlafen und hatte keinen Appetit. War sie in der Klinik, wohin sie wegen der krisenhaften Situation der Tochter ihrem Gefühl nach gehörte, hatte sie außer der Sorge um Heidi, an deren Bett sie auch nur untätig wachend sitzen konnte, Angst, daß den beiden anderen Kindern auf dem Schulweg etwas zustoßen könnte. Sie sorgte sich um den Mann, sah ihn im Geiste im Auto verunglücken auf seinen täglichen Fahrten nach der Arbeit in die Klinik. Dabei hatte sie noch das Glück, nicht berufstätig zu sein, d. h. hier frei über ihre Zeit verfügen zu können und zudem eine Mutter im Hause wohnen zu haben, die in der Lage war, den Haushalt und die Versorgung der gesunden Kinder zu übernehmen. Sie wohnte die meiste Zeit in der Klinik. Obwohl in diesem Fall die äußeren Umstände im Vergleich zu vielen anderen Familien mit schwerkranken Kindern günstig waren, ist die Mutter während des Krankenhausaufenthaltes ihres Kindes in eine schwere Krise geraten. Es war für sie der Zusammenbruch ihres bisherigen Lebensinhalts. Der Vater besuchte täglich sein Kind und seine Frau.“

(HAAS, G. 1981, S. 81)

- Angst vor Ansteckung anderer Kinder durch ein (tatsächlich oder vermeintlich ansteckend) krankes Kind;
- Angst vor ungerechter Behandlung und Beurteilung eines gesundheitlich beeinträchtigten Kindes;
- Angst davor, daß man die Mitschüler des Kranken in ihrem Umgang mit diesem im Unterricht nicht mehr steuern kann;
- Angst vor . . .

Selbstverständlich empfindet auch die Gruppe der Mitschüler Ängste vor den kranken oder den gesundheitlich gefährdeten Klassenkameraden. Solche Ängste können sein:

- Angst vor Ansteckung; **(1)**
- Angst vor der eigenen Hilflosigkeit, mit einem behinderten oder kranken Mitschüler umzugehen;
- Angst davor, zum Beispiel für das Schicksal eines Mitschülers (z. B. Verkehrsunfall) mitverantwortlich zu sein;
- Angst vor dem eigenen Tod;
- Angst vor . . .

2.4 Ist unsere Angst vor Krankheit erklärbar?

Es war sicher wichtig, daß wir uns erst einmal in die Perspektive von Kindern hineinversetzt haben, um dann in Gegenüberstellung dazu die Ängste der Erwachsenen zu benennen, denn von der Angst vor Krankheit sind beide gleichermaßen betroffen.

Es geht also nicht um die Frage, ob wir Angst empfinden, sondern vielmehr darum, wie erklärlich, wie angebracht unsere Angst vor Krankheit ist. Der Frage, ob und wie sich Angst eigentlich erklären läßt, sind wir schon im 2. Buch im Studientext *„Schulangst“* näher nachgegangen. Wir wollen uns deshalb an dieser Stelle nur noch auf einige besondere Aspekte beschränken.

(1)
Erinnern Sie sich noch an die Untersuchung, die im Studientext *„Körperbehinderungen“* auf *Seite 67* vorgestellt wurde?

„Daß es den Glauben an die angebliche Ansteckungsgefahr noch heute gibt, wird deutlich an den Antworten auf die Frage, warum es in vielen Hallenschwimmbädern für Körperbehinderte Extra-Zeiten gebe, wo sie das Bad ganz allein benutzen können. 71% der Befragten glauben, daß die Körperbehinderten sich dann nicht zu schämen brauchten, 21% sind der Ansicht, daß den Gesunden dadurch der Anblick der Körperbehinderten erspart bliebe, und immerhin noch 6% halten die Meinung für richtig, Körperbehinderungen könnten ansteckend sein.“

(JANSEN, G. W., 1981, S. 87)

Wenn man die möglichen Ängste von Schülern, die krank, behindert oder gefährdet sind, und die Ängste derjenigen, die mit diesen Schülern zu tun haben (Eltern, Lehrer, Mitschüler), gegenüberstellt, wird deutlich, daß die Ängste des einen durchaus Einfluß auf die Ängste des anderen nehmen können. Ängste hängen also nicht nur vom Selbsterleben und Selbsterfahren einer Krankheit ab, sondern auch vom Erleben und Erfahren der Reaktionen anderer.

Daraus läßt sich auch die vertiefende Frage ableiten, was an Krankheiten Angst macht. Dies zu beantworten fällt leichter, wenn wir uns verschiedene angstbesetzte Bereiche vor Augen führen, die ein Gemeinsames an sich haben: Krankheit hat (genauso wie Krieg, Naturkatastrophen, Unfälle, Liebesverlust) etwas Lebensbedrohliches, so daß am Ende für all diese Bereiche die Angst vor dem Sterben und dem Tod mit der Wahrscheinlichkeit, mit der diese hervorgerufen werden, verbunden ist. Sie sind angstbesetzt, weil sie das natürliche Lebens- bzw. Überlebensbedürfnis einschränken oder bedrohen. Angst vor Krankheit ist deswegen letztlich Angst vor Existenzverlust, wobei die Intensität dieser Angst um so stärker ausgeprägt sein dürfte, je wahrscheinlicher dieser Existenzverlust wird.

Verständlicherweise entwickeln Kinder im Schulalter weniger Ängste gegenüber Krankheiten wie z. B. Herzinfarkt als ältere Menschen, bei denen die Wahrscheinlichkeit, daran zu erkranken, größer ist. **(1)**

Die Ursachen der Angst vor Krankheit und Behinderung hängen sehr stark damit zusammen, welche Möglichkeiten der einzelne für sich selbst sieht, mit angenommenen oder auch tatsächlichen gesundheitlichen Bedrohungen und Beeinträchtigungen fertig zu werden.

(1)
Auch wenn Kinder weniger Ängste vor dem Tod haben, so beschäftigen sie sich doch mit dem Thema. Besonders bei Jugendlichen, die in ihrer Pubertät oft unter Selbstunsicherheit und Ängsten leiden, kommt die Beschäftigung mit dem eigenen Tod öfter vor.

Sabine Kh., 14 Jahre

„Keiner kann mir sagen, wann ich sterbe. Leben und Sterben ist immerzu, jede Minute auf der Welt. Also muß alles, was ich als Mensch mache und denke und sage, so gut wie möglich sein, denn ich kann nichts wiedergutmachen, was ich mal Böses gesagt habe. Leider denke ich nicht immer daran, sonst würde ich nicht bei jeder Gelegenheit, die mir nicht paßt, einfach so losfauchen. Aber wenn man sich in dem Alter bis 18 Jahre im ganzen Körper und im Geist entwickelt, fühlt man sich einfach nicht jeden Tag lustig. Man möchte jemand anders sein, der es schon geschafft hat, sich darüber zu freuen, wie er nun mal ist. Aber in dem Alter, wo ich jetzt bin, und noch ein paar Jahre dazu, macht man wohl das meiste falsch mit seinen Mitmenschen und seiner Familie. In diesem Alter dürfte noch niemand sterben. Ich finde, erst wenn man so klug geworden ist, daß einem kaum noch Fehler unterlaufen und man alles im Leben erlebt hat, sollte automatisch der Tod in irgendeiner Nacht kommen und einen ganz schnell sterben lassen, im Schlaf."

(BROCHER, T., 1980, S. 75 f)

3. Angst ist nicht folgenlos

Nachdem wir uns im vorangegangenen Kapitel mit den Ursachen von Angst beschäftigt haben, wenden wir uns nun ihren Folgen zu. Angst kann gesunde und kranke Züge tragen. Gesunde insofern, als sie dazu beiträgt, ein inneres Warnsystem aufzubauen, das uns daran hindert, Dinge zu tun, die uns selbst gefährden. Neben solcher durchaus sinnvollen Angst gibt es aber auch eine lähmende Angst, d. h. Angst, mit der wir uns eben nicht vor Gefährdung schützen, sondern zusätzliche Gefahren auf uns nehmen, weil sie uns in unserem Handeln lähmt. Hierzu stellt sich die Frage, ob es in einer vereinfachten Gegenüberstellung auf der einen Seite positive und auf der anderen negative Folgen von Angst vor Krankheit gibt. Um uns diese Frage zu beantworten, ist es sinnvoll, sich an einigen konkreten Beispielen zu orientieren. **(1)**

3.1 Angst kann positive Wirkungen haben

Erinnern Sie sich an Thomas, den 16jährigen Schüler aus dem Studientext *„Riskante Lebensführung“*, der drogenabhängig wurde und für den danach ein langer Leidensweg begann. Diese für ihn so negative Situation kann in seiner Umgebung durchaus positive Wirkungen haben. Sie kann die anderen Schüler wachrütteln, sie darauf stoßen, daß einer ihrer Mitschüler Probleme hat. Sie können Angst davor bekommen, daß es ihnen selbst passiert, und sich deshalb dagegen wappnen.

Für seine Lehrer, Eltern und Mitschüler könnte die Drogenabhängigkeit Anstoß sein, sich über die Ursachen dieser Abhängigkeit Klarheit zu verschaffen und dabei auch die mögliche eigene Mitschuld an der Abhängigkeit zu reflektieren. Grundsätzlich also könnte man sagen, daß die Folge der Angst vor Krankheit, wie sie sich in der plötzlich erkannten Drogenabhängigkeit eines Schülers auftut, so etwas wie ein vorbeugendes und vorsorgendes Verhalten bewirken könnte.

(1)
Die folgenden Diskussionsbeispiele sind dazu gedacht, uns einmal klarzumachen, welchen Sinn wir in unserer eigenen Angst sehen, bzw. welchen Sinn wir darin sehen, anderen Angst zu machen:

Angst vor . . .	ist sinnvoll	ist unsinnig
Verkehrsgefahren		
Fremden, die Kinder zum Mitgehen überreden		
Gewitter und Unwetter		
dem dunklen Keller		
Gespenstern		
dem Ohnmächtigwerden		
stark blutenden Verletzungen		

Noch anschaulicher ist es vielleicht, wenn man sich vorstellt, daß in einer Schulklasse ein Fall übertragbarer Kinderlähmung auftritt. Die Folge der Angst vor dieser ansteckenden Krankheit würde bei denjenigen, die an keiner vorbeugenden Schluckimpfung teilgenommen haben, wahrscheinlich die sein, daß sie diese sofort nachholen. Grundsätzlich kann man wohl davon ausgehen, daß, je bedrohlicher eine Krankheit in unmittelbarer Begegnungsnähe (Schulklasse, Elternhaus, Freizeit) erlebt wird, diese bei den Menschen in der Umgebung dazu führt, daß sie vorbeugende und vorsorgende Maßnahmen ergreifen.

Wenn jemand aus unserem Bekanntenkreis an Krebs erkrankt, so kann das dazu führen, daß wir selbst in Zukunft regelmäßig an Krebsfrüherkennungsuntersuchungen teilnehmen; eine positive Wirkung unserer Angst vor dieser Krankheit.

3.2 Angst kann negative Wirkungen haben

Gerade das Beispiel mit der Krebsfrüherkennungsuntersuchung macht aber auch deutlich, daß es auch negative Folgen der Angst vor Krankheit gibt; negativ in dem Sinne, daß wir nicht versuchen, gegen die Ursachen der Angst anzugehen, sondern sie zu verdrängen. Denn viele Menschen nehmen Vorsorgeuntersuchungen nicht in Anspruch aus Angst, sie könnten dabei erfahren, daß sie tatsächlich krank sind.

Verdrängung von Angstgefühlen kann auf vielfältige Weise geschehen. Die Autorin Christa Schlett, spastisch gelähmt, schildert die Probleme, die bei ihrer Einschulung entstanden sind:

„Bald kam ich in das schulpflichtige Alter, und neue Probleme tauchten für meine Eltern auf. Mein Vater wollte mich unter keinen Umständen in eine normale Volksschulklasse schicken, weil er fürchtete, ich sei dort zu sehr dem Spott und der Willkür der anderen Kinder ausgesetzt. Auch erinnere ich mich dunkel eines Lehrers, der aus der Volksschule zu uns gekommen war und zugab, ich passe nicht in den Rahmen einer Klasse. Meine Eltern rückten die erste Annonce für eine Privatlehrerin in die Zeitung. Eine junge, zaghafte Biologiestudentin wurde ausgesucht, die dreimal die Woche erschien, und mit der ich gerne meinen Schabernack spielte. Natürlich achtete niemand darauf, denn es schien selbstverständlich, daß ich von heute auf morgen ein sittsames Schulmädchen würde. Mit Freuden stellte ich mich dümmer als ich war, um plötzlich aus heiterem Himmel die richtige Antwort zu geben. Dann staunten alle und lobten mich wegen meiner schnellen Auffnahmefähigkeit. Meist kam das Fräulein nach dem Mittagessen. Mein Vater, der zu dieser Zeit im Nebenzimmer seine Mittagsruhe hielt, lauschte dann angespannt dem Fortgang unserer Unterhaltung. Oft glaubte er mich mit dem jeweiligen Stoff überfordert und stieß finster blickend zu uns ins Zimmer und erteilte der Lehrerin Maßregeln, wie sie mit mir zu arbeiten habe: Märchen vorlesen und Bilder zu besehen und manchmal etwas rechnen. Dies sei ihre Aufgabe. Bei alledem dürfe man mich ja nicht überanstrengen, dazu sei ich zu zart und hätte schon so viel durchmachen müssen."

(SCHLETT, C., 1975, S. 37)

An diesem Beispiel können wir uns mehrere mögliche negative Folgen der Angst vor Krankheit deutlich machen. So wie bei der Autorin wird vielfach versucht, das Problem des Umgangs mit kranken Schülern dadurch zu lösen, daß sie in eine gesonderte Einrichtung eingeschult oder – wie in diesem Beispiel – privat unterrichtet werden. Die dadurch hervorgerufene soziale Isolierung des kranken Schülers erweist sich in vielen Fällen als hinderlich bei dem Versuch, ihn in die Gesellschaft zu integrieren.

Daß solche negativ zu bewertenden Angstabwehrmechanismen – wie die soziale Isolation und Distanzierung – auch aggressive Komponenten bekommen können, zeigt uns das Beispiel auf der rechten Spalte. **(1)**

(1)

„Als Psychologiestudent machte ich eines der vorgeschriebenen Praktika in der psychiatrischen Abteilung eines Kinderkrankenhauses. Ich wurde eingesetzt bei der Pflege und Betreuung von geistig behinderten Kindern, die ein Anfallsleiden (meist Epilepsie) hatten. Dabei machte ich bei mir eine schlimme Entdeckung: Ich hatte meine Arbeit mit den besten Vorsätzen angefangen. Die kranken Kinder taten mir leid. Ich wollte sehr freundlich mit ihnen umgehen, auch wenn keine Resonanz von ihnen kam. Dann aber, in der Praxis, stellte ich fest, daß ich immer ungeduldiger, unbeherrschter und aggressiver wurde. In der zweiten Woche erlebte ich folgendes: Ich hatte Najev auf dem Schoß, um ihn zu füttern. Zuerst näßte er sich ein, und ich zog ihm trockene Sachen an. Das machte ich noch ruhig und geduldig. Kaum aber hatte ich ihm den vierten oder fünften Löffel gefüttert, da spuckte er plötzlich den ganzen Inhalt seines Mundes in mein Gesicht. Später erklärte mir eine Kollegin, die den Vorfall beobachtet hatte, Najev habe sich verschluckt und sei ganz betroffen gewesen, daß ihm das passierte. Davon merkte ich in dem Augenblick nichts. Ich merkte nur plötzlich, daß ich meine Hand ausgestreckt hatte, daß ich ausholte, um Najev zu schlagen.

Ich bin heute noch froh, daß ich meine Wut bremsen konnte. Ich habe nicht geschlagen. Aber ich war über mich furchtbar erschreckt. Ich habe Najev einer Kollegin gegeben, bin auf zu meinem Vorgesetzten, habe ihm berichtet, was mir passiert war, und er war so einsichtig, mir eine andere Arbeit in einer anderen Abteilung zu geben.

Ich habe mein Versagen als eine schwere Niederlage empfunden. Lange konnte ich mir nicht erklären, was da mit mir passiert war."

(KENTLER, H., 1981, S. 26)

So wie hier Helmut Kentler seine Erlebnisse als junger Psychologiestudent schildert, treffen wir es nicht immer an. Oft werden nämlich Aggressionen, die der Kranke durch seine scheinbare Anormalität hervorruft, nicht bewußt gemacht und „aufgearbeitet", sondern bleiben als Rechtfertigung für das eigene Verhalten bestehen.

In anderer Weise negativ zu bewerten sind die Folgen der Angst vor Krankheit, die sich in einer Überfürsorge gegenüber dem kranken Kind ausdrücken. Unser Beispiel von Christa Schlett (auf der vorigen Seite) hat die Überfürsorglichkeit des Vaters gezeigt, der das Kind nicht überfordert wissen wollte, obwohl das Kind selbst in dem Privatunterricht keine Über- sondern eher eine Unterforderung sah. Hier wie in vielen anderen Fällen treffen wir also ein Verhalten an, das aus Überfürsorglichkeit möglicherweise verhindert, daß das kranke Kind lernt, sich mit seiner Krankheit auseinanderzusetzen, offen darüber zu reden, sie zu verstehen, bewußter zu leben und – soweit möglich – selbstverantwortlich für sich zu sorgen. **(1)**

Der Rückzug aus sozialen Kontakten, Ärger und Zorn über den eigenen Körperzustand bis hin zum Drang nach Selbstvernichtung sind negative Auswirkungen der Angst vor der eigenen Krankheit.

Daß sich negative Folgen der Angst vor der Krankheit auch krankmachend auf die Bezugspersonen des Kranken auswirken können, hat Anne-Marie Tausch in ihrem Buch *„Gespräche gegen die Angst"* gezeigt, in dem sie von Schicksalen von Krebspatienten berichtet.

„Meine Familie hat sich durch meine Krankheit verändert. Die Kinder kannten mich immer nur fröhlich und lustig, und plötzlich war es so: Wenn die Kinder sagten: ‚Mama, wir haben dich gern', dann heulte ich nur. Ich war so empfindlich, daß ich auch auf liebevolle Äußerungen nur mit Heulen reagieren konnte.' – ‚Mein Sohn wird immer stiller, immer ruhiger, und das belastet mich auch, wenn

(1)
Die kranken Kinder selbst beklagen sich oft über Fürsorgemaßnahmen der Eltern, die sie für übertrieben halten. Gerade Jugendliche wollen sich für ihren Körper und ihre Krankheit selbst verantwortlich fühlen und wollen, daß man ihnen da auch vertraut. Die Erfahrungen, anders behandelt zu werden als Gesunde, auf Mitleid zu stoßen, werden als besondere Kränkung erlebt.

ich das sehe, denn ich weiß genau, daß ich die Ursache dafür bin." (TAUSCH, A.-M., 1981, S. 34 f).

Faßt man noch einmal die Folgen der Angst vor Krankheit zusammen, so sind es vor allem folgende häufige Reaktionen, die einen angemessenen Umgang mit ihr erschweren:

- Isolierung (man isoliert sich als Kranker selbst oder wird durch verschiedenste Maßnahmen isoliert);
- Rationalisierung (man sucht nach Begründungen für den Umgang mit der Krankheit, die weitgehend auch sozial anerkannt sind);
- Zweifel und Unentschlossenheit;
- Verleugnung (man verleugnet Tatsachen oder Gefühle, deren Wahrnehmung unangenehm empfunden wird);
- Projektion (man schiebt eigene unangenehme Angsttendenzen auf unrealistische Weise einer anderen Person oder Personen in der Umgebung zu);
- Reaktionsbildung (Ekel und Scham als Reaktionsbildung können den Kranken daran hindern, soziale Kontakte zu anderen Personen seiner Umwelt beizubehalten;
- Verdrängung (sie ist der Versuch des Vergessens und gilt als zentraler Abwehrmechanismus).

So hilfreich die Anwendung solcher Reaktionen in manchen Situationen sein mag, so darf man sie aber nicht als Dauerlösung betrachten.

So wie die Krankheit des anderen, also beispielsweise eines Schulkindes, seine Mitschüler und Eltern im Positiven wie im Negativen beeinflussen kann, so gilt dies eigentlich auch für das kranke Schulkind selbst. Eine Krankheit bei sich selbst annehmen zu können, sie sich bewußt zu machen, sich mit ihr „einzurichten", kann die positive Folge haben, daß man sein Leben trotz oder gerade wegen der Krankheit oder Behinderung annimmt und es bewußter lebt. **(1)**

(1)
G. Haas beschreibt in ihrem Buch *„Ich bin ja so allein"* Kinder, die sich mit ihren Krankheiten auf zeichnerische Art und Weise auseinandersetzen:

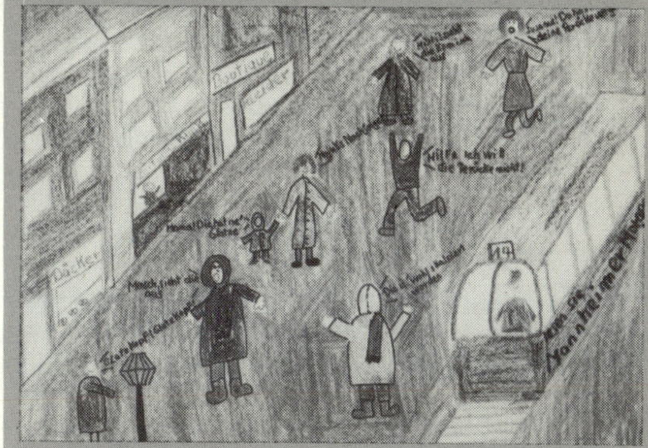

„Die 11jährige Susanne versucht dagegen, aktiv mit einer ähnlichen Situation fertig zu werden. Sie hat nie versucht, ihre vorübergehende Kahlköpfigkeit zu verheimlichen und setzt sich ganz bewußt mit den Reaktionen der Umwelt auseinander. Dies zeigt auch ihr Bild ganz deutlich. Es scheint fast, als ob der Mutter die Verunstaltung ihrer Tochter mehr zu schaffen macht als Susanne selbst. Dieses Kind hatte während der ganzen Erstbehandlung in der Klinik ständigen Kontakt mit Freunden und der Schule und hat so die Rückkehr in die alte Umgebung von Anfang an vorbereitet. Die Freunde waren darauf gefaßt, eine äußerlich veränderte Susanne wiederzufinden und waren bereit, sie aufzunehmen und ihr bei der Bewältigung ihrer Krankheit zu helfen. Dabei gingen alle wichtigen Impulse von ihr selbst aus. Sie war es gewohnt, sich mit ihren Brüdern auseinanderzusetzen, bevor sie erkrankte, und hatte gelernt, in Problemsituationen nicht auszuweichen."

(HAAS, G., 1981, S. 112 f).

4. Lernen, mit der Angst umzugehen

Wir haben gesehen, daß sich viele Kranke, ob Kinder oder Erwachsene, durch ihre Ängste oder durch Isolation zusätzlich krank machen. Will man verhindern, daß sich solche Ängste überwiegend negativ für den Kranken bzw. die Personen seiner Umgebung auswirken, dann muß man sich klarmachen, daß man letztendlich den Umgang mit Krankheit erlernen muß.

4.1 Lernen, mit der Krankheit umzugehen

„Ich sehe die Krankheit nicht mehr als etwas, das nicht zu mir gehört. Früher habe ich sie abgelehnt. Jetzt habe ich gelernt, sie als einen Teil meiner Person zu akzeptieren – und daß ich damit zu leben habe. Das ist der erste Schritt. Es wäre bescheuert, wenn ich die Krankheit als etwas Fremdes ansehen würde, etwas von mir Losgelöstes, denn sie greift überall in mein Leben ein."

„Man kann nicht gegen die Krankheit arbeiten, weil man sonst zerbricht. Man muß mit der Krankheit arbeiten und leben lernen."

(TAUSCH, A.-M., 1981, S. 73)

Die Aussagen der beiden krebskranken Erwachsenen zeigen, daß sie ihre Krankheit als Teil ihrer Person erkannt und akzeptiert haben. Solche und ähnliche Aussagen finden sich noch mehr in dem Buch von A.-M. Tausch. Sie sind am Ende eines langen Weges entstanden, dem oft wochen- und monatelange Verbitterung und Verzweiflung vorausgingen. **(1)**

Man kann sich vorstellen, daß es für Kinder noch schwerer sein muß, mit der Tatsache fertigzuwerden, für immer krank zu sein, da ihnen bestimmte verstandesmäßige Bewältigungsmuster fehlen.

Hier müssen die Erwachsenen in der Umgebung, besonders die Eltern, dem Kind helfen, seine Krankheit zu akzeptieren, zu lernen, mit ihr zu leben.

(1)
Wir stellen Ihnen drei Abschnitte aus ihrem sehr lesenswerten Buch mit den Überschriften der Einzelkapitel vor, weil sie deutlich machen, wie man sich im Umgang mit Krankheit verhalten sollte.

„Der Erkrankte hilft sich selbst

- sich mit sich selbst und der Krankheit auseinanderzusetzen
- offen über sich und seine Krankheit reden
- die Krankheit zu verstehen suchen
- sich mit dem Tod auseinandersetzen
- bewußter leben
- selbstverantwortlich für sich sorgen
- anderen liebevoll begegnen.

Hilfreiche Angehörige, Freunde, Mitmenschen

- offene Selbstauseinandersetzung der Angehörigen
- aufrichtig dem Erkrankten begegnen
- Achtung und Fürsorglichkeit gegenüber dem Erkrankten
- die seelische Welt des Erkrankten zu verstehen suchen
- hilfreiches Handeln für den Erkrankten
- Mitmenschen kümmern sich um den Angehörigen
- seelische Entwicklung von Angehörigen und Mitmenschen.

Menschlich zugewandte berufliche Helfer

- offene Selbstauseinandersetzung des Helfers
- Aufrichtigkeit des Helfers
- Achtung und Fürsorglichkeit des Helfers
- auf die Gefühle des Erkrankten eingehen
- hilfreiche Aktivitäten für den Erkrankten
- sich als Helfer weiterentwickeln."

(Vgl. TAUSCH, A.-M., 1981)

4.2 Erwachsene helfen Kindern dabei, mit der Krankheit umzugehen

Dieses Helfen sollte möglichst schon im Krankenhaus beginnen, um die Kinder auf den Alltag zu Hause und in der Schule vorzubereiten. So wie die Gespräche erwachsener Kranker ihnen helfen, ihre Krankheit zu verarbeiten, so ist es auch für Kinder wichtig, sich mitteilen zu können, um ihre Verlassenheit zu überbrücken. Glücklicherweise können Eltern ihre Kinder heute in den meisten Krankenhäusern so oft besuchen, wie sie das möchten. Oft können sie sogar eine Zeitlang mit ihren kranken Kindern im Krankenhaus bleiben und sie dort mitbetreuen. Dies ist sicher der beste Weg, um Trennungsängste zu verhindern und dem Kind zu helfen, mit seiner Krankheit umzugehen.
Auch wenn Eltern nicht ständig mit ihrem Kind zusammen sein können, gibt es im Krankenhaus viele Möglichkeiten, den Aufenthalt angenehmer zu gestalten. Dazu gehört z. B. ein Spielzimmer, in dem die kleinen Patienten miteinander, aber auch mit ihren Eltern und Geschwistern zusammen, spielen oder basteln. Alles, was an das gewohnte Leben zu Hause erinnert, bewirkt, daß die Kinder sich wohler fühlen. Dazu gehört auch, daß ihnen die Angst vor der Rückkehr in die Schule genommen wird.
Besuche von Lehrern und Klassenkameraden helfen dabei, den Kontakt nicht abreißen zu lassen. Dieser kann durch einen Briefwechsel zwischen den Klassenkameraden und dem Kind im Krankenhaus noch verstärkt werden. **(1)**
Auf diese Art und Weise sind Lehrer und Mitschüler gut auf die Rückkehr des kranken Kindes in die Klassengemeinschaft vorbereitet.

Im Bereich der Schule gibt es vielfältige Ansatzpunkte, den Umgang mit kranken oder behinderten Kindern zu erlernen. Die Beispiele, die wir ausgewählt haben, um das zu zeigen, lehnen sich dabei noch einmal an die thematischen Schwerpunkte an, die im Studientext *„Körperbehinderungen"* behandelt worden sind.

(1)
Briefe von Schulfreunden regen zum Beantworten an. Es entsteht eine Wechselbeziehung mit den gesunden Gleichaltrigen. Für manche ist es ein neues glückliches Erlebnis, so viele Briefe zu erhalten. Hier ein Beispiel:

„An Frau A und an die Klasse.

Seit ich wieder am Tropf hänge, geht es mir nicht so besonders. Jeden Morgen bekomme ich viele Medikamente, abends, wenn ich Nachtessen tue, wird mir meistens der Tropf weg gemacht, dabei vergeht mir der Appetit. Diesmal lege ich mal eine Nadel mit rein, die bei mir immer unter die Haut muß. Dann wird die Vene gesucht. Ein Doktor kann sehr gut stupfen, da spürt man fast nichts. Die Nadel, die dabei liegt, bitte seid vorsichtig es ist gefährlich, es kann viel passieren. Wenn man die Hülle drauf läßt passiert nichts. Also schreibt mir auch mal

Viele Grüße euer
Michael"

(HAAS, G., 1981, S. 144)

4.3 In der Schule gemeinsam Angst abbauen

Den Umgang zwischen behinderten und nichtbehinderten Kindern zu erlernen (was auch heißt, mit seinen Ängsten vor dieser Behinderung fertigzuwerden), kann als Unterrichtsgegenstand formuliert werden, kann aber auch zum Unterrichtsalltag erklärt werden, indem behinderte und nichtbehinderte Kinder gemeinsam unterrichtet werden.

Denn unsere Angst und Unsicherheit im Umgang mit kranken oder behinderten Menschen entsteht bestimmt auch dadurch, daß wir in unserer Gesellschaft zu wenig Kontakt zu ihnen haben.

Auch und gerade in Schulen werden „kranke“ Kinder oft von „gesunden“ isoliert, indem sie Sonderschulen besuchen.

Dabei könnte gerade die Schule ein Ort sein, wo kranke und gesunde, behinderte und nichtbehinderte Kinder und Jugendliche lernen können, Unsicherheiten abzubauen und gegenseitige Rücksichtnahme zu lernen. **(1)**

Von Dorothee Schäfer-Kübler stammt ein Bericht über Behinderte in der Regelschule am Beispiel einer Grundschule in Rom. In Italien besteht seit 1977 ein Schulgesetz zur Integration behinderter Kinder in Normalschulen. Sie schreibt darin über den 11jährigen Giovanni, der auf die Frage, wie das denn sei, wenn ein behindertes Kind in der Klasse ist, antwortet:

„In unsere Klasse, die 5a, ist ein behindertes Mädchen gekommen; sie heißt Giustina. Sie hat viel Unglück gehabt bei einem Verkehrsunfall, sie war neun Jahre alt, da hat sie Vater und Mutter verloren. Und da ist sie eben krank geworden, im Kopf. Jetzt ist sie zwölf Jahre alt und besucht mit uns die 5a. Vorher war sie in der 4a. Die Lehrerin mußte jedoch die Klasse verlassen, und das Mädchen wurde uns und unserer Lehrerin anvertraut. Wir haben sie mit großer Freude aufgenommen. Wir wurden gebeten, sie gut zu behandeln und nett zu ihr zu sein. Sie hat sich ganz schnell bei uns eingelebt. Sie kennt schon viele

(1)

Lernen von und mit Behinderten

Die Alltäglichkeit im Umgang ist der beste Lehrmeister.

„Das Leibniz-Gymnasium in Altdorf bei Nürnberg scheint eine Schule wie jede andere zu sein. Ein Gymnasium in einer bayerischen Kleinstadt. Doch es gibt einen Unterschied. Hier ist seit anderthalb Jahrzehnten Wirklichkeit, was eigentlich auch anderswo möglich sein müßte: hier fahren jedes Jahr ein paar Behinderte im Rollstuhl erfolgreich bis zum Abitur. Und die anderen lernen davon. ‚Ich habe den Eindruck, daß unsere nichtbehinderten Schüler mehr von der Eingliederung haben als die Behinderten. Sie lernen mit Behinderten umzugehen‘, sagt Oberstudiendirektor Barthel zu diesem Lerneffekt.

Was es da alles zu lernen gibt, erläutert Direktor Barthel an einer ganz einfachen Erfahrung: ‚Als ich hierher kam, habe ich zuerst Hemmungen gehabt. Ich mußte erst begreifen, daß unsere Behinderten genau solche Lausbuben sind, wie alle anderen Schüler.‘ Das Leibniz-Gymnasium bietet ungewöhnlich gute Voraussetzungen für einen Schulbetrieb, der auch für Schwerbehinderte geeignet ist. Schon der Bau ist entsprechend angelegt: Es gibt keine Schwellen, dafür breite Türen und Gänge für Rollstuhlfahrer, einen Aufzug, eine An- und Abfahrt-Rampe für den Sonderbus (den die Aktion Sorgenkind gestiftet hat). In dem Bus pendeln die Schüler zum Wichernhaus, einer Rehabilitations-Stätte der Inneren Mission, in dem sie wie im Internat leben. Die Verbindung aus Leibniz-Gymnasium und Wichernhaus bietet die Möglichkeit dafür, daß körperbehinderte Jugendliche voll in das Schulleben einbezogen werden. Die Sorgen beginnen eigentlich erst danach, wenn die Abiturienten studieren und dann später einen Beruf ausüben wollen.

Am Leibniz-Gymnasium ist man aber ehrlich genug, die Mißerfolge nicht zu verschweigen. Nicht jeder behinderte Schüler schafft den Weg zum Abschluß, zum Abitur. Dann wird es kritisch. Das Problem solch außergewöhnlicher Einrichtungen wie das Leibniz-Gymnasium ist, daß sie so einzigartig und so selten sind. Für Behinderte gibt es viel zu wenig Ausweichmöglichkeiten. ‚Wenn wir jemanden von der Schule weisen müssen, wo soll er dann hin‘, sinniert Direktor Barthel. ‚Dann ist im Grunde nur noch Platz im Altersheim.‘ Trotzdem besteht die Schule darauf, daß die Behinderten gleiche Leistungen bringen müssen, wie die Nichtbehinderten. ‚Rabatt‘ würde bedeuten, ihnen die volle Eingliederung zu verweigern.“

(BUNDESMINISTER FÜR BILDUNG UND WISSENSCHAFT [Hrsg.], 1981, S. 43 f)

Leute ganz gut. Das, was uns am meisten aufgefallen ist, ist ihr merkwürdiger Humor; z. B. hat sie zu Maria, der Hausmeisterin gesagt, sie wolle in den Himmel gehen und ihre Eltern finden, und zu Rita, einer Mitschülerin, sagte sie, ihre Mutter sei im Himmel. Vielleicht ist das für sie normal, und ich versteh' das nur nicht. Bei uns hat sie sich geöffnet, sie hat gelernt, den Kopf hochzuhalten, zu lesen und zu schreiben und viele andere Dinge, die sie nicht konnte, weil sie von viel Liebe umgeben ist. Sie hat schwarze Haare und braune Augen. Wir halfen ihr sehr gut. Wir haben ihr auch Geschenke zu Weihnachten gemacht, weil sie bei alten Nonnen wohnt."
(SCHÄFER-KÜBLER, D., 1981, S. 25)

Was hier vielleicht ein wenig utopisch erscheinen mag, daß behinderte und nichtbehinderte Kinder gemeinsam in der Regelschule lernen, hat zwar in der Bundesrepublik keine gesetzliche Grundlage, liegt aber dennoch nicht außerhalb der Möglichkeiten, die wir haben, institutionelle Regelungen für die Integration der behinderten Kinder in unserer Regelschule zu treffen. **(1)**

Was diese Beispiele nicht verdecken sollten, ist die Tatsache, daß es immer wieder zu Konflikten in der Auseinandersetzung um die ‚richtige' Integration der Behinderten kommen wird. Man sollte sich gerade in diesen Diskussionen immer wieder bewußt machen, wie oft die Angst dabei der Wortführer ist, Angst, die durch die Unsicherheit entsteht, weil man nicht weiß, wie man mit behinderten Menschen umgehen soll. **(2)**

4.4 Eltern und Lehrer kranker Kinder helfen sich selbst

Für viele chronische Krankheiten im Schüleralter ist es wichtig, daß die Eltern lernen, mit ihrer Angst vor der Krankheit ihrer Kinder fertigzuwerden. In dem von Angermeyer und Döhner herausgegebenen Buch *„Chronisch kranke Kinder und Jugendliche in der*

(1)
Die Fläming-Grundschule in Berlin führt ein Integrationsprojekt durch, dessen Geschichte *Wolfgang Podlesch* wie folgt beschreibt:

„Begonnen hat diese Geschichte mit der Initiative eines persischen Kinderarztes, der sich lange Zeit mit dem Problem *cerebral* bewegungsgestörter Kinder beschäftigt hatte. Es entstanden ‚Therapeutische Eltern-Kinder-Gruppen', in denen behinderte und nichtbehinderte Kinder zusammen aufwachsen. Sie gingen davon aus, daß nicht nur durch frühzeitiges Training der behinderten Kinder Folgeschäden zu vermeiden sind, sondern daß auch Schäden für behinderte Kinder durch ihre soziale Isolation entstehen, z. B. Angst und Unsicherheit, die diese Kinder daran hindern, sich in der auf Nichtbehinderte ausgerichteten Umwelt zurechtzufinden und zu bewegen, daß es deshalb für das behinderte Kind besonders wichtig ist, frühzeitig gemeinsam mit nichtbehinderten Kindern zu lernen, die eigenen Grenzen und Möglichkeiten wieder neu zu erfahren.

Aus dieser Initiative des Arztes und einiger Eltern ist das Kinderhaus in Friedenau entstanden, in dem behinderte und nichtbehinderte Kinder von einem Jahr bis zur Einschulung gemeinsam aufwachsen. Dieses Kinderhaus ist inzwischen ein eingetragener Verein, der durch den Berliner Senat finanziell unterstützt wird, und dem jetzt auch einige Kinderläden für ältere Kinder angegliedert sind."

(HETZNER, R., 1981, S. 27)

(2)
In dem Punkt haben kleine Kinder uns Erwachsenen viel voraus. Sie reagieren auf Neues und Ungewohntes, so auch auf behinderte Kinder, viel sachlicher, ohne Scheu oder Mitleid. Deshalb ist auch der Kindergarten der beste Zeitpunkt, um behinderte Kinder zu integrieren. Gemeinsame Erziehung ist hier möglich, weil Kinder untereinander schnell Kontakte knüpfen. Nichtbehinderte erkennen schnell, was ihre behinderten Spielgefährten können und was nicht, und sie lernen damit umzugehen.

Familie" werden Bewältigungsstrategien von Eltern in der Auseinandersetzung mit verschiedenen chronischen Krankheiten vorgestellt. In diesem Buch berichtet Heike Hürter von ihren Erfahrungen aus Gruppendiskussionen mit diabetischen Kindern, Jugendlichen und ihren Eltern.
Diese Gruppengespräche haben einen doppelten Effekt, einen praktischen und einen psychologischen. Der praktische Nutzen liegt darin, daß die Eltern sich kennenlernen; manche treffen sich auch außerhalb der Gruppe und bieten sich gegenseitige Hilfe an.
Dafür ein Beispiel: „Eine Mutter brach während einer Gruppensitzung weinend zusammen, aus Angst, ihr Sohn (11 Jahre) würde sich das Leben nehmen, da er ständig damit drohte . . . Eine schon ‚erfahrene' Mutter (ihre Tochter hat seit drei Jahren Diabetes) zeigte besonders viel Verständnis für die Ängste der verzweifelten Mutter. Sie bot ihr an, ihr auch außerhalb dieses Rahmens stützend zur Seite zu stehen. Die sich langsam beruhigende Frau nahm das Angebot dankbar an, und ich fühlte mich im Hinblick auf die Problembewältigung außerhalb der Gruppe erleichtert und entlastet. Zur nächsten Sitzung (drei Monate später) kamen beide Frauen gemeinsam, offensichtlich freundschaftlich verbunden, in heiterer Stimmung und berichteten, daß sie sich anrufen und treffen bei entstehenden Sorgen.
Der psychologische Effekt besteht darin, eigene Sorgen, Ängste und Konflikte aussprechen zu können, zu erfahren, daß andere Eltern mit ähnlichen Problemen belastet sind und zu hören, wie sie damit umgehen. Als Erleichterung wird erlebt, nicht mit seinen Problemen allein zu sein." **(1)**
(HÜRTER, H., 1981, S. 30 ff)

Elterliche Schuldgefühle, die Angst, etwas falsch gemacht oder versäumt zu haben, die Verunsicherung und Beunruhigung durch sich zunehmend der Aufsicht der Eltern entziehende Kinder, all dies sind Probleme, die in solchen Gruppengesprächen aufgegriffen werden.

(1)
„Erstmalig seit der Erkankung meines Kindes hatte ich das Gefühl, mit Menschen zusammen zu sein, die offen sind und Zeit haben für die seelischen Probleme meiner ganzen Familie. In den 1½ Jahren medizinischer Betreuung in der Klinik waren einschneidende und schwerwiegende Erlebnisse auf Malte und damit auf mich eingestürzt: der Schock der Diagnose, die *Chemo-Therapie* und ein *Rezidiv* nach wenigen Monaten. Für die Behandlung meines Sohnes wurde Sorge getragen von einem einfühlsamen Arzt, auf meine Fragen erhielt ich selbstverständlich und zu jeder Zeit Antworten. Nur: mit diesen blieb ich allein. Erst in der Selbsthilfegruppe spürte ich Gemeinsamkeit, fand ich meine Zweifel bei anderen wieder, dort konnte ich quälende Gedanken aussprechen und dankbar fühlen, daß ich auf einem schweren Weg begleitet werde. Es war eine von mir sehr begehrte und große Hilfe, Menschen gefunden zu haben, die sich dem gleichen Problem – nämlich ein todkrankes Kind zu haben – stellen mußten, die sich mit mir einließen auf alle damit verbundenen Fragen und Ängste. Gemeinsam suchten wir nach Möglichkeiten, den gesunden Geschwisterkindern zu helfen, sie über die Sorge um das erkrankte Kind nicht zu vergessen. Gemeinsam fragten wir danach, wie sich eine Ehe unter dieser großen Belastung entwickeln, neu gestalten und bewähren kann. Wir diskutierten mit Ärzten über Forschung und Behandlung, mit Psychologen über die seelische Situation des todkranken Kindes und über unsere persönlichen Schwierigkeiten. Mit Theologen überlegten wir, wie wir mit unseren Kindern von Gott sprechen können und welche Hoffnung wir über den Tod hinaus haben.

Durch die Selbsthilfegruppe habe ich Eltern kennengelernt, die bereit waren, über das Sterben ihres Kindes zu sprechen – die gewillt waren, von Tod und Trauer zu erzählen. Diesen Eltern fühle ich mich tief verbunden, sie waren die größte Hilfe für mich, sie hatten entscheidend Anteil daran, daß ich Schritt für Schritt – unter Tränen und Schmerzen – an Sterben und Tod meines Kindes denken konnte. Auch jetzt – nachdem Malte gestorben ist – fühle ich mich geborgen in der Gruppe und versuche, andere Menschen an dem bittersten und zugleich entscheidendsten Entwicklungsprozeß meines Lebens teilhaben zu lassen. Ich möchte noch darauf hinweisen, daß ich die Selbsthilfegruppe nicht als Gegensatz zu der Gruppe der behandelnden Ärzte und Schwestern empfinde, sondern als Ergänzung."

(GROSS, F./GROSS, R., 1981, S. 59)

Das Prinzip, Eltern dazu zu befähigen, mit ihren eigenen Ängsten, aber auch mit den Ängsten ihrer kranken Kinder umgehen zu lernen, ist gleichsam das Leitziel der Elternselbsthilfe- und Nachsorgegruppen, wie sie an folgendem Beispiel Rosemarie und Fritz Groß für eine Selbsthilfe- und Nachsorgegruppe der Eltern blut- und krebskranker Kinder beschreiben:

„Unser Hauptziel bleibt aber, sich gegenseitig den notwendigen seelischen Halt zu geben, den nun einmal vom gleichen Schicksal betroffene Eltern benötigen, um mit dem veränderten Leben und den besonderen Problemen fertigzuwerden. Eltern, die bereits ihre Kinder verloren haben, wird versucht, das Gefühl zu vermitteln, daß sie mit ihrem Leid nicht alleine dastehen. Sie bilden einen festen Kern in unserer Gruppe. Ihre Erfahrungen, Empfindungen und Erlebnisse sind ungemein wertvoll für die Gruppe.

Weiterhin diskutieren wir auf unseren Abenden (alle vier Wochen) über Schwierigkeiten, Ängste, Unzulänglichkeiten und Mißverständnisse, die bei der Behandlung der Kinder im familiären Bereich und bei den einzelnen selbst auftreten.

Aktivitäten unserer Gruppe, die nach außen wirken, gehen in zwei Richtungen: Wir wollen zum einen mithelfen, die Situation der Kinder während der stationären oder auch ambulanten Behandlung im Krankenhaus zu verbessern.

Durch unser eigenes Verhalten und unsere Versuche, Ärzte und Schwestern zu beeinflussen, wollen wir mehr Menschlichkeit und mehr Herzlichkeit bei der Behandlung der Kinder erreichen."

(GROSS, F./GROSS, R., 1981, S. 57)

Daß sich Eltern auf der einen Seite untereinander Unterstützung geben, sich ihre Ängste nehmen bzw. sie bewältigen lernen, hat seine Parallele auf seiten der Lehrer.

Angst vor der Krankheit

Selbsterfahrungsgruppen von Lehrern stellen eine Möglichkeit dar, sich unter Kollegen in einer Gruppe die eigenen Ängste im Umgang mit schwierigen und kranken Kindern klarzumachen. Dabei ist es oft schwierig, den Zugang zu Lösungsmöglichkeiten zu suchen, die in der Person des einzelnen Lehrers angelegt sind. **(1)**

Grundsätzlich sollten wir uns als Erwachsene bei dem Versuch, mit unseren Ängsten vor einer eigenen Krankheit oder vor dem Umgang mit der Krankheit des anderen umzugehen, an dem orientieren, was Anne-Marie Tausch in ihrem Buch *„Gespräche gegen die Angst"* als Gliederungsleitfaden gewählt hat. Im Untertitel des Buches heißt es: „Es hat mich bereichert, daß ich die Angst vor der Krankheit zuließ und sie sich dann umwandelte in Gelassenheit."

Was hier in einer grundsätzlichen Perspektive für den Umgang von Erwachsenen mit bedrohlichen Krankheiten wie Krebs gesagt wird, bedarf selbstverständlich der „Übersetzung" in Anregungen, wie Kindern im Schulalter selbst der Umgang mit ihrer Angst erleichtert werden kann. Daß es möglich ist, solche Ängste wahrzunehmen und dann darüber zu sprechen, macht uns auf eindringliche Weise die Kliniklehrerin Gisela Haas deutlich. In ihrem Buch zeichnen und sprechen kranke Kinder über ihre Ängste.

„Ich benutze die Zeichnungen, um mit Kindern ins Gespräch zu kommen, es ihnen zu erleichtern, ihre Sorgen einmal auszusprechen. So ist ein Teil dieser Bilder auf meine Anregung entstanden, mit einer Themenstellung wie etwa: ‚In der Kinderklinik', oder ‚Als ich einmal Angst hatte'. Ein anderer Teil der Blätter stammt von Kindern, die spontan zeichneten und malten und mir ihre Bilder schenkten. Einige Bilder bekam ich von den Kindergärtnerinnen. Mir widerstrebt es, in die Bilder viel hineinzusehen. Auch fehlen mir die Kenntnisse, um zum Beispiel aus der Anordnung der Figuren, Wahl und Farben, Richtung der Füße bestimmte Schlüsse zu

(1)
„Frau Dr. D. trägt einen ‚Stillen' aus ihrer Klasse vor, in der sie Klassenlehrerin ist: Thomas, 15 Jahre alt, verlor den Vater vor zwei Jahren, als dieser an Krebs starb. Die Mutter hat wieder geheiratet. Sein Stiefvater verlor seine Frau ebenfalls durch Krebs. Es gibt noch eine jüngere Schwester, die der Stiefvater mit in die Ehe brachte. Thomas lebt bei der Oma, weil die Platzverhältnisse zu Hause ungünstig seien. Er will einmal bei der Bahn arbeiten. Schon jetzt kennt er die Fahrpläne mit An- und Abfahrtszeiten auswendig. Er scheint intelligent zu sein, hat aber Probleme mit zwei naturwissenschaftlichen Fächern. Darum waren auch die Eltern einmal zur Sprechstunde gekommen. Dabei fiel Frau Dr. D. auf, daß Thomas seiner Mutter im Wesen sehr ähnlich sei. Das eigentliche Problem liege aber nicht im Leistungsbereich, sondern im Sozialverhalten. Thomas hat keine Freunde, beim Schulausflug geht er ständig neben der Lehrerin her, ist extrem schweigsam, auf eine Frage an ihn erhalte man meist nur Worte oder Satzfragmente zur Antwort.

Was nun das genaue Problem von Frau Dr. D. mit ihm ist, wird nicht so deutlich. Sie stellt fest, daß er oft errötet, wenn sie zu ihm hinschaut. Aber auch sie schaut öfters zu ihm hin als zu den anderen Schülern. Sie sieht ihn als jemanden an, den man schützen, schonen muß, so nimmt sie ihn z. B. nur dann dran, wenn sie sicher ist, daß er es weiß. Weiß er es einmal nicht, so tut es ihr leid. Es tangiert sie dann mehr als bei anderen Schülern. Bei der Gruppensitzung fällt es den Teilnehmern immer wieder schwer, hinter die Sache zu kommen. Frau Dr. D. verkörpert im Hier und Jetzt immer deutlicher ‚ihren Fall'. Wir wissen eigentlich gar nicht so recht, was ihr Problem ist. Wissen auch nicht, wie wir es anpacken sollen, wagen nicht zu fragen, finden keinen Einstieg. Es fehlen Fakten, um so mehr phantasieren wir, was da sein könnte.

Ein Einstieg bietet sich dann da, wo bei Frau Dr. D. eigene Ängste zum Vorschein kommen. Vor Trennung, Tod, Verlust, die ja alle bei Thomas eine Rolle spielen. Sie stellt sich vor, wie schrecklich es für ihn sein muß, zunächst den Vater zu verlieren, dann aus dem Haus gestoßen zu werden, und dann vielleicht noch die – betagte – Oma zu verlieren. Dies sind aber sehr viel mehr ihre Ängste, und als solche auch konkret, während es, auf Thomas übertragen, nur Phantasien sind. Wie das durch ihn erlebt wird, wissen wir nicht, weil ein Gespräch bisher nicht stattgefunden hat oder nur sehr kurz war, und an der Einsilbigkeit scheiterte."

(KIPPHAN, H., 1980, S. 97 ff.)

ziehen ... Für mich waren und sind sie ein Mittel, Kinder zu ermutigen, über ihre Probleme zu sprechen. Die Bilder können helfen, Ängste zu erkennen, wobei das Malen und Sprechen über diese Belastungen schon ein wenig von dem Druck aufheben kann." **(1)**

(HAAS, G., 1981, S. 7)

4.5 Schüler lernen, vorbeugend mit Krankheit umzugehen

Daß man Ängste vor Krankheit nicht erst in der akuten Situation, etwa im Krankenhaus, bearbeiten, sondern sozusagen vorbeugend auf diese Ängste eingehen kann, mag uns ein Beispiel aus der Schweiz veranschaulichen:

„Im Rahmen dieser Aktion Ferienpaß wird den Kindern in Bern an drei Vormittagen an je 3 bis 3 ½ Stunden Gelegenheit gegeben, hinter die Kulissen eines Krankenhauses zu blikken, sich selber zu betätigen und Fragen zu stellen – alles Dinge, die sich bei einer ersten Konfrontation im Spital wegen Krankheit oder Unfall nicht verwirklichen lassen. Mit der Aktion soll gesunden Kindern die Welt des Spitals näher gebracht und Interesse geweckt werden an dem Geschehen dort. Die Kinder sollen möglichst viel selbst berühren, ausprobieren und ‚begreifen' können. Sogar der Besuch eines septischen Operationssaals steht mit auf dem Ferienprogramm, das sowohl den Kindern als auch dem Personal sichtbare Freude bereitet" (*Med. Tribune,* 5. 2. 82).

Die integrierte Gesamtschule Garbsen führte eine Projektwoche durch, in der es nicht so sehr um die Auseinandersetzung mit der Angst vor medizinischen Einrichtungen ging, sondern vor allem um die Angst vor Patienten in einer psychiatrischen Einrichtung. 12 Schülerinnen hatten die Gelegenheit, das Leben der Patienten an Ort und Stelle kennenzulernen.

In der Auswertung dieser Projektwoche hielten die beiden betreuenden Lehrer fest:

(1)
In den Kinderzeichnungen kommen Ängste zum Ausdruck, über die Kinder oft nicht reden können oder wollen.

Gerade stille, unauffällige Kinder, die oft als problemlos gelten, haben in ihren Zeichnungen Gelegenheit, ihre unausgesprochenen Ängste auszudrücken.

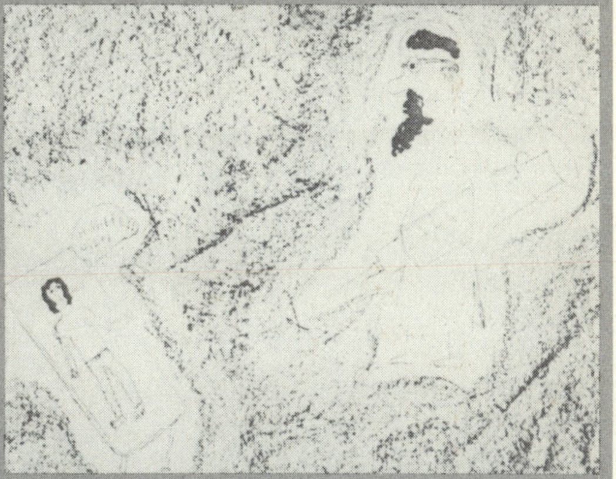

Bernhard (11): Der Arzt kommt

„Bernhard ist etwas älter und sehr viel zurückhaltender als Hans. Er äußert keine Ängste und läßt sich Schmerzen nicht anmerken. Mit seinem Bild will er mir zeigen, wovor er doch sehr große Angst hat, vor der täglichen Spritze. Er hat die Größenverhältnisse so verteilt, wie er sie empfindet. Er liegt klein und zitternd im Bett und erwartet den Doktor mit der riesigen Spritze."

(HAAS, G., 1981, S. 33)

„Eine besondere Rolle im Lernprozeß der Schülerinnen hatte die Angst und ihre Bewältigung. Alle hier veröffentlichten Schülerbeiträge thematisieren Ängste.

Darunter Angst
- vor plötzlicher Nähe der psychisch Kranken (der 17jährige geht sehr eng auf sie zu); **(1)**
- vor dem Unheimlichen (die schwerstkranken Patienten im Keller);
- selbst von psychischer Krankheit betroffen sein zu können.

Ihre Bewältigung
- Die Realität der Anstalt war offenbar nicht so bedrohlich, wie die Schülerinnen das vorher erwartet hatten.
- Normalität wurde dort erlebt, wo sie nicht vermutet wurde.
- ‚Uns haben die Tage in der Nervenklinik Spaß gemacht'.
- Erkennen, daß psychische Erkrankungen normale Krankheiten sind."

(BREDT, D./MEYER, C. G., 1981, S. 170 ff.)

Die vorgestellten Beispiele haben nur andeuten und anregen wollen, daß es in der Schule, im Umfeld der Schule, im Elternhaus und anderenorts Möglichkeiten gibt, sich aktiv, d. h. bewußt wahrnehmend, mit der Krankheit auseinanderzusetzen. Das bedeutet nicht, daß es Rezepte gegen die Angst gibt. Im Gegenteil, Angst gehört unverrückbar zum menschlichen Dasein dazu. Worauf man deshalb grundsätzlich achten sollte, ist, daß man Ängste nicht nur abzuwehren versucht, sondern sie bewußt zuläßt. Erst dieses Zulassenkönnen schafft die Voraussetzungen dafür, sich mit Angst offen auseinanderzusetzen. Sich Ängste einzugestehen, heißt auch, sich Ängste eingestehen zu dürfen. Hier ist ein genereller Umlernprozeß in unserer Gesellschaft angesprochen, der sich nicht ausschließlich auf den Umgang mit der Angst vor Krankheit beschränken läßt.

(1)
„Wir gingen jetzt mit dem Pfleger in den Aufenthaltsraum der Station. Wir wurden von den Männern ganz erstaunt angeguckt. Es war uns auch ein wenig peinlich. Einer der Patienten (ein 17jähriger Schüler) dachte, wir wollten ihn abholen und sprach uns sofort an. Er kam sehr eng auf uns zu, und wir bekamen ein wenig Angst. Doch dann setzten wir uns an einen Gemeinschaftstisch und stellten uns vor, wobei sich die Männer uns auch vorstellten. Dann schlugen wir vor, ein Spiel zu spielen. Dorothee und Sabrina spielten mit ihnen Mensch ärgere Dich nicht und Daniela krökelte mit Frank, dem 17jährigen Schüler. Während des Spielens fingen wir an, uns zu unterhalten und stellten fest, daß wir jemanden aus Garbsen kannten. Er fragte uns, wie Garbsen jetzt aussehen würde und in welche Schule wir gingen. Wir fühlten uns dabei sehr beklemmt und hatten Angst. Am meisten befand sich Daniela in dieser Lage, weil sie allein mit Frank krökelte. ‚Ein Glück, wir sind gesund', dachten wir. Gleichzeitig dachten wir: ‚Es kann ja auch uns betreffen.' Es hat uns sehr getroffen. Wir dachten, sie würden uns angreifen und laut sein. Doch es war ganz anders. Manche saßen in der Ecke, waren dösig und bewegten sich nicht."

(BREDT, D./MEYER, C. G., 1981, S. 170)

Situationen und Anlässe, sich solche Ängste einzugestehen, sie wahrzunehmen und sie zu bearbeiten, gibt es im Schulalltag, aber auch im Elternhaus und in der Freizeit von Schülern zuhauf. Sie aufzugreifen und gemeinsam zu behandeln, kann sich in verschiedenen Formen vollziehen. Denkbar ist die unterrichtliche Behandlung von Themen über Krankheit, Sterben und Tod. **(1)**

Dabei können zur Unterstützung so verschiedenartige Medien wie autobiographische Krankengeschichten, Hörspiele, Videoaufzeichnungen, Filme, Kinder- und Jugendbücher etc. herangezogen werden. Dabei muß die Organisationsform des Unterrichts nicht im starren Stundenplankonzept verharren, sondern kann sich auch am Modell des Projektlernens orientieren. In diesem Zusammenhang ist durchaus vorstellbar, daß sich die Schüler über Aufsätze, Filmgruppen und Gesprächskreise selbst einen Zugang zu diesem Thema verschaffen. **(2)**

Auch die Lehrer für sich haben Möglichkeiten, mit ihren Ängsten umgehen zu lernen. Selbsthilfegruppen stellen eine Möglichkeit dar, Ängste auszudrücken und zu lernen, sie zu verarbeiten. Neben den Kontakten untereinander ist es auch sehr wichtig, Hilfen außerhalb der Schule zu suchen. So sollten Lehrer die örtlichen psychosozialen, sozial-medizinischen und sozialpädiatrischen Einrichtungen kennen, mit denen sie unter Umständen zusammenarbeiten können (Drogenberatungsstellen, Erziehungsberatungsstellen, sonderpädagogische Einrichtungen, schulärztlicher Dienst etc.).

Ähnlich wie bei Lehrern hat sich auch für Eltern als eine der wirksamsten Formen des Umgangs mit der Angst vor der Krankheit, zumeist der eigenen Kinder, die Selbsthilfegruppe herausgestellt. Auch hier ist allerdings zu betonen, daß sie im Bedarfsfalle kein Ersatz für eine zusätzlich notwendige medizinische, psychologische oder sonderpädagogische Beratung und Betreuung sein kann.

(1)
Diese Themen interessieren Kinder und Jugendliche sehr. Vielleicht auch deshalb, weil sie mit Krankheit, Sterben und Tod nur noch selten direkt konfrontiert werden. Es ist wohl in den seltensten Fällen so, daß sie miterleben, daß ihre Geschwister zu Hause geboren werden oder ihre Großeltern die letzten Tage und Stunden im Kreis der Familie verbringen. Geboren werden und Sterben spielen sich außerhalb der eigenen Lebensumwelt ab.

Auf der anderen Seite werden Kinder täglich auf sehr dramatische Weise durch Illustrierte und Fernsehen mit diesen Themen konfrontiert. Um so wichtiger ist es dann, daß sie im Elternhaus und in der Schule Gelegenheit haben, über das zu reden, was sie gesehen haben.

(2)
Eine solche Anregung könnte z. B. auch ein Kinderbuch wie das von Max von der Grün mit dem Titel „*Vorstadtkrokodile*" sein. Wir nennen Ihnen dieses auch verfilmte Buch, weil es auf sehr anschauliche und lebensnahe Weise den alltäglichen Umgang nichtbehinderter Kinder mit einem behinderten Kind und dessen Integration in ihre „Krokodil"-Gruppe schildert. Das Buch ist dadurch, daß es eben nicht ein Lehrbuch für den Umgang mit behinderten Kindern ist, besonders lehrreich.

5. Literatur

5.1 Übersichtsliteratur

ANGERMEYER, C./DÖHNER, O. (Hrsg.):
Chronisch kranke Kinder und Jugendliche in der Familie
Stuttgart 1981

ARIES, P.:
Studien zur Geschichte des Todes im Abendland
München 1976

BÄCHTOLD, A.:
Behinderte Jugendliche: Soziale Isolierung oder Partizipation. Ergebnisse einer repräsentativen Umfrage
Bern/Stuttgart 1981

BROCHER, Th.:
Wenn Kinder trauern
Zürich 1980

BUNDESARBEITSGEMEINSCHAFT DES CLUBS BEHINDERTER UND IHRER FREUNDE e.V.:
Urteile – Vorurteile
Oldenburg/München 1981

BUNDESMINISTER FÜR BILDUNG UND WISSENSCHAFT (Hrsg.):
Ich bin ein Kind wie jedes andere
Bonn 1981

CLOERKES, G.:
Einstellung und Verhalten gegenüber Körperbehinderten
Berlin 1979

CLOERKES, G.:
Furcht und Angst bei Kindern im Zusammenhang mit einem Krankenhausaufenthalt
In: BIERMANN, G. (Hrsg.): *Jahrbuch der Psychohygiene*
München/Basel 1973, S. 61–73

ENKE, H. u. a.:
Lehrbuch der Medizinischen Psychologie
München u. a. 1977, 4. Aufl.

FLÖRKEMEIER, V.:
Die Rehabilitation Behinderter als neue Aufgabe für den Kassenarzt
1979

FREUD, A./BERGMANN, Th.:
Kranke Kinder
Frankfurt 1977

FRIEDRICH, H.:
Familiensoziologische Aspekte von Coping-Strategien bei chronischen Krankheiten
In: ANGERMEYER, C./DÖHNER, O.: a.a.O., S. 9–19

GOFFMANN, E.:
Stigma
Frankfurt 1979, 2. Aufl.

GROSS, F./GROSS, R.:
Selbsthilfe- und Nachsorgegruppen der Eltern hämatologisch und onkologisch erkrankter Kinder
In: KICKBUSCH, H./TROJAN, A.: *Gemeinsam sind wir stärker*
Frankfurt 1981, S. 57 ff.

GRÜN, M. v. d.:
Vorstadtkrokodile
München u. a. 1976

HAAS, G.:
Ich bin ja so allein
Ravensburg 1981

HERTL, M./HERTL, R.:
Kranke und behinderte Kinder in Schule und Kindergarten
Stuttgart 1979

HÜRTER, H.:
Kinder und Jugendliche mit Diabetes und ihre Familie
In: ANGERMEYER/DÖHNER: a.a.O.; S. 27–36

JANSEN, G. W.:
Die Einstellung der Gesellschaft zu Körperbehinderten
Rheinstetten 1981, 4. Aufl.

KLEE, E.:
Behindertenreport
Frankfurt 1981, 10. Aufl.

KROHNE, K. W.:
Theorien der Angst
Stuttgart 1976

MOELLER, M. L.:
Gruppenselbsthilfe chronisch Kranker und ihrer Familienangehöriger
In: ANGERMEYER/DÖHNER: a.a.O.; S. 112–120

SCHLETT, Ch.:
Krüppel sein dagegen sehr
Wuppertal 1975, 3. Aufl.

TAUSCH, A.-M.:
Gespräche gegen die Angst
Hamburg 1981

TROSCHKE, J. v.:
Das Kind als Patient im Krankenhaus
München 1974

WINKEL, R.:
Pädagogische Psychiatrie für Eltern, Lehrer und Erzieher
Frankfurt 1980

5.2 Aufsätze in Zeitschriften

BREDT, D./MEYER, C. G.:
Arbeit mit psychisch Kranken
In: *Sozialwissenschaftliche Informationen für Studium und Unterricht,* 3/1981, S. 163–171

BREDT, D./MEYER, C. G.:
Wo es keine Behinderung mehr gibt
In: päd. extra, 3/1981, S. 16–21

GRAUER, G.:
Behinderung und Behinderte in der Bundesrepublik Deutschland
In: *päd. extra,* 3/1981, S. 29

HALLBERG, F.:
Schülerängste und Lehrerängste
In: *betrifft: erziehung,* 6/1977, S. 55 ff.

HETZNER, R.:
Ein so heißes Eisen wollte der Schulleiter nicht im Hause haben
In: *päd. extra,* 3/1981, S. 20 ff.

JANTZEN, W./SCHRÖDER, E.:
Früherfassung und Förderung von Risikokindern
In: *Demokratische Erziehung,* 6/79, S. 644–655

KENTLER, H.:
Angst vor dem Umgang mit dem behinderten Menschen
In: *Zusammen,* 1/1981, S. 26

KINDERHAUS FRIEDENAU:
Iris ist ein spezieller Fall
In: *päd. extra,* 9/1981, S. 13

KIPPHAN, H.:
Erfahrungen aus einer Lehrersupervisionsgruppe
In: *Prävention* 3/1980, S. 98 f.

ROSER, L. O.:
Wer hat Angst vorm behinderten Schüler?
In: *päd. extra,* 10/1981, S. 40–44

SCHÄFER, KÜBLER, D.:
Im ersten Jahr hat Francesca laufen und essen gelernt – Behinderte in der Regelschule, das Beispiel einer Grundschule in Rom
In: *päd. extra,* 3/1981, S. 22–25

5.3 Informations-, Aufklärungs- und Arbeitsmaterialien

Da es unmöglich ist, einen kompletten Überblick über die verfügbaren Materalien im Zusammenhang mit dem Thema Angst vor Krankheit zu geben, soll hier nur auf zwei Quellen hingewiesen werden, über die sich ein gezielter Zugang zu bestimmten Materialien herstellen läßt. Es sind zum einen zwei Bücher, die sich mit Selbsthilfegruppen beschäftigen und entsprechende Adressen im Anhang nennen:

MOELLER, M. L.:
Anders helfen. Selbsthilfegruppen und Fachleute arbeiten zusammen
Stuttgart 1981

KICKBUSCH, I./TROJAN, A. (Hrsg.)
Gemeinsam sind wir stärker. Selbsthilfegruppen und Gesundheit. Selbstdarstellungen, Analysen, Forschungsergebnisse
Frankfurt 1981

Zum zweiten sind Adressen von Organisationen und Hinweise auf Arbeits- und Unterrichtsmaterialien erhältlich über folgende Organisationen:

BUNDESZENTRALE FÜR GESUNDHEITLICHE AUFKLÄRUNG, Ostmerheimer Straße 200, 5000 Köln
und
BUNDESVEREINIGUNG FÜR GESUNDHEITSERZIEHUNG e.V., Simrockallee 12, 5300 Bonn

Zusätzlich werden in vielen Einrichtungen der Erwachsenenbildung Seminare und Gruppen zur Bewältigung von Krankheit und zur Gesundheitserziehung allgemein angeboten.

Glossar
(Begriffserläuterungen)

affektiv
wird hier im Sinne von *emotional, gefühlsmäßig* gebraucht

Anämie
„Blutarmut", Verminderung des Farbstoffs der roten Blutkörperchen (Erythrozyten) und meist auch der Anzahl der Erythrozyten selbst.

Anomalie
bezeichnet in unserem Zusammenhang Unregelmäßigkeiten und geringfügige Entwicklungsstörungen beim menschlichen Körper

Anorexia nervosa (Magersucht)
eine extreme, häufig lebensbedrohliche Form der Eßstörungen. Es besteht die schwer beeinflußbare Befürchtung, zu dick zu sein oder zu werden, selbst wenn der Betroffene ständig an Gewicht verliert. Die Patientinnen – sie sind in der Mehrzahl – und Patienten weigern sich, ein altersgemäßes und ihrer Größe entsprechendes Minimalgewicht beizubehalten. Jede Wahrnehmung im Zusammenhang mit Essen ist weitgehend gestört. So wird zuwenig oder überhaupt nichts zu sich genommen. Oft ist auch die Art, wie und was gegessen wird, auffällig. Das Sozialverhalten ist beeinträchtigt. Von der Krankheit „Anorexia nervosa" wird gesprochen, wenn u. a. ein erheblicher Gewichtsverlust (ca. 25%) vorliegt.

cerebral
das Gehirn betreffend, bzw. vom Gehirn ausgehend

Chemo-Therapie
ein anderer Ausdruck für die medikamentöse Therapie bei Krebserkrankungen

Dialyse
(eigentlich: *Auflösung, Trennung)*
hier: Verfahren zur Reinigung des Blutes bei einem Nierenversagen (künstliche Niere)

Drogen
pflanzliche, aber auch synthetisierte Stoffe (in Form von Pulver, Tabletten, Tabak, Flüssigkeiten), die rausch- und/oder suchterzeugend sein können. Zu den Drogen zählt man nicht nur die illegalen (z. B. Heroin), sondern auch die nicht-illegalen Rauschmittel wie z. B. Alkohol.

Enuresis
Unvermögen, das Entleeren der Blase zu beherrschen, in einem Alter, in dem dies von der weit überwiegenden Mehrzahl der Kinder gekonnt wird (spätestens mit 5 Jahren). Bei Enuresis wird u. a. wiederholt unwillentlich nachts oder am Tag die Blase entleert (mind. zweimal im Monat bei Kindern zwischen fünf und sechs Jahren), wobei diese mangelnde Blasenkontrolle nicht auf Körperkrankheiten wie Zuckerkrankheit oder ein Anfallsleiden zurückgeführt werden kann.

Glossar
eigentlich: „Wörterverzeichnis (mit Erläuterungen)". Hier finden Sie die Erklärungen der vorkommenden Fremdwörter und grundlegenden Begriffe (siehe Einführung, Seite 11). Die Begriffe sind im Text beim ersten Auftreten kursiv hervorgehoben.

„HAWIK"
Hamburg-Wechsler-Intelligenztest für Kinder.

Interaktion
wörtlich: *Wechselwirkung;* bezeichnet das, was an gegenseitiger Beeinflussung des Verhaltens von Individuen oder Gruppen geschieht. Solche Beeinflussung kann sich auf die gegenseitigen Einstellungen, Erwartungen und Handlungen beziehen. Sie vollzieht sich sowohl durch Sprache wie auch durch Gestik, Mimik u. a.

Migräne
dramatische Ausprägung von gefäßbedingten Kopfschmerzen, die anfallsartig auftreten und oft mehrere Stunden anhalten. Sie sind meist mit Übelkeit, Erbrechen und Überempfindlichkeit der Sinnesorgane verbunden und neigen zur periodischen Wiederkehr. Typische Vorboten sind flüchtige Sehstörungen.

Nabelkoliken
krampfartige Leibschmerzen, die in der Nabelgegend festgestellt werden; treten vor allem bei Kindern auf, da bis weit ins Grundschulalter Schmerzen im Bauchbereich immer wieder in der Nabelgegend erlebt werden.

Prävention
wörtlich: *Zuvorkommen,* also im Zusammenhang mit Gesundheit Vorbeugen und Vorsorgen vor Erkrankungen und Gesundheitsgefährdungen (z. B. Drogen- oder Alkoholprävention). Neben der Prävention, die über die Steuerung des menschlichen Gesundheitsverhaltens geht, gibt es auch Formen der Prävention, die der Gesundheitssicherung des einzelnen dienen, ohne daß er mit seinem Verhalten etwas dazutun kann (z. B. Arbeitsschutzsicherheitsgesetz etc.)

Prophylaxe
wird häufig ähnlich wie der Begriff *Prävention* gebraucht. Bezeichnet gezielte Maßnahmen zur Verhütung bestimmter Krankheiten (z. B. Zahnprophylaxe durch Anreicherung des Trinkwassers mit Fluor).

Psychosomatische Medizin (Psychosomatik)
(griechisch: *Psyche* = Seele; *Soma* = Körper)
Richtung der Medizin, die die Beziehung zwischen psychischen Zuständen und körperlichen (vor allem körperlich krankhaften) Änderungen zum Gegenstand hat. Die psychosomatische Medizin hat die oft vernachlässigte Bedeutung seelischer Vorgänge bei Entstehung und Verlauf von Krankheiten betont. Schwierigkeiten mit dem Begriff ergeben sich daraus, daß er oft ungewollt dazu führt, in einfachen Ursache-Wirkungs-Kategorien zu denken. Er provoziert eine unangemessene Aufteilung in „Leib" und „Seele", in Körperreaktion und psychische Ereignisse und Zustände. Wut, Ärger, Freude lassen sich sowohl physiologisch (was sich dabei an und im Körper abspielt) als auch psychologisch (was dabei empfunden wird) beschreiben. Die Schlußfolgerung z. B., die Wut habe den Blutdruck gesteigert oder die ständig unterdrückte Wut das Magengeschwür verursacht, ist eine zu einfache, den vielfältigen Wechselwirkungen nicht gerecht werdende Modellvorstellung. (Vgl. die Literaturangaben im Studientext *„Krankheitsnahe Zustände":* UEXKÜLL, T. v., 1979 und FRANKE, A., 1981).

Rehabilitation
ganz allgemein die bestmögliche Wiederherstellung körperlichen, geistigen, seelischen und sozialen Wohlbefindens von Patienten und Behinderten. Entsprechend gibt es auch Spezialeinrichtungen für die medizinische Rehabilitation (z. B. von Infarktpatienten), die soziale Rehabilitation (z. B. von Drogenabhängigen) und die berufliche Rehabilitation (von z. B. Patienten mit einem Berufsunfall).

Rezidiv
Rückfall

Sucht
zwanghaftes Verlangen nach Mitteln, die durch Erzeugung von z. B. Rauschzuständen oder durch Betäubung das körperliche, seelische und zuweilen auch soziale Befinden eines Menschen verändern. Im Falle der körperlichen oder seelischen Abhängigkeit von solchen Suchtmitteln spricht man auch von einer Suchtkrankheit.

Symptome
Krankheitszeichen oder andere Anzeichen, die aber nicht die Krankheit selbst darstellen. Z. B. ist Fieber ein Symptom bei vielen Krankheiten, aber keine Krankheit an sich.

Stigmatisierung
Belegung einer Person oder einer Gruppe mit einem sogenannten *Stigma,* d. h. einem Kennzeichnungsmerkmal, durch das sich eine Person bzw. Gruppe negativ von anderen abgegrenzt fühlen muß. Stigmatisierte genießen nicht wie andere die volle soziale Anerkennung. Stigmata sind z. B. „unehelich", „vorbestraft", „verrückt", „homosexuell" etc.

Transplantation
Überpflanzung von lebenden Geweben, Organen

Trauma
Verletzung, heute in weiterer Bedeutung auch für „Unfall" gebraucht; Gewalteinwirkung von außen auf den Körper.

Tumor
Geschwulst, kann sowohl gutartig wie auch bösartig sein.

vasculär
gefäßbedingt; vaskuläre Kopfschmerzen werden durch Gefäßerweiterungen der Kopfadern hervorgerufen.

zerebral
(siehe *cerebral)*